M. Gente, M. Willamowski

DENTICS Zahnärztliche Werkstoffkunde

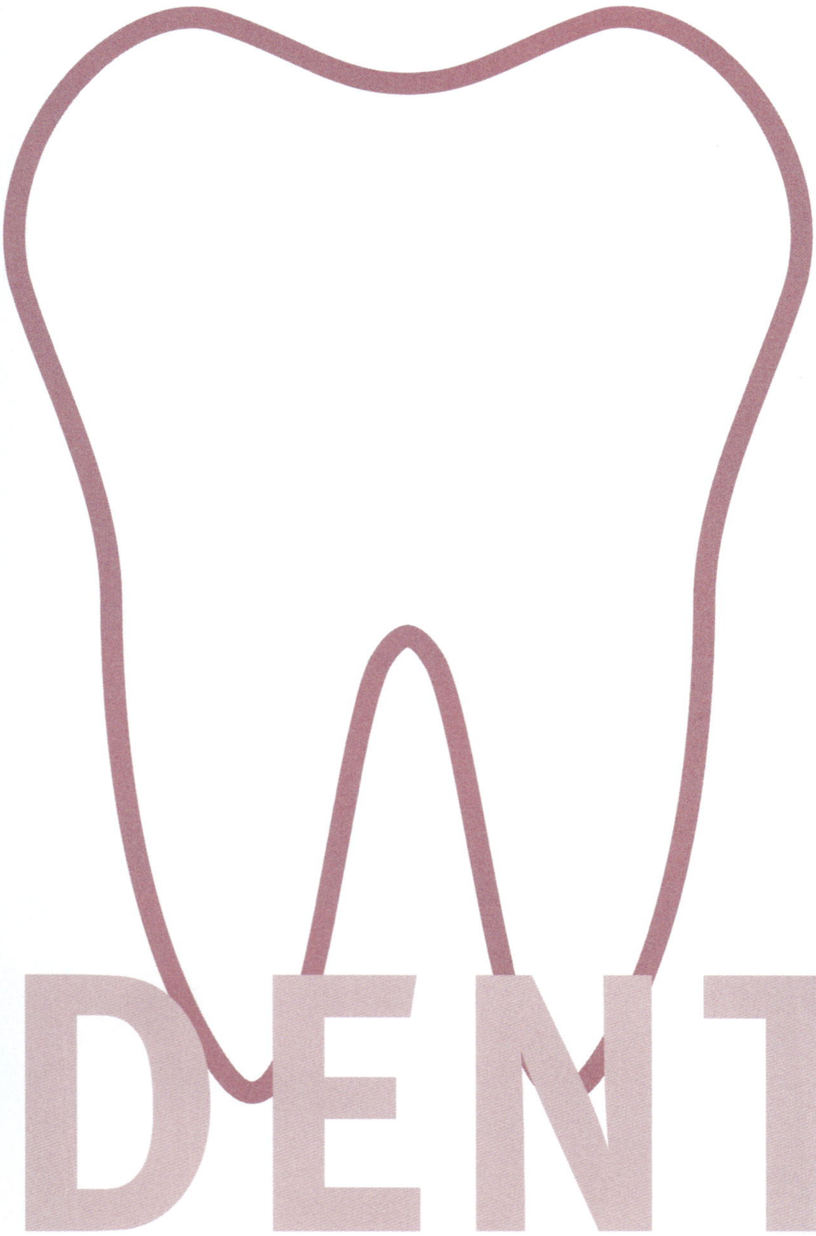

DENTICS

Michael Gente, Matthias Willamowski

DENTICS
Zahnärztliche Werkstoffkunde

1. Auflage

ELSEVIER

Elsevier GmbH, Bernhard-Wicki-Str. 5, 80636 München, Deutschland
Wir freuen uns über Ihr Feedback und Ihre Anregungen an kundendienst@elsevier.com

ISBN 978-3-437-41353-7
eISBN 978-3-437-06433-3

Aus Gründen der Barrierefreiheit sind die Bilder in elektronischen Ausgaben dieses Buches mit Alt-Text-Beschreibungen (Alternativ-Text) versehen, die von Elsevier bereitgestellt werden. Mehr Informationen erhalten Sie unter https://www.elsevier.com/about/accessibility.

Bücher und Zeitschriften, die von Elsevier veröffentlicht werden, entsprechen den geltenden Produktsicherheitsanforderungen. Für etwaige Bedenken oder Fragen zur Produktsicherheit wenden Sie sich bitte an unseren autorisierten Vertreter, Elsevier B.V., productsafety@elsevier.com.

Elsevier nimmt eine neutrale Position in Bezug auf territoriale Meinungsverschiedenheiten oder Zuständigkeitsansprüche in seinen veröffentlichten Inhalten ein, einschließlich Landkarten und institutionellen Zugehörigkeiten.

1. Auflage 2026

Wichtiger Hinweis
Die medizinischen Wissenschaften unterliegen einem sehr schnellen Wissenszuwachs. Der stetige Wandel von Methoden, Wirkstoffen und Erkenntnissen ist allen an diesem Werk Beteiligten bewusst. Sowohl der Verlag als auch die Autorinnen und Autoren und alle, die an der Entstehung dieses Werkes beteiligt waren, haben große Sorgfalt darauf verwandt, dass die Angaben zu Methoden, Anweisungen, Produkten, Anwendungen oder Konzepten dem aktuellen Wissensstand zum Zeitpunkt der Fertigstellung des Werkes entsprechen.
Der Verlag kann jedoch keine Gewähr für Angaben zu Dosierung und Applikationsformen übernehmen. Es sollte stets eine unabhängige und sorgfältige Überprüfung von Diagnosen und Arzneimitteldosierungen sowie möglicher Kontraindikationen erfolgen. Jede Dosierung oder Applikation liegt in der Verantwortung der Anwenderin oder des Anwenders. Die Elsevier GmbH, die Autorinnen und Autoren und alle, die an der Entstehung des Werkes mitgewirkt haben, können keinerlei Haftung in Bezug auf jegliche Verletzung und/oder Schäden an Personen oder Eigentum, im Rahmen von Produkthaftung, Fahrlässigkeit oder anderweitig übernehmen.
Obwohl alle Werbemittel mit ethischen (medizinischen) Standards übereinstimmen, stellt die Erwähnung in dieser Publikation keine Garantie oder Anerkennung der Qualität oder des Wertes dieses Produkts oder der Aussagen der Herstellerfirmen dar.

Für die Vollständigkeit und Auswahl der aufgeführten Medikamente übernimmt der Verlag keine Gewähr.
Geschützte Warennamen (Warenzeichen) werden in der Regel besonders kenntlich gemacht (®). Aus dem Fehlen eines solchen Hinweises kann jedoch nicht automatisch geschlossen werden, dass es sich um einen freien Warennamen handelt.

Bibliografische Information der Deutschen Nationalbibliothek
Die Deutsche Nationalbibliothek verzeichnet diese Publikation in der Deutschen Nationalbibliografie; detaillierte bibliografische Daten sind im Internet über https://www.dnb.de abrufbar.

26 27 28 29 30 5 4 3 2 1

In ihren Veröffentlichungen verfolgt die Elsevier GmbH das Ziel, genderneutrale Formulierungen für Personengruppen zu verwenden. Um jedoch den Textfluss nicht zu stören sowie die gestalterische Freiheit nicht einzuschränken, wurden bisweilen Kompromisse eingegangen. Selbstverständlich sind **immer alle Geschlechter** gemeint.

Planung: Dr. Katja Weimann
Projektmanagement: Sabine Hennhöfer; Stephanie Kaiser-Dauer, Heidelberg
Redaktion: Stephanie Kaiser-Dauer, Heidelberg
Rechteklärung: Elisabeth Pilhofer
Herstellung: Dietmar Radünz, Leipzig
Satz: STRAIVE, Puducherry/Indien
Druck und Bindung: Drukarnia Dimograf Sp. z o. o., Bielsko-Biała/Polen
Umschlaggestaltung: SpieszDesign, Neu-Ulm
Titelfotografie: Zahn © robert6666 – stock.adobe.com/Instrumente © colourbox.de/Spritze © Matsabe – stock.adobe.com

Aktuelle Informationen finden Sie im Internet unter **www.elsevier.de**

Vorwort

Die Werkstoffkunde hat für die gesamte zahnmedizinische Therapie eine besondere Bedeutung: Während es z. B. in der Pharmazie um die Chemie und die Wirkung von Arzneimitteln geht, die in der Mehrzahl der Fälle nur für kurzfristige Therapien bestimmt sind, werden viele dentale Materialien für Jahrzehnte in die Mundhöhle des Patienten inkorporiert. Damit die zahnmedizinische Therapie diesen Langzeiterfolg haben kann, sind genaue Kenntnisse der Eigenschaften der Werkstoffe, die für die Verarbeitung und die biologische Verträglichkeit der Restauration von Bedeutung sind, erforderlich. Besondere Probleme ergeben sich daraus, dass in Einzelfällen die Industrie ihre Produkte mit irreführender Werbung anpreist. Grundkenntnisse der Werkstoffkunde sind die Voraussetzung, wenn man diese Werbung kritisch hinterfragen möchte, damit man sich selbst ein Bild machen und ein unabhängiges Urteil bilden kann. Das gilt in besonderer Weise für neue Werkstoffe und Verarbeitungsverfahren einschließlich der sich rasant entwickelnden Techniken digitaler Datenerfassung wie z. B. 3-D-Scans und der damit verbundenen additiven und subtraktiven Herstellungsmethoden von Zahnersatz.

Das Buch zeigt zunächst die vielfältigen Wechselwirkungen zwischen dem Mundmilieu und dort eingebrachten Werkstoffen auf und behandelt anschließend ausgewählte Grundlagen der Werkstoffprüfung. In weiteren Kapiteln werden die Eigenschaften der verschiedenen Werkstoffe, die in der Zahnheilkunde und Zahntechnik verwendet werden, dargestellt. Dabei werden auch viele Hinweise zur korrekten Verarbeitung der Materialien gegeben.
Der Aufbau des Buches ist so gestaltet, dass die einzelnen Kapitel in der Regel nicht aufeinander aufbauen es folglich nicht chronologisch studiert werden muss. Das hat den Vorteil, dass die Leserin bzw. der Leser beispielsweise mit dem Kapitel „Kunststoffe" beginnen kann, ohne sich erst bis dahin durchgearbeitet zu haben; man kann also problemlos eigene Schwerpunkte setzen. Wo Bezüge zu anderen Kapiteln bestehen, sind diese extra vermerkt.

Marburg/Bad Neuenahr-Ahrweiler, im Oktober 2025

Prof. Dr. med. dent. Michael Gente
Dr. med. dent. Matthias Willamowski

Adressen

Prof. Dr. med. dent. Michael Gente
Ehemals Leitender Oberarzt am Medizinischen Zentrum für Zahn-, Mund- und Kieferheilkunde, Universitätsklinikum Gießen und Marburg

Dr. med. dent. Matthias Willamowski
Dr. Willamowski & Kollegen
Bad Neuenahr-Ahrweiler

Abkürzungen

aws	active wavefront sampling
BfArM	Bundesinstitut für Arzneimittel und Medizinprodukte
BGA	Bundesgesundheitsamt
BPA	Bisphenol A
CAD/CAM	Computer-aided Design/Computer-aided Manufacturing
DGZ	Deutsche Gesellschaft für Zahnerhaltung
DGZMK	Deutsche Gesellschaft für Zahn-, Mund- und Kieferheilkunde
DHEPT	N,N-Bis-(2-Hydroxyethyl)-Paratoluidin
EDTA	Ethylendiamintetraessigsäure
EGDMA	Ethylenglycol-Dimethacrylat
EMF	edelmetallfrei
E-Modul	Elastizitätsmodul
Gew.-%	Gewichts-Prozent
GIZ	Glasionomerzemente
GMA	Glycidylmethacrylat
HB	Härteprüfung nach Brinell
HEMA	Hydroxyethylmethacrylat
HK	Härteprüfung nach Koop
HM	Hartmetall
HMBP	2-Hydroxy-4-Methoxybenzophenon
HQME	Hydrochinonmonomethylether
HS	Härteprüfung nach Shore
HSS	Schnellarbeitsstahl
HV	Härteprüfung nach Vickers
ICP	inductively coupled plasma
I-Effekt	induktiver Effekt
Mass.-%	Massen-Prozent
MMA	Methylmethacrylat
MME	Methacrylsäuremethylester
MPa	Megapascal
NEM	Nichtedelmetall
PET	Polyethylen
PMMA	Polymethylmethacrylat
PMME	Polymethacrylsäuremethylester
PRI-Score	Periapical Probability Score nach Reit und Gröndahl
PSZ	partially stabilized zirconia
R	Radikal
SLA	Stereolitography Apparatus
TG-DMA	Triethylenglycoldimethacrylat
TZP	tetragonal zirconia polycrystal
UDMA	Urethandimethacrylat
Vol.-%	Volumen-Prozent
WAK	Wärmeausdehnungskoeffizient
WS	Werkzeugstahl

Inhaltsverzeichnis

Allgemeiner Teil

1 Einflüsse auf dentale Werkstoffe in der Mundhöhle . . . 2
2 Verfahren zur Werkstoffprüfung . . . 3

Werkstoffkunde der Nichtmetalle

3 Gips . . . 8
4 Einbettmassen . . . 10
5 Kunststoffe . . . 12
6 Abformwerkstoffe . . . 32
7 Wurzelkanalfüllwerkstoffe . . . 40
8 Keramische Massen . . . 42
9 Wachse . . . 51

Werkstoffkunde der Metalle

10 Metalle: Definition und Eigenschaften . . . 56
11 Metallgefüge . . . 57
12 Metalllegierungen im Allgemeinen . . . 59
13 Dentallegierungen . . . 62
14 Amalgame . . . 68
15 Korrosion . . . 72
16 Metallverarbeitung . . . 78
17 Zahnärztliches Gussverfahren . . . 82

Materialien zum Schleifen und Polieren

18 Schleifen . . . 90
19 Polieren . . . 92
20 Fräsen . . . 93

Fallbeispiele

21 Fallbeispiele . . . 95

Anhang

22 Literatur . . . 98
23 Quellenverzeichnis . . . 99
24 Register . . . 100

Fehler gefunden?

An unsere Inhalte haben wir sehr hohe Ansprüche. Trotz aller Sorgfalt kann es jedoch passieren, dass sich ein Fehler einschleicht oder fachlich-inhaltliche Aktualisierungen notwendig geworden sind.
Sobald ein relevanter Fehler entdeckt wird, stellen wir eine Korrektur zur Verfügung. Mit diesem QR-Code gelingt der schnelle Zugriff.

https://else4.de/9783437413537

Wir sind dankbar für jeden Hinweis, der uns hilft, dieses Werk zu verbessern. Bitte richten Sie Ihre Anregungen, Lob und Kritik an folgende E-Mail-Adresse: kundendienst@elsevier.com

Allgemeiner Teil

DENTICS

Allgemeiner Teil

1 Einflüsse auf dentale Werkstoffe in der Mundhöhle 2
2 Verfahren zur Werkstoffprüfung 3

1 Einflüsse auf dentale Werkstoffe in der Mundhöhle

Die Beurteilung eines dentalen Werkstoffes sollte über die rein technischen Aspekte wie Biegefestigkeit, Dauerbiegefestigkeit, Farbe, Wärmeexpansion etc. hinausgehen und auch unter biologischen Gesichtspunkten erfolgen. Die Wirkungen des biologischen Milieus in der Mundhöhle auf einen Werkstoff sind vielfältig (→ Abb. 1.1):

- bakterielle Einflüsse
- Feuchtigkeit in der Mundhöhle (Speichel)
- Feuchtigkeitswechsel (Quellung ↔ Schrumpfung)
- Temperaturschwankungen
- Kauprozess (Kräfte und Abrasion)
- Parafunktionen (z. B. Zähneknirschen, Zähnepressen)
- Zahnreinigungen (künstlicher und physiologischer Art)
- chemische Prozesse durch Nahrung, Medikamente, Plaque
- elektrochemische Prozesse

Merke
Aus einem Werkstoff können nicht nur Ausgangssubstanzen freigesetzt werden, sondern auch Verbindungen, die erst im Laufe der Zeit durch verschiedene Reaktionen entstehen, z. B. die Freisetzung von Formaldehyd aus methacrylathaltigen Werkstoffen.

Nicht nur für den Patienten, sondern auch für die behandelnde Person sind neben den chemisch-toxischen Effekten die sensibilisierenden Eigenschaften von Werkstoffen von besonderer Bedeutung.
Der Körper eines Menschen reagiert bei entsprechender Sensibilisierungsbereitschaft und Kontakt mit einem bestimmten Stoff (Antigen) mit der Bildung von Antikörpern (Sensibilisierung). Bei sich wiederholenden Kontakten mit dem Antigen kommt es zu Antigen-Antikörper-Reaktionen (allergische Reaktionen). Während die Sensibilisierung ohne Befunde (stumm) und dosisabhängig verläuft, wird die allergische Reaktion schon bei kleinsten nicht-toxischen Dosen ausgelöst.

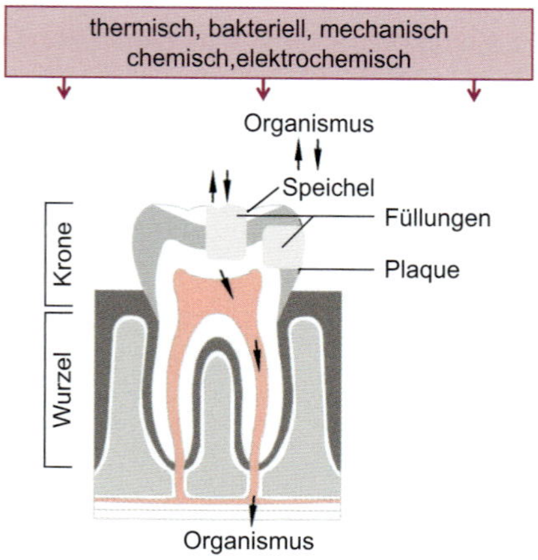

Abb. 1.1 Füllungswerkstoffe und Mundhöhle: gegenseitige Einwirkungen [P1607/P1608]

Merke
Bei der Verarbeitung bestimmter Werkstoffe (beispielsweise zum Anmischen von Abdruckmaterial) sollten immer Handschuhe getragen werden.

Besondere Unklarheiten im Hinblick auf die Biokompatibilität von Füllungswerkstoffen in der Zahnmedizin herrschten bisher immer in Bezug auf **Amalgam**. Seit 1. Januar 2025 ist dessen Verwendung nun de facto durch einen Beschluss der Europäischen Union verboten. Lediglich in Ausnahmesituationen, in denen z. B. eine ausreichende Trockenlegung nicht möglich ist (vulnerable Gruppen), darf Amalgam noch verwendet werden. In zahlreichen Studien und über viele Jahre hinweg wurde in der Wissenschaft diskutiert, ob die Amalgamexposition von zahnmedizinischem Personal zu kognitiven Funktionsstörungen und neuropsychologischen Symptomen führen könnte. Derlei Effekte wurden in jüngeren Langzeitstudien allerdings nicht bestätigt.
Auch für negative Auswirkungen auf Schwangerschaften beim zahnmedizinischen Personal oder für durch Amalgam ausgelöste angeborene Fehlbildungen der entsprechenden Kinder gibt es **keine Nachweise.**
Für das Legen einer Amalgamfüllung musste allerdings immer ein Unterschnitt in die Kavität präpariert werden, um diese zu „verkeilen". Dabei musste die Kavität zulasten gesunder Zahnhartsubstanz oft überextendiert werden, was dem heutigen Gedanken der Zahnerhaltung widerspricht.

Auch andere Stoffe wie **Bisphenol A** (BPA, z. B. bekannt als Bestandteil von Mehrweggetränkeverpackungen oder Säuglingsflaschen) oder **Nanopartikel** kommen in der Zahnmedizin vor (in Medizinprodukten wie Implantaten, Kompositen, Abdruckmaterialien) und stehen im Verdacht, bei Patienten allergische Reaktionen oder Unverträglichkeiten auszulösen und/oder sich im Körper anzureichern.
BPA kommt nicht direkt als Werkstoff in der Zahnmedizin vor. Kompositkunststoffe enthalten allerdings Basismonomere, die BPA als Baustein enthalten, z. B. bis-GMA oder bis-DMA, was in einigen Füllungswerkstoffen von Fissurenversieglern der Fall ist. BPA wird dabei in den Speichel abgegeben. Nach dem heutigen Stand der Untersuchungen ist die Menge dabei aber nicht gesundheitsgefährdend.
Auch bei **Nanopartikeln,** die in Kompositwerkstoffen, Abdruckmaterialien oder Zementen vorkommen oder erst beim Beschleifen eines Werkstoffes (im Labor oder im Mund des Patienten) entstehen, ist die tägliche Dosis das Gift. Zielorgan ist hier die Lunge. Bis zu einer Exposition von ca. 20 µg/Person/Tag – das Worst-Case-Szenario in der Zahnarztpraxis – ist die aufgenommene Menge eher zu vernachlässigen. Die Bundesanstalt für Arbeitsschutz geht noch bei Mengen von bis zu 1900 µg/Person/Tag von einer akzeptablen Menge aus.

Merke
Das Risiko von Nebenwirkungen zahnärztlicher Werkstoffe für zahnärztliches Personal ist wesentlich höher als bei Patienten und wird mit bis zu 50–60 % angeben!

Zusammenfassung

- Es gibt viele Faktoren im biologischen Milieu der Mundhöhle, die auf einen Werkstoff einwirken, darunter z. B. bakterielle, mechanische, chemische, elektrochemische Prozesse.
- Nicht nur der Patient, sondern auch das zahnärztliche Personal ist sensibilisierenden Eigenschaften von Werkstoffen und dem damit einhergehenden allergenen Potenzial ausgesetzt.
- Amalgam ist seit 1. Januar 2025 zur generellen Verarbeitung in der Mundhöhle verboten. Der Zahnarzt kann es in Ausnahmeindikationen noch verwenden, muss die Ausnahmesituation jedoch peinlichst genau dokumentieren.
- Das beispielsweise in einigen Fissurenversieglern enthaltene bis-GMA setzt unter anderem Bisphenol A (BPA) in den Speichel frei. Nach dem heutigen Stand der Untersuchungen ist die Menge dabei aber nicht gesundheitsgefährdend.
- Das Risiko von Nebenwirkungen zahnärztlicher Werkstoffe für zahnärztliches Personal ist wesentlich höher als für Patienten und wird mit bis zu 50–60 % angegeben.

2 Verfahren zur Werkstoffprüfung

Einleitung

Ohne Kenntnis über die Eigenschaften der verschiedenen Werkstoffe könnte der Zahnarzt keine erfolgreiche konservierende oder prothetische Behandlung vornehmen; er könnte nicht einmal eine Prognose über den klinischen Erfolg seiner Maßnahme abgeben. Und ohne Beachtung der einzelnen Eigenschaften der eingesetzten Werkstoffe wäre ein Erfolg der Behandlung rein zufällig, eine fachgerechte Aufklärung und Beratung des Patienten wäre ebenfalls nicht möglich. Darüber hinaus könnte der Zahnarzt weder in einen Dialog mit einem zahntechnischen Labor treten noch eine sinnvolle Strategie für seine Behandlungen erarbeiten.
Zur Kenntnis der Werkstoffe und ihrer Verarbeitung gehört daher nicht nur der Aspekt der Herstellung einer Restauration (z. B. Füllung oder künstliche Zahnkrone), sondern auch die **richtige Materialauswahl** anhand mechanischer, physikalischer, chemischer und biologischer Eigenschaften der eingesetzten Werkstoffe. Die Prüfungen sollten möglichst reale Verhältnisse widerspiegeln, wie sie in der Mundhöhle herrschen (z. B. Kaudruck).

> **Merke**
> „**Werkstoffprüfung** *ist ein Teilgebiet der Werkstoffwissenschaft mit dem Ziel, geeignete Kenngrößen zur Charakterisierung der Werkstoff- und Bauteileigenschaften und die quantitative Darstellung dieser Eigenschaften in Form von Kennwerten festzulegen.*
> *Eine* **Werkstoffkenngröße** *ist eine messbare und damit quantitativ darstellbare Werkstoffeigenschaft, die durch Prüfvorschriften definiert wird. Der Zahlenwert, der für einen Werkstoff in einem Versuch ermittelt wurde, wird als Werkstoffkennwert bezeichnet. Werkstoffkenngrößen beschreiben das mechanische, technologische, thermische, optische, elektrische, magnetische, chemische und elektrochemische Verhalten eines Werkstoffes unter definierten Belastungsbedingungen [Hervorhebung durch die Autoren].“ (Seidel und Hahn 2010)*

Um Materialien miteinander vergleichbar zu machen, braucht es zum einen Einheiten, in denen eine Eigenschaft gemessen oder „bewertet" wird, und zum anderen festgelegte Prüfverfahren, mit denen diese Werte ermittelt werden. In diesem Kapitel wird ausführlich beschrieben, wie die entsprechenden Prüfverfahren aussehen bzw. wie die entsprechenden Einheiten definiert sind.
Abhängig von der Art, wie der jeweilige Werkstoff belastet wird, entstehen im Werkstück verschiedene Belastungen:

- **Zugspannungen** entstehen durch äußere Zugkräfte, die das Werkstück verlängern.
- **Druckspannungen** werden durch äußere Kräfte erzeugt, die senkrecht auf das Werkstück einwirken und es stauchen.
- **Biegespannungen** treten dann auf, wenn z. B. ein Stab auf zwei Lagern ruht und durch eine Kraft mittig belastet wird. Das entstehende Biegemoment verursacht die Biegespannungen.
- **Knickung** ergibt sich aus dem Auftreffen einer starken Druckkraft auf ein dünnes Werkstück.
- **Torsionsspannungen** werden durch äußere Kräfte erzeugt, die senkrecht zur Achse des Werkstückkörpers stehen und ein Drehmoment auf diesen ausüben.
- **Schubspannungen** entstehen durch äußere Kräfte, die Teile des Werkstücks gegeneinander verschieben und dadurch abscheren.

Prüfverfahren

Zugversuch

Da der Zugversuch Festigkeits- und Verformungswerte liefert, gilt er als das wichtigste mechanische Prüfverfahren für Metalle und Kunststoffe. Die ermittelten Werkstoffkennwerte dienen zum Vergleich der Werkstoffe untereinander und zur Beurteilung der Belastbarkeit von statisch beanspruchten Bauteilen. Eine ungekerbte, meist zylindrische, längliche Probe wird mit ihren beiden Enden axial in eine Universalprüfmaschine eingespannt und mit kontinuierlicher (i. d. R. niedriger) Geschwindigkeit auseinandergezogen. Das Werkstück wird längs der Stabachse gedehnt und damit quer zur Zugrichtung kontrahiert, was sich mittig des Werkstücks anhand einer entstehenden Einschnürung erkennen lässt. Je mehr das Werkstück gedehnt wird, desto mehr Kraft muss die Maschine aufbringen, da der Zugrichtung immer mehr Widerstand entgegengesetzt wird.
Die Zugkräfte werden gemessen, in Längsrichtung wird die Verlängerung der Probe registriert, und so werden die Festigkeits- und Verformungskennwerte ermittelt. Bricht die Probe, ist der Versuch abgeschlossen.
Die Zugmaschine zeichnet während des gesamten Vorgangs das Spannungs-Dehnungs-Diagramm (→ Abb. 2.1) auf, das typischerweise das Werkstoffverhalten bis zum Bruch bei einachsiger Beanspruchung zeigt. Auf der Y-Achse (Ordinate) wird die Spannung σ (Prüfkraft/Probenquerschnitt) aufgetragen, auf der X-Achse (Abszisse) die Dehnung ε (Dehnung = Verlängerung des Werkstücks/Ausgangslänge). Die Dehnbarkeit eines Stoffes ist definiert als die Verformbarkeit bis zum Bruch. Abhängig von der Temperatur kann die Dehnbarkeit zu- (Wärme, z. B. beim Schmieden) oder abnehmen (Kaltverformung). Am Anfang der Belastung verformt sich die Stoffprobe elastisch, die Hooke'sche Gerade wird aufgezeichnet (Hooke, 1678: *„Ut tensio, sic vis“* – *„Wie die Streckung, so die Kraft")*.

> **Merke**
> Die Dehnbarkeit von Goldlegierungen kann bis zu 50 % betragen, bei Modellgusslegierungen ca. 10–15 %. Mehr zu den Legierungen ist im Speziellen Teil II, „Werkstoffkunde der Metalle“, nachzulesen.

Der Punkt R_p markiert die Proportionalitätsgrenze. Bis zu diesem Punkt ist die aufgebrachte Kraft der Prüfmaschine der Dehnung des Werkstoffes proportional.
$R_{p0,2}$ kennzeichnet den Punkt, bei dem der wichtige Kennwert der 0,2 %-Dehngrenze erreicht ist. Wichtig ist dieses Unterscheidungsmerkmal vor allem bei Legierungen. Die 0,2 %-Dehngrenze kennzeichnet die Spannung, die aufgebracht werden muss, um das Werkstück dauerhaft um 0,2 % zu verformen.
R_{eL} und R_{eH} markieren hier Streckgrenzen von 0,5–4,0 %. Von diesen Streckgrenzen bis zum Erreichen der Zugfestigkeit R_m dehnt sich die Probe ohne Einschnürung. Ab R_m

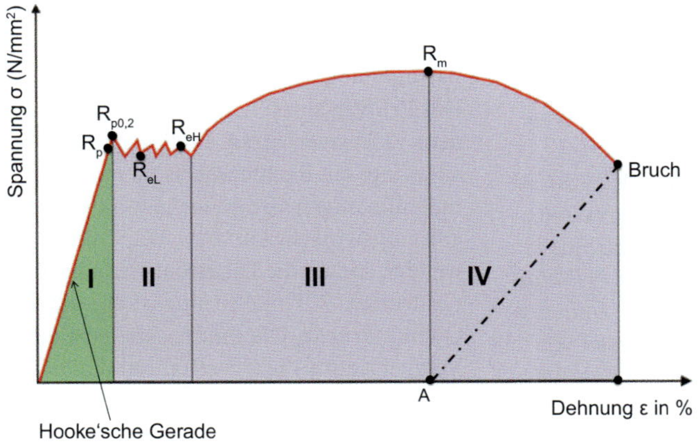

Abb. 2.1 Spannungs-Dehnungs-Diagramm [P1607/P1608]
I = elastische Verformung
II= Lüdersdehnung, die Spannungsänderung ist nicht mehr proportional zur Dehnung
III = plastische Verformung der Probe ohne Einschnürungen
IV = plastische Verformung der Probe mit Einschnürungen
R-Punkte: siehe Text

sinkt die Kurve, die Probe schnürt sich ein und bricht schließlich.
Das Spannungs-Dehnungs-Diagramm zeichnet das Werkstoffverhalten bei Kaltverformung auf. Je steiler die Hooke'sche Gerade ist, umso mehr Kraft muss die Prüfmaschine aufbringen, um die Probe elastisch zu verformen. Die Steigung der Gerade wird auch als **E-Modul** (Elastizitätsmodul) bezeichnet.

Merke
„Der E-Modul (Dimension = Kraft/Fläche) ist eine Materialkonstante […]. Der E-Modul ist somit ein direktes Maß für den Widerstand gegen elastische Verformung (Steifigkeit). Der Kehrwert 1/E heißt Dehnungsgröße und kennzeichnet die Flexibilität.“ (Maschinski 2000)

Härteprüfung

Härte ist der Widerstand, den ein Werkstoff dem Eindringen eines anderen (härteren) Körpers entgegensetzt. Bei statischen und instrumentierten Prüfverfahren wird die Eindringtiefe langsam aufgebracht, indem ein Prüfkörper in die zu prüfende Probe eindringt. Die dabei entstehende Verformung wird als Maß für die Härte der Probe betrachtet. Die Verfahren unterscheiden sich dabei in der geometrischen Form des Prüfkörpers (Kegel, Kugel oder pyramidale Form), im Material des Prüfköpers (Hartmetall, Diamant), in der aufgebrachten Kraft und in der Ermittlungsart der Werkstoffkennwerte. Der gemessene Wert wird als dimensionslose Zahl unter Nennung des Prüfverfahrens und der Prüfparameter angegeben.
Im Folgenden werden vier gängige Härteprüfungsverfahren kurz beschrieben, → Abb. 2.2a zeigt schematisch die ersten drei genannten.

Härteprüfung nach Brinell (HB)

Im Jahr 1900 entwickelte der Schwede Brinell das nach ihm benannte Prüfverfahren. Eine Hartmetallkugel (Wolframkarbid) mit dem Durchmesser D (meist 10 mm) wird mit der Prüfkraft P senkrecht, stoßfrei und langsam in das zu prüfende Material eingedrückt (Aufbringzeit) und eine vordefinierte Zeit gehalten (Haltezeit). Anschließend wird der verbleibende Eindruckdurchmesser d im Material gemessen. *„Die Angabe 240 HBW 5/750/30 bedeutet:* **B***rinell-***H***ärte 240 bestimmt mit einer Hartmetallkugel* [**W**olframkarbid] *mit dem Durchmesser 5 mm und einer Prüfkraft von 7,355 kN, die jedoch mit einer Haltezeit von 30 s einwirkte. Bei einer Haltezeit von 10–15 Sekunden kann diese Angabe entfallen“* (Seidel und Hahn 2010).

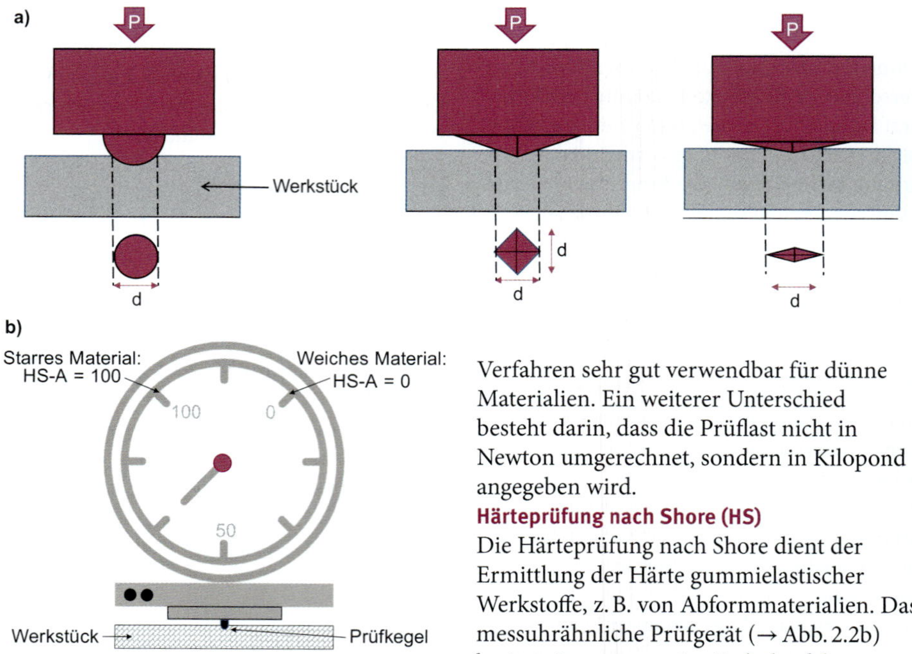

Abb. 2.2 a, b Härteprüfungsverfahren [P1607/P1608]
a) Härteprüfung nach Brinell (links), nach Vickers (Mitte), nach Knoop (rechts)
b) Messgerät zur Bestimmung der Shore-Härte

Härteprüfung nach Vickers (HV)

Das Verfahren der Härteprüfung nach Vickers ist dem Verfahren nach Brinell recht ähnlich. Statt einer Kugel wird hier jedoch eine Diamantpyramide mit einer quadratischen Grundfläche verwendet. Der Grund für eine Modifizierung des Verfahrens war, dass die britischen Vickerswerke in den 1930er-Jahren als damals bedeutender Maschinenbau- und Rüstungskonzern bei der Prüfung nach Brinell zu viele Ungenauigkeiten wegen Abplattungen der Prüfkugel feststellten. Smith und Sandland entwickelten daher das nach der Firma Vickers benannte Verfahren. Die quadratische Diamantpyramide hat einen Öffnungswinkel von 136° und wird ebenfalls senkrecht, langsam und stoßfrei in die Oberfläche des zu prüfenden Werkstoffs eingesenkt. Der Winkel von 136° wurde deswegen gewählt, weil hierdurch gewährleistet ist, dass die Vickershärte bis zu 300 HV mit der Brinellhärte HB übereinstimmt.

Härteprüfung nach Knoop (HK)

Das Prüfverfahren nach Knoop ähnelt dem Vickersverfahren. In diesem Fall wird allerdings ein Rechtecksprisma mit einer rautenförmigen Grundfläche mit den Öffnungswinkeln 130° bzw. 172,5° verwendet, sodass die Längsdiagonale bei den Eindrücken 7,11-mal so lang ist wie die der Quereindrücke. Die Eindrucktiefen sind im Vergleich zum Vickersverfahren deutlich größer, aber auch flacher. Das macht das Verfahren sehr gut verwendbar für dünne Materialien. Ein weiterer Unterschied besteht darin, dass die Prüflast nicht in Newton umgerechnet, sondern in Kilopond angegeben wird.

Härteprüfung nach Shore (HS)

Die Härteprüfung nach Shore dient der Ermittlung der Härte gummielastischer Werkstoffe, z. B. von Abformmaterialien. Das messuhrähnliche Prüfgerät (→ Abb. 2.2b) besitzt einen gegen eine Federkraft beweglichen Prüfkörper, der auf das zu prüfende Material aufgesetzt wird und so in das Messgerät drückt. Je tiefer der Prüfkörper in das Messgerät eingedrückt werden kann, desto weniger gibt das Material nach, desto härter ist es also. Hier wird im Gegensatz zu den ersten drei Verfahren die elastische Verformbarkeit des Materials unter einer vorgegebenen Kraft des Prüfgerätes gemessen. Für Abformmaterialien wird die Härte in der Regel als Shore A-Härte angegeben, die mit einem Eindruckkörper in der Form eines Kegelstumpfes von 35° unter einer Kraft von 8,05 N gemessen wird.

Biegeversuch

Beim Zugversuch haben wir gesehen, dass es sich um eine allmählich ansteigende Zugbelastung handelt, die aber nur einmalig auf das Werkstück einwirkt, bis dieses bricht. Dieser Versuch eignet sich also vorwiegend für duktile Materialien, das sind hauptsächlich Metalle. Meistens sind Werkstoffe aber sich ständig wiederholenden Belastungen ausgesetzt.
Bei Maschinen und Fahrzeugen, aber auch bei prothetischen oder konservierenden Restaurationen in der Zahnmedizin wird dies besonders deutlich. Kaukräfte wirken über einen langen Zeitraum immer wieder auf das Material ein, das den wechselnden Belastungen und teilweise auch der Umkehr der Belastungsrichtung standhalten muss.
Nicht duktile Materialien, zu denen z. B. auch die Dentalkeramiken zählen, werden dem sog. Biegeversuch unterzogen, um ihre Biegefestigkeit zu bestimmen. Wird die Probe auf Biegung beansprucht, wirken nicht nur Zugspannungen, sondern auch Druckspan-

nungen auf das Werkstück ein. Die Achse (neutrale Faser) bleibt dabei spannungsfrei. Dabei wird deutlich, dass vor allem die Keramik- und Modellwerkstoffe zwar hohen Druckbelastungen standhalten können, bei Belastung auf Zug aber schnell brechen.
Es gilt die Formel:

$$\textit{Biegespannung} = \frac{\textit{Biegemoment}}{\textit{Widerstandsmoment}}$$

Der Biegewiderstandsmoment ist dabei vom Querschnitt des Probenkörperprofils abhängig, da die Querschnittsform einen starken Einfluss auf die Biegesteifigkeit und damit auch auf die Biegefestigkeit hat. Ein Beispiel dafür ist die Querschnittsform der Verbinder zwischen Brückengliedern. Nicht nur die Fläche des Querschnitts der Verbinder, sondern auch die Form (rund, oval, dreieckig) bestimmt die Biegefestigkeit der Brücke gegen die Kaukräfte.

Dauerschwingversuch

Wurden bisher mit dem Zugversuch, den verschiedenen Härteprüfverfahren oder auch dem Biegeversuch statische Prüfverfahren unter die Lupe genommen, geht es im Dauerschwingversuch um **Ermüdungsbrüche.** Diese entstehen eben nicht erst nach einer plastischen Verformung, sondern auch dann, wenn das Werkstück nach statischen Maßstäben ausreichend dimensioniert war, um den Belastungen standzuhalten.
„Wenn ein Werkstück wechselnd hin und her gebogen wird, dann wechseln ebenso Zug- und Druckspannungen. Diese Wechselbeanspruchung führt viel eher zum Bruch als eine normale statische Druck- oder Zugbelastung“ (Hohmann und Hielscher 2012). Der Bruch der Probe erfolgt dann, wenn es an der konvexen Probenfläche, also im Bereich der maximalen Zugbelastung, zur Rissbildung kommt.
Gegenstand der Untersuchungen im Dauerschwingversuch ist die Frage, wann Werkstoffe verformungslos brechen, wenn die auf sie einwirkenden Spannungen sich unvorhergesehen in ihrer zeitlichen Abfolge und in ihrer Intensität ändern (sog. instationäre stochastische Schwingungsbeanspruchung). Die Änderung der Spannung ist in der Praxis eher selten periodisch (stationäre Spannung).
Ermüdungsbrüche beruhen immer auf sehr kleinen plastischen Veränderungen auf atomarer Ebene, d. h. kleinen Versetzungen. Die Versetzungsbewegungen sind auf wenige Gleitebenen, die sog. Ermüdungsgleitbänder, beschränkt. Wechselwirkungen der Versetzungen untereinander oder auch das Zusammenspiel mit anderen Faktoren, die innerhalb des Materials eine Schwachstelle

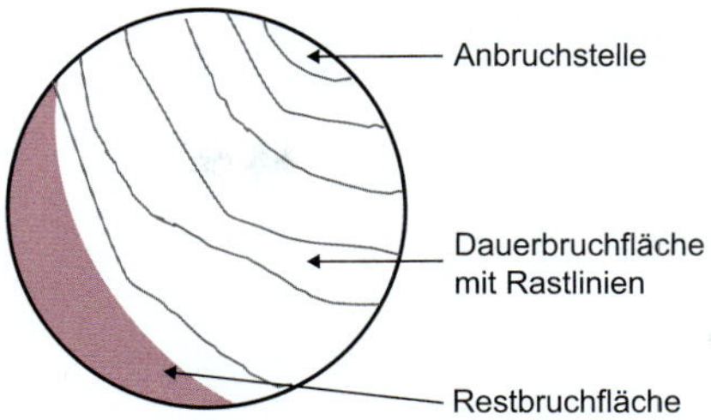

Abb. 2.3 Charakteristisches Aussehen einer Dauerbruchstelle [P1607/P1608]

darstellen (Korngrenzen oder Fremdpartikel), führen zu einer dauerhaften Schädigung des Werkstücks und irgendwann zum Bruch. Der ermittelte Wert der **Dauerfestigkeit** ist als der größte Spannungsausschlag definiert, den eine Probe unendlich oft „ertragen kann“, ohne zu brechen. Der Ermüdungsbruch ist das Resultat eines allmählichen Rissfortschritts aufgrund der zyklischen Belastungen. Die Bruchstelle ist glatt und zeigt sog. Rastlinien dort, wo die Schwingungsbelastung in ihrer zeitlichen Abfolge unterbrochen wurde (→ Abb. 2.3). Der Rissfortschritt schwächt den Querschnitt des Werkstücks mehr und mehr, bis die Spannung im Verhältnis zum verbleibenden Querschnitt zu groß wird und es zum Restbruch oder auch Gewaltbruch kommt. Dieser ist nicht etwa glatt, sondern zerklüftet und grobkristallin.
Der klassische Dauerschwingversuch (→ Abb. 2.4) wird auf speziellen Prüfmaschinen unter (stationärer) schwingender Belastung der Probe durchgeführt. Am Beispiel eines 1,4 mm starken, 250 mm langen Klammerdrahtes z. B. für die Kieferorthopädie soll gezeigt werden, wie dessen Dauerfestigkeit zu ermitteln ist: Der Draht wird in die Spannvorrichtung eines Motors eingespannt, leicht gebogen und am anderen Ende ebenfalls in ein drehbares Spannfutter eingeschraubt. Bei den Drehungen des Motors wirken schnell wechselnde Belastungen auf den Draht ein – Druck- und Zugspannungen –, da der Draht gegen die Drehachse gebogen ist.

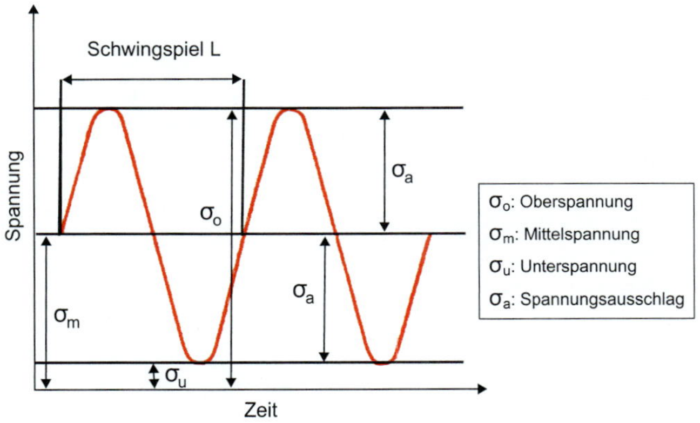

Abb. 2.4 Spannungsverlauf beim Dauerschwingversuch [P1607/P1608]

Zusammenfassung

- Erst die richtige Auswahl der Materialien anhand ihrer mechanischen, physikalischen und chemischen Eigenschaften befähigt den Zahnarzt zur Umsetzung suffizienter konservierender oder prothetischer Behandlungen im Mund des Patienten.
- Die Dehnbarkeit eines Stoffes ist definiert als die Verformbarkeit bis zum Bruch (Zugversuch).
- Härte ist der Widerstand, den ein Werkstoff dem Eindringen eines anderen (härteren) Körpers entgegensetzt (Härteprüfung).
- Wird ein Werkstück auf Biegung beansprucht, wirken nicht nur Zugspannungen, sondern auch Druckspannungen auf das Werkstück ein (Biegeversuch).
- Der ermittelte Wert der Dauerfestigkeit ist als der größte Spannungsausschlag definiert, den eine Probe unendlich oft „ertragen kann“, ohne zu brechen (Dauerschwingversuch).

Werkstoffkunde der Nichtmetalle

DENTICS

Werkstoffkunde der Nichtmetalle

3 Gips 8
4 Einbettmassen 10
5 Kunststoffe 12
6 Abformwerkstoffe 32
7 Wurzelkanalfüllstoffe. 40
8 Keramische Massen. 42
9 Wachse. 51

Gegenwärtige Verwendung in der Zahnmedizin und Gipspulvergewinnung

In der Zahnheilkunde stehen vier Typen von Gipsprodukten zur Verfügung: **Abformgips, Modell- oder Alabastergips, Hartgips und Superhartgips** (auch als Stumpfhartgips bezeichnet). Modellgips wird für Studienmodelle verwendet, die keine Abrasionsfestigkeit benötigen. Dental-Hartgips (oder einfach nur Hartgips) ist fester und widerstandsfähiger gegen Abrasion als Modellgips und wird für Modelle verwendet, die abrasionsfest sein müssen. Hartgips ist z. B. hart genug für die Formung von Zahnschutzschienen. Stumpfmodelle erfordern die höchste Abrasionsfestigkeit und werden in der Regel aus Superhartgips hergestellt. Die in der Natur vorkommende und für den dentalen Einsatz brauchbare Gipsmodifikation ist das Dihydrat. Hierbei handelt es sich um abgebundenen (ausgehärteten) Gips, mit dem wir in dieser Form noch nichts anfangen können. Wir müssen den Rohstoff Dihydrat daher weiterverarbeiten, um das für uns interessante Material Hemihydrat, das in der Natur nicht vorkommt, zu erhalten. Ausgangsmaterial der Hemihydtratgewinnung sind Gipsknollen. Diese Knollen werden grob zerkleinert und anschließend gebrannt. Dabei verliert das Dihydrat (monokline Kristallstruktur) einen Teil seines Kristallwassers und wandelt sich in Hemihydrat **(Bassanit)** um:

$$CaSO_4 \cdot {}^1/_2\ H_2O \text{ oder auch } 2\ CaSO_4 \cdot H_2O$$

Hemihydrat (= Subhydrat) besitzt nach der den Brennvorgang begleitenden Umkristallisation eine hexagonale Kristallstruktur und wird als gebrannter Gips bezeichnet.
Der Vorgang lässt sich in folgender einfacher chemischer Gleichung zusammenfassen:

$$2\ CaSO_4 \times 4\ H_2O + \text{W rme} \leftrightharpoons 2\ CaSO_4 \times H_2O + 3\ H_2O\uparrow$$

$$\text{Dihydrat} + \text{W rme} \leftrightharpoons \text{Hemihydrat}$$

Durch weiteres Zermahlen des Hemihydrats erhält man Gipspulver, das mit Wasser zu einem fließfähigen Brei angemischt werden kann. Bei zu starkem Brennen bildet sich statt des gewünschten Hemihydrats mehrheitlich **Anhydrit.** Ein Gips ist umso schlechter, je mehr Anhydrit er enthält. Anhydrit ist bis zu einer Brenntemperatur von etwa 400 °C wasserlöslich, danach unlöslich, sog. „totgebrannter Gips".
α- **und** β-**Hemihydrat** unterscheiden sich nicht in ihrem Kristallgitter, sondern in der Größe der Kristalle. Wegen der unterschiedlich großen spezifischen Oberfläche (Verhältnis von Oberfläche/Volumen) der Kristalle beider Subhydrate sind für gleiche Mengen Gipspulver verschieden große Mengen an Wasser erforderlich, um einen Gipsbrei in verarbeitungsfähiger Konsistenz zu erhalten. Das Subhydrat für Spezialhartgipse wird in der Regel aus synthetisch hergestelltem Dihydrat gewonnen.
Aus den unterschiedlichen Mischungsverhältnissen in → Tab. 3.1 (als Folge der Strukturunterschiede) erklären sich die verschiedenen Härtegrade der abgebundenen Gipstypen.

Abbindevorgang

Nach dem Anmischen nimmt der gebrannte Gips wieder Kristallwasser auf, er rehydriert zu **Dihydrat.**

$$CaSO_4 \cdot {}^1/_2\ H_2O \ (\text{Hemihydrat oder „Bassanit"}) + {}^3/_2\ H_2O \leftrightharpoons CaSO_4 \cdot 2\ H_2O \ (\text{Dihydrat oder "Gips"})$$

Merke
Die Rehydratation, die als Umkehrung des Brennprozesses exotherm (unter Freisetzung von Energie in Form von Wärme) verläuft, ist mit einer anfänglichen Versteifung des Gipsbreis und zunehmender Verfestigung bzw. Erhärtung verbunden: **Der Gips bindet ab.**

Was passiert genau? Zunächst entsteht eine gesättigte Lösung von Hemihydrat in Wasser. Das Hemihydrat kann Kristallwasser aufnehmen und wird in gelöster Form zu Dihydrat (siehe Formel oben). Dihydrat besitzt aber nur etwa ein Viertel der Löslichkeit von Hemihydrat, daher ist die Lösung schnell an Dihydrat übersättigt und das Dihydrat fällt kristallin aus.

Interkristallines (überschüssiges) Wasser

Zur einwandfreien Verarbeitung des Gipsbreies ist eine ausreichende Fließfähigkeit nötig, die einen Überschuss an Wasser erfordert. Dieser Überschuss befindet sich im abgebundenen Gips zwischen den Kristallen und wird vom Kristallwasser des Dihydrats als interkristallines Wasser unterschieden. Dieses überschüssige Wasser reagiert nicht, sondern wird einfach in der Masse eingeschlossen, wenn sie abbindet. Demnach besitzt Modellgips mehr überschüssiges Wasser als Spezialhartgips, da allgemein gilt: Je größer und dichter die Kristalle des Hemihydrats sind, desto weniger überschüssiges Wasser ist erforderlich, um eine verarbeitungsfähige Masse zu erhalten. Mit der Zeit verdunstet das interkristalline Wasser, wobei Porositäten zurückbleiben, welche die Festigkeit des Gipses herabsetzen. Je dünnflüssiger ein Gips angerührt wird, desto größer ist sein Anteil an interkristallinem Wasser im ausgehärteten Zustand und umso geringer ist seine **Endhärte** (Trockenfestigkeit).
Da auch Dihydrat in geringem Maße löslich ist, beeinträchtigt das überschüssige Wasser außerdem die mechanische Festigkeit (Feuchtfestigkeit) des Gipses durch eine Art Schmiermitteleffekt zwischen den oberflächlich angelösten Kristallen. Daher steigt die Härte des Gipses mit der Austrocknung, und der Gips erreicht seine Trockenfestigkeit. Durch erneute Wässerung kann die Härte wieder herabgesetzt werden.

Abbindezeit

Beschleunigung der Abbindezeit

Eine Beschleunigung der Abbindung ist durch folgende Maßnahmen möglich:
- Der Gips wird im Rahmen der Fließfähigkeit möglichst dick angerührt.
- Zugabe von Gipsschlammwasser (Wasser, das Dihydrat-Partikel enthält, sog.

Tab. 3.1 Gipstypen

Typ	DIN-Name/ADA-Name	Wissenschaftlicher Name	x ml H_2O auf 100 g Gipspulver
I	**Abformgips** *(Impression Plaster)*	β-Hemihydrat mit Zusätzen	So lange Wasser hinzufügen, bis eine „sahnige" Konsistenz entsteht
II	**Alabastergips** *(Dental Plaster)*	β-Hemihydrat	50 ml
			(H_B-Härte: 45; Abbindeexpansion linear 0,4–0,6 %)
III	**Hartgips** *(Dental Stone)*	α-Hemihydrat	30 ml
			(H_B-Härte: 75; Abbindeexpansion linear ca. 0,2 %)
IV	**Spezialhartgips** *(Dental Stone High Strength)*	Verbessertes α-Hemihydrat	20 ml
			(H_B-Härte: 90; Abbindeexpansion linear 0,07 – max. 0,15 %)

DIN: Deutsches Institut für Normung; ADA: American Dental Association

„Trimmerwasser"). Die Dihydratpartikel wirken als Kristallisationskeime.

- Verwendung von warmem Wasser zum Anrühren (max. ca. 40 °C, ab 50 °C kommt es zu einer Verzögerung, ab 100 °C bindet Gips nicht mehr ab)
- Auch chemische Stellmittel können die Abbindezeit beeinflussen.

Verzögerung der Abbindezeit

Eine Verzögerung der Abbindung ist durch folgende Maßnahmen möglich:

- **Borax,** das die Abbindezeit einiger Gipsprodukte auf mehrere Stunden verlängert, wenn es dem Pulver in einer Konzentration von 2 % hinzugefügt wird
- Verwendung von kaltem Wasser beim Anrühren
- höheres Wasser-Gips-Verhältnis

Merke
Kolloidale Partikel wie Blut, Speichel oder nicht abgebundenes Alginat (elastisch-irreversible Abformmaterialien aus Pulver und Wasser) haben ebenfalls einen Einfluss auf die Abbindezeit von Gips. Das Alginatpulver enthält ein Salz der Alginsäure mit einem einwertigen Metall (meist Natrium) und Füllstoffe wie Diatomeenerde, die die Abbindereaktion verzögern. Kolloide sind feine Teilchen aus Proteinen oder anderen chemischen Verbindungen, die in einer Flüssigkeit verteilt sind. Diese binden an das Hemihydrat und beeinträchtigen die Addition von Wasser zur Bildung von Dihydrat (Gips)!

Gipshärte

Die Härte der tiefliegenden Regionen wird durch die Brinellhärte (Kugeleindruckhärte) bestimmt. Weil die Kugel bei der Messung tief in das Werkstück eindringt, ist die Brinellhärte nicht zur Ermittlung der Härte von Oberflächen geeignet. Hierzu bedient man sich der sog. Pendelhärte. Die Oberflächenhärte eines Werkstückes kann als die einer äußeren 10 µm starken Schicht definiert werden. Die Oberflächenhärte wird mittels der Pendelhärte bestimmt (Beispiele → Tab. 3.2). Dabei wird die Zeit gemessen, in welcher die Amplitude der Pendelschwingungen auf die Hälfte (König) bzw. auf ein Drittel (Persoz) abnimmt. Harte Oberflächen dämpfen die Schwingung weniger als weiche Oberflächen.

Merke
Das Knacken beim Brechen einer Gipsprobe ist ein Zeichen für das Erreichen der Feuchtfestigkeit. Jetzt kann in der Regel die Abformung vom Gipsmodell abgenommen werden. Die Trockenfestigkeit ist erst dann erreicht, wenn das interkristalline Wasser verdunstet und damit der Gips vollständig ausgehärtet ist. In der Regel dauert dieser Vorgang mindestens 24 Stunden.

Die Trockenfestigkeit kann zwei- bis dreimal höher sein als die Feuchtfestigkeit. Nach 4–6 Tagen besitzt der Gips seine endgültige Härte.

Tab. 3.2 Pendelhärte verschiedener Werkstoffe (nach Zimmermann 1991)

Werkstoff	Pendelhärte in Sekunden
Glas	≈ 200
Zahnschmelz	≈ 96
Stahl	≈ 56
Plexiglas	≈ 41
Fujirock (Superhartgips)	≈ 34

Die Härte ist abhängig:

- vom Wasser-Pulver-Verhältnis beim Anmischen; je weniger Wasser, desto geringer die Porosität, desto größer die Dichte, desto härter der Gips
- von der Intensität und Dauer des Anmischens
- vom Abdruckmaterial
- von der Lagerung nach der Erstarrung (bei Feuchtlagerung nimmt die Festigkeit ab)

Merke
Durch Wässern des trockenen Modells kann die Härte auf die geringeren Werte der Feuchtfestigkeit reduziert werden, was man sich beim Ausbetten von Prothesen zunutze macht.

Zusammenfassung

- In der Zahnmedizin stehen drei Typen von Gipsprodukten zur Verfügung: Modellgips, Hartgips und Superhartgips.
- Dihydrat ist die in der Natur vorkommende Gipsmodifikation, die in der Zahnheilkunde Anwendung findet. Es muss zunächst zu Hemihydrat verarbeitet werden.
- α- und β-Hemihydrat unterscheiden sich nicht in ihrem Kristallgitter, sondern in der Kristallgröße.
- Die Menge an überschüssigem (interkristallinem) Wasser beeinflusst sowohl die Trockenfestigkeit (Endhärte) als auch die Feuchtfestigkeit.
- Speichel und Blut, Alginat und Hydrokolloide können die Abbindezeit von Gips beeinflussen.

4 Einbettmassen

Anforderungen

Einbettmassen dienen zur Herstellung feuerfester Hohlformen für das zahntechnische Gussverfahren. Sie werden mit Wasser, ggf. mit spezifischen Zusätzen, angemischt. Das Wachsmodell wird in die zunächst noch fließfähige Masse eingebettet, die anschließend zu einer festen Masse erstarrt. Einbettmassen sollen den in → Tab. 4.1 aufgeführten Anforderungen gerecht werden.

Zusammensetzung

Einbettmassen bestehen zu 50–80 % aus einem feuerfesten Bestandteil (SiO_2-Modifikationen) und zu 20–50 % aus einem Bindemittel (Gips, zementartige Stoffe, Stoffe auf Silikatbasis). Die Zusatzstoffe (Stellmittel) wirken auf die Fließfähigkeit (Borsäure → Verbesserung), Abbindezeit (Borax → Verzögerung, Na_2SO_4 → Beschleunigung) oder auf die Expansion (NaCl, KCl, LiCl → Steigerung) ein.
Die Silizium- und Sauerstoffatome im Siliziumdioxid bilden ein Atomgitter aus negativ geladenen tetraedrischen SiO_4-Gruppen, wobei jedes Si-Atom von 4 O-Atomen umgeben ist; dabei verbindet jedes O-Atom 2 Si-Atome (→ Abb. 4.1).
In der Natur gibt es verschiedene Kristallformen, die sich in den Anordnungen der Tetraeder unterscheiden. Wir kennen Quarz, Cristobalit und Tridymit. Aus den unterschiedlichen Symmetrien der Tetraeder resultieren verschiedene Schmelzbereiche zwischen 1.500 °C bis 1.705 °C. Cristobalit besitzt, gefolgt von Tridymit, die stabilste (diamantartige) Anordnung der Si-Atome und damit den höchsten Schmelzbereich. Cristobalit ist eine Hochtemperaturmodifikation von Quarz.
Die einzelnen Bestandteile der Einbettmasse werden in Mühlen gemahlen. Die unterschiedlichen Korngrößen werden über

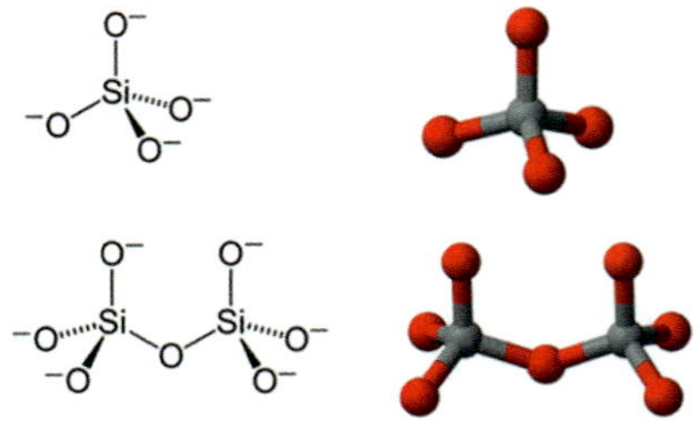

Abb. 4.1 Tetraedrische SiO_4-Moleküle [P1607/P1608]

Siebe für die entsprechenden Anwendungen sortiert.

> **Merke**
> Die Korngrößenverteilung in einer Einbettmasse bestimmt wichtige Eigenschaften wie Porosität und Oberflächenstruktur.

Einteilung

Einbettmassen können unter verschiedenen Gesichtspunkten eingeteilt werden (→ Abb. 4.2).

Gipsgebundene Einbettmassen

Die einfachsten Einbettmassen enthalten Gips und als feuerfesten Bestandteil Cristobalit, eine Quarzmodifikation mit großer thermischer Ausdehnung bei ca. 270 °C. Das Bindemittel Gips verursacht hier die Abbindeexpansion, das Cristobalit verhält sich beim Abbinden indifferent. Die Abbindereaktion ist hier die gleiche wie in → Kap. 3 schon beschrieben:

$$CaSO_4 \cdot {}^1/_2\, H_2O$$
$$\text{(Hemihydrat oder „Bassanit")}$$
$$+ {}^3/_2\, H_2O \leftrightharpoons CaSO_4 \cdot 2\, H_2O$$

Beim Erhitzen zeigt sich ein entgegengesetztes Verhalten:

- Gips kontrahiert infolge von Zersetzung und Wasserverlust bei Temperaturen über 110 °C.
- Quarz expandiert.

Durch geeignete Stellmittel wie LiCl oder NaCl lässt sich jedoch erreichen, dass die Expansion schließlich der thermischen Kontraktion der Legierung entspricht, und zwar bei einer Muffeltemperatur von 600–900 °C für Edelmetalllegierungen. Der Guss erfolgt

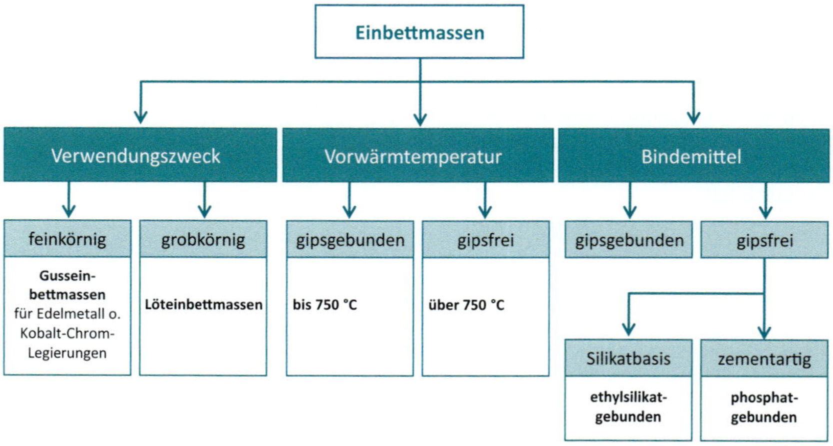

Abb. 4.2 Einteilung der Einbettmassen [P1607/P1608]

Tab. 4.1 Anforderungen an Einbettmassen

Anforderungen	Begründung
***Während* der Einbettung: Einbettmassen sollen**	
→ plastisch verarbeitbar sein mit angepasster Verarbeitungszeit (bei Gusseinbettmassen bis zu einigen Minuten)	Fließfähigkeit
→ das Wachsmodell vollständig umfließen	Fließfähigkeit und Detailwiedergabe
***Nach* der Einbettung/Aushärtung:**	
→ große Härte und Kantenfestigkeit	Soll dem Druck der Schmelze standhalten; exakte Wiedergabe des Modells
→ Feinkörnigkeit	Glatte Oberfläche des Gussobjektes
→ Porosität	Entweichen von Luft und anderen Gasen beim Gießen
→ Feuerfestigkeit	Vermeidung von Rissbildung und Zersetzung der Einbettmasse beim Vorwärmen und beim Einströmen des flüssigen Metalls sowie keine chemischen Reaktionen mit der Metallschmelze
→ Expansionsfähigkeit	Kompensation der festen Schwindung des Metalls
→ Temperaturbeständigkeit	Soll Zugspannungen beim Abschrecken und Druckspannungen beim Erhitzen standhalten

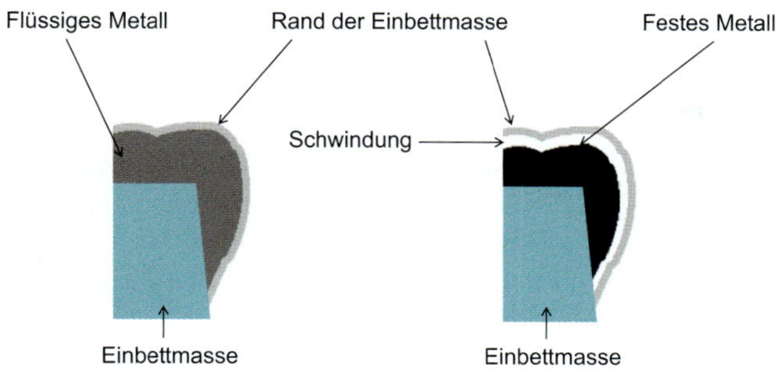

Abb. 4.3 Feste Schwindung [P1607/P1608]

immer mit einer Gussverzugszeit, d. h., dass die Muffel nach dem Herausnehmen aus dem Ofen in den Randbereichen abkühlt. Da die gipsgebundene Einbettmasse im Gegensatz zur phosphatgebunden Einbettmasse beim Abkühlen sofort kontrahiert, beeinträchtigt eine lange Gussverzugszeit die Passgenauigkeit. Die Temperatur wird daher im Vorwärmofen um 50 °C höher geregelt. So wird der Temperaturabfall kompensiert, der während der Zeit stattfindet, in der die Muffel aus dem Ofen in die Guss-Schleuder gelegt und diese zum Gießen vorbereitet sowie in Gang gesetzt wird.

Gipsfreie Einbettmassen

Gipsfreie Einbettmassen enthalten ebenso wie die gipsgebundenen Einbettmassen als Hauptbestandteil SiO_2-Modifikationen. Weil hier auf Gips als Bindemittel verzichtet wird, dürfen sie über 750 °C hinaus vorgewärmt werden und sind damit für den Guss hochschmelzender Legierungen wie z. B. für die Aufbrennkeramik oder für Co-Cr-Legierungen, deren Schmelzintervall zwischen 1.250 °C und 1.450 °C liegt, geeignet.

Phosphatgebundene Einbettmassen (zementartig gebunden)

Bei phosphatgebundenen Einbettmassen werden die Silikate durch die Reaktion des im Einbettmassenpulver enthaltenen Magnesiumoxids (MgO) mit sauren Phosphaten gebunden. Ammoniumhydrogenphosphat ($NH_4H_2PO_4$) eignet sich für diese Zwecke besonders gut.

Merke
Phosphatgebundene Einbettmassen können universell für den Guss von Edel- und Nichtedelmetalllegierungen eingesetzt werden.

Silikatgebundene (ethysilikatgebundene) Einbettmassen

Silikatgebundene Einbettmassen sind seit 1933 bekannt. Sie enthalten ungefähr 80 % Silikate, 20 % Bindemittel in Form von Ethylsilikat und ca. 0,5 % MgO-Pulver. Ethylsilikat könnte man besser als „Binder" bezeichnen, da es zwar die Bindung der Quarzkörner bewirkt, jedoch selbst umgewandelt wird und nicht mehr in der vorgewärmten Muffel vorhanden ist.

Merke
Silikatgebundene Einbettmassen benötigen eine Vorwärmtemperatur von 1.000–1.100 °C und werden hauptsächlich für Modellgüsse verwendet. Sie weisen keine Abbindeexpansion, sondern lediglich eine thermische Expansion von ca. 1,8 % auf.

Expansionsverhalten

Nach dem Guss ist ein erstarrtes, aber noch heißes metallisches Werkstück einer festen Schwindung unterworfen (→ Abb. 4.3). Die Schwindung beträgt bei dentalen Edelmetalllegierungen ungefähr 1,7 % linear und bei Co-Cr-Mo-Legierungen etwa 2,3 % linear.

Um Passgenauigkeit im abgekühlten Zustand zu erreichen, verwendet man Hohlformen, die beim Einbetten die gleiche Größe besitzen wie die zuvor eingebettete Wachsmodellation, im Augenblick des Gusses jedoch um den der Schwindung entsprechenden Betrag vergrößert sind. Diese Vergrößerung wird durch die Abbindeexpansion und die thermische Expansion der Einbettmasse erreicht. Die thermische Expansion ist dabei meist größer als die Abbindeexpansion. Beide zusammen ergeben die Gesamtexpansion der Einbettmasse, die auf die **feste Schwindung des Metalls abgestimmt sein muss.**

Abbindeexpansion

Die Abbindeexpansion ist bedingt durch das sich beim Abbinden ausdehnende Bindemittel. Sie beträgt maximal 50 % der Gesamtexpansion und ist umso größer, je höher der Bindemittelanteil ist und je dicker die Einbettmasse angemischt wird. Während die gips- und phosphatgebundenen Einbettmassen Abbindeexpansionen aufweisen, findet bei der ethylsilikatgebundenen Einbettmasse in Verbindung mit der Gelbildung eine Abbindekontraktion statt, die jedoch durch den fast ausschließlichen Anteil an Silikaten, welche für die thermische Expansion verantwortlich sind, ausgeglichen wird.

Thermische Expansion

Die thermische Expansion einer Einbettmasse beruht auf der Ausdehnung ihres feuerfesten Bestandteils, des Silikates, beim Vorwärmen; sie ist somit abhängig vom Gehalt an SiO_2 – Modifikationen. Die thermische Expansion trägt mindestens 50 % zur Gesamtexpansion bei und ist bei nichtgipsgebundenen Einbettmassen größer. Die Ursache hierfür ist, dass Gips nur bei Temperaturen bis zu etwa 250 °C expandiert, bei höheren Temperaturen jedoch eine Schrumpfung eintritt, die die Gesamtexpansion vermindert. Die Höhe der thermischen Expansion hängt auch von der Körnung der feuerfesten Bestandteile ab, wobei sich eine mittlere Korngröße als am günstigsten erweist.

Zusammenfassung

- Einbettmassen dienen dem zahntechnischen Gussverfahren. Das eingebettete Wachsmodell wird ausgebrannt und der entstehende Hohlraum fließt mit Metall aus.
- Alle Arten von Einbettmassen bestehen aus einem feuerfesten Anteil von 50–80 % Siliziumdioxid-Modifikationen.
- Es gibt gipsgebundene und gipsfreie Einbettmassen. Die gipsfreien Einbettmassen werden wiederum in ethylsilikatgebundene und phosphatgebundene Einbettmassen unterteilt.
- Die Gesamtexpansion einer Einbettmasse setzt sich aus ihrer Abbinde- und ihrer thermischen Expansion zusammen.

5 Kunststoffe

> **Merke**
> Kunststoffe sind hochmolekulare Verbindungen (Makromoleküle), die durch chemische Umwandlung von Naturstoffen oder durch Synthese aus niedermolekularen Substanzen hergestellt werden.

Makromoleküle sind Moleküle, die selbst aus vielen Molekülen (Monomeren) entstanden sind und relative Molekülmassen von über 10.000 haben (relative Molekülmassen haben die Einheit „1“!).

Verwendung in der Zahnmedizin

Kunststoffe der verschiedensten Arten und Zusammensetzung finden in der Zahnmedizin Anwendung:

- zur Herstellung von festsitzendem und abnehmbarem Zahnersatz (Kunststoffverblendung, Basismaterial für Prothesen, Kunststoffzähne)
- in abnehmbaren kieferorthopädischen Geräten, Aufbissschienen, Bissführungsplatten, Kieferbruchschienen in der Kategorie der festen Materialien
- als Abformmaterialien
- als Füllungswerkstoffe
- als Versiegelungsmaterialien (Fissurenversiegelung)
- als Kleber

Bildung durch Polyreaktionen

Man unterscheidet Kunststoffe, die sich von Naturstoffen ableiten (z. B. Kautschuk, Zelluloid, Zellophan), und solche, die rein synthetisch hergestellt werden. Grundsätzlich handelt es sich um Makromoleküle (auch Polymere genannt), die aus einer großen Zahl kleiner Bausteine, den Monomeren, zusammengesetzt sind. Synthetische Polymere können durch verschiedene Polyreaktionen (Verknüpfungsreaktionen) hergestellt werden, die für das jeweilige entstehende Polymer charakteristisch sind.

Polymerisation

Eine Polymerisation ist eine Polyreaktion kleiner **Monomere** zu einem **Makromolekül** (→ Abb. 5.1) durch Aufspaltung von reaktionsfähigen Doppelbindungen oder ringförmigen Atomverbänden. Nebenprodukte entstehen bei dieser Reaktion nicht und deshalb besitzen die Endprodukte die gleichen prozentualen Zusammensetzungen wie die Ausgangssubstanzen. **Ausgangsstoffe sind immer Kohlenwasserstoffketten,** die mindestens eine reaktionsfähige Doppelbindung (π-Bindung) zwischen zwei Kohlenstoffatomen oder mindestens einen Ring aufweisen.
Ein einfaches Beispiel ist die Bildung von Polyethylen (→ Abb. 5.2), woraus z. B. diverse Folien und auch Müllsäcke bestehen können. Um sich eine Polymerisationsreaktion vorstellen zu können, denke man an frei umherlaufende Kinder (Monomere) auf einem Schulhof, die sich nach und nach an den Händen fassen und so einen Verbund bilden (Polymer).
Die Aufspaltung der π-Bindung kann auf verschiedenen Wegen erfolgen.

Radikalische Polymerisation

Die radikalische Polymerisation ist die weitaus häufigste Polymerisationsform zahntechnischer Kunststoffe. Die als Initiatoren **(Startermoleküle)** verwendeten Verbindungen bilden unter Einwirkung von Energie reaktive Moleküle, die Radikale.

> **Merke**
> Radikale sind energiereiche Verbindungen mit einem ungepaarten Elektron (freien Elektron), welche leicht mit einem ungesättigten Monomermolekül reagieren können.

Es entstehen neue Radikalmoleküle, die aus dem Initiatorradikal und dem ersten Monomerbaustein bestehen, die dann wiederum die Doppelbindung eines neuen Monomerbausteins angreifen können. **Es kommt zum Kettenwachstum und ein Polymer entsteht.** Zunächst wird die Doppelbindung durch das Startradikal aufgespalten (→ Abb. 5.3). In der folgenden Kettenwachstumsreaktion wird das aktive Zentrum nach der Reaktion mit einem weiteren Monomer auf dieses übertragen (→ Abb. 5.4).

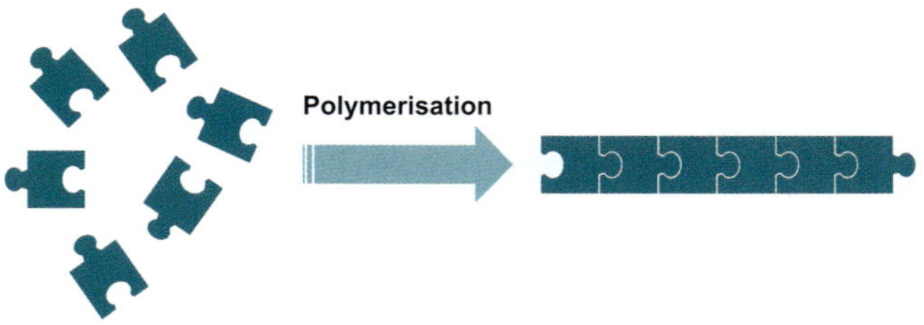

Abb. 5.1 Polymerisationsreaktion schematisch [P1607/P1608]

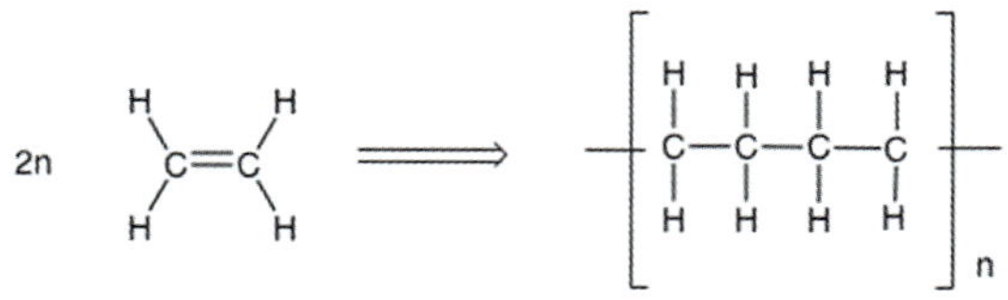

Abb. 5.2 Bildung von Polyethylen [P1607/P1608]

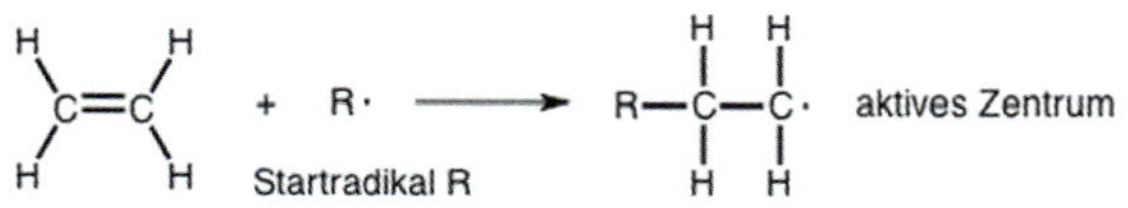

Abb. 5.3 Startradikal und aktives Zentrum [P1607/P1608]

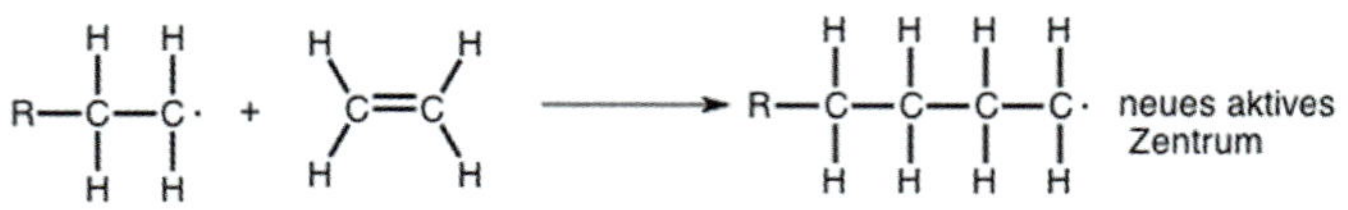

Abb. 5.4 Kettenwachstumsreaktion [P1607/P1608]

Die Kettenreaktion bricht ab, wenn sich zwei Radikale (R) (das können durchaus schon Polymere sein) mit je einem aktiven Zentrum verbinden, sog. Rekombinationsreaktion: R• + R• verbindet sich zu R-R.
Ein weiteres Wachstum der Kette kann aber auch durch sog. Inhibitoren (oder auch: Stabilisatoren) gezielt aufgehalten werden. Sie fungieren als Radikalfänger, indem sie mit den in der Reaktionsmischung entstandenen Radikalen neue, stabile Radikale bilden oder andere (mesomeriestabilisierte) energieärmere Radikale liefern, die nicht mehr weiter reagieren. Inhibitoren werden Monomeren zugesetzt, um deren Transport- und Lagerfähigkeit zu gewährleisten, da sie eine spontane Polymerisationsreaktion verhindern. Im Methacrylsäuremethylester (MME)-Monomer dient z. B. Hydrochinon als Inhibitor.
Die Reaktion des Kettenwachstums stoppt auch, wenn keine Monomere mehr vorhanden sind oder wenn deren Konzentration so gering geworden ist, dass unter den gegebenen Reaktionsbedingungen nicht mehr genügend Energie vorhanden ist, um weitere Reaktionen auszulösen; wenige, nicht umgesetzte Monomere (sog. Restmonomere) bleiben dann im Kunststoff zurück.

Ionische Polymerisation

Nach der Aufspaltung der Doppelbindung durch ein Ion entsteht entweder ein Carbokation oder ein Carboanion. Substituenten (R) an der Doppelbindung, die einen +I-Effekt ausüben, begünstigen den kationischen Mechanismus (→ Abb. 5.5). Substituenten an der Doppelbindung, die einen –I-Effekt ausüben, begünstigen den anionischen Mechanismus (→ Abb. 5.6).
Ein Beispiel für einen Kunststoff, der durch anionische Polymerisation entsteht, sind die Cyanoacrylate, umgangssprachlich auch als „Superkleber" oder „Sekundenkleber" bekannt. Der sehr schnell härtende Einkomponentenkleber wird in der Zahntechnik

- zum Kleben abgebrochener Modellteile (Stümpfe, einzelner Zähne etc.)
- zum Fixieren von zu verlötenden Metallteilen
- zum Einkleben von Keramik- oder Kunststoffzähnen in Modellformen
- zur Fixierung gebrochener Prothesen vor der Modellherstellung

verwendet.
Seit dem Vietnamkrieg wurde er vom US-Militär seit 1964 auch bei nahtlosen chirurgischen Eingriffen eingesetzt, um Gewebe und Wunden zu kleben oder um massive Blutungen zu stoppen. Seit 1998 ist 2-Octylcyanacrylat auch als Sprühverband zugelassen. In der Zahnmedizin werden vor allem nach parodontalchirurgischen Eingriffen Schleimhautbereiche fixiert.
I-Effekt heißt **„induktiver Effekt".** Der +I-Effekt oder „elektronendrückende Effekt" tritt ein, wenn Substituenten (R) eine kleinere Elektronegativität als das C-Atom bzw. das H-Atom haben, z. B. Alkylreste. Der –I-Effekt oder „elektronenziehende Effekt" tritt demnach dann ein, wenn Substituenten (R) eine größere Elektronegativität als das C-Atom bzw. das H-Atom haben.
Oben aufgeführte Reaktionsmechanismen basieren auf Monomertypen mit reaktiven Doppelbindungen. Ein Beispiel für eine Polymerisation, an der ringförmige Atomverbände beteiligt sind, ist die Vernetzung von Polyetherpolymeren (Abformmaterial Impregum, 3M Deutschland GmbH, Neuss, Deutschland).

Polykondensation

Unter Polykondensation (→ Abb. 5.7) versteht man die Bildung eines Makromoleküls aus niedermolekularen Stoffen unter Abspaltung eines Nebenprodukts (z. B. Alkohol oder Wasser).
Bei dieser Reaktion ändert sich im Gegensatz zur Polymerisation die stöchiometrische Zusammensetzung der Ausgangssubstanzen, da es während der Reaktion zu **Substanzverlusten** kommt. Aus diesem Grund kontrahieren diese Kunststoffe während des Reaktionsprozesses. Ein Beispiel für die Bildung von Kunststoffen durch Polykondensation sind die Polyester, die uns unter dem Namen PET z. B. als Flaschen für Wasser oder Limonaden jeden Tag begegnen.

Merke
Auch die in der Zahnmedizin verwendeten Silikone können ihre Makromoleküle z. B. nach dem Prinzip der Polykondensation (z. B. Silaplast®/Silasoft®, Detax GmbH & Co. KG, Ettlingen) bilden.

Polyaddition

In dieser Form der Polyreaktion reagieren funktionelle Gruppen ohne Abspaltung von Nebenprodukten, aber unter einer Übertragung von Wasserstoffatomen (→ Abb. 5.8). Die stöchiometrische Zusammensetzung bleibt gleich, da keine Nebenprodukte entstehen.

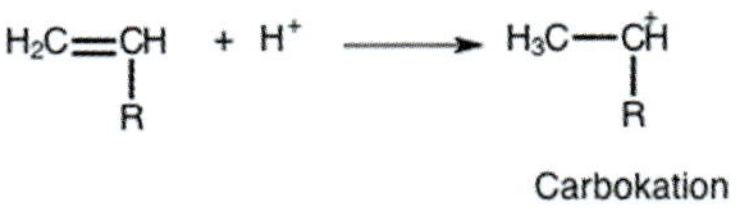

Abb. 5.5 Kationischer Mechanismus [P1607/P1608]

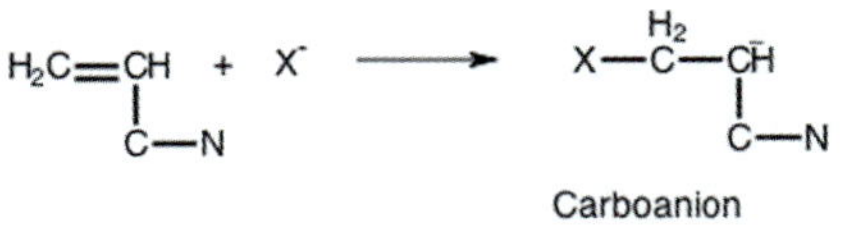

Abb. 5.6 Anionischer Mechanismus [P1607/P1608]

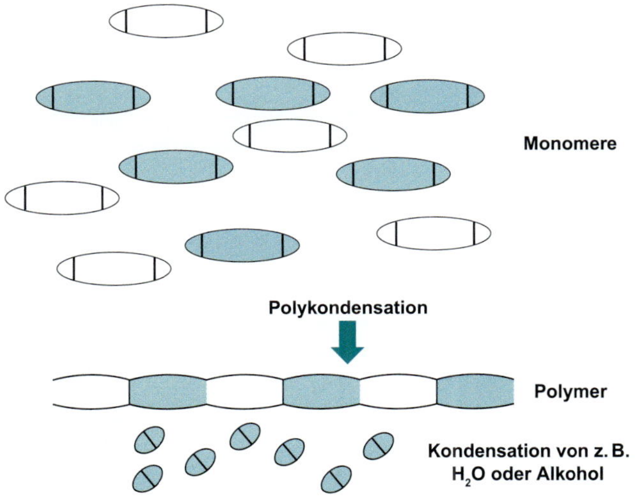

Abb. 5.7 Polykondensation schematisch [P1607/P1608]

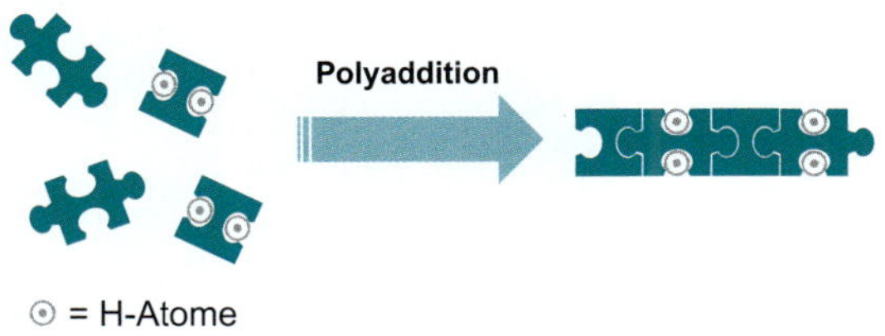

Abb. 5.8 Polyaddition schematisch [P1607/P1608]

Wichtige Polyaddukte sind Polyurethane. In der Zahnmedizin werden sie als Modellkunststoffe verwendet und bestehen aus einem Diisocyanat und einem Dialkohol (Diol), z. B. Glykol. Werden statt der Dialkohole Diamine verwendet, entstehen Polyharnstoffe. In der Zahnmedizin reagieren moderne Silikone nach dem Prinzip der Polyaddition. Sie weisen eine **höhere Genauigkeit** auf als diejenigen, die ihre Makromoleküle durch Polykondensation bilden.

Physikalische Eigenschaften

Im Folgenden betrachten wir die physikalischen Eigenschaften der Kunststoffe, die teilweise seit Jahrzehnten erfolgreich in der Zahnmedizin Anwendung finden.

Kettenbildung

Viele Eigenschaften der Kunststoffe sind in hohem Maße von der Struktur der einzelnen Molekülketten und deren dreidimensionaler Ordnung abhängig. Dabei spielt die Beweglichkeit der Molekülketten die entscheidende Rolle. Die Beweglichkeit wird durch die Vernetzung und die Packungsdichte der einzelnen Ketten zueinander beeinflusst, die wiederum einerseits von zwischenmolekularen Kräften, andererseits aber auch von sperrigen Substituenten, welche die Ketten zueinander auf Distanz halten, abhängt.

Wenn wir also Eigenschaften von Kunststoffen vorhersagen sollen, so müssen wir primär über die **Beweglichkeit der Molekülketten** sprechen und davon ausgehend auf weitere Eigenschaften schließen. Eine Einteilung nach Herstellungsmechanismen bedeutet daher nicht gleichzeitig, dass die Kunststoffe die gleichen physikalischen Eigenschaften besitzen. Es ist daher sinnvoll, eine weitere Unterscheidung der Kunststoffe zu treffen. Die einzelnen Makromoleküle können auf verschiedene Weise zusammengelagert sein oder in Verbindung stehen. Man unterscheidet folgende Möglichkeiten:

- Der Kunststoff besteht aus linearen, d. h. unverzweigten Ketten, die aber miteinander verknäuelt sind (→ Abb. 5.9).
- Verzweigte Ketten kommen zustande, wenn bei der Bildung des Polymers Moleküle mit mehreren Doppelbindungen, sog. Vernetzer, beteiligt sind (→ Abb. 5.10).

Als Vernetzer werden z. B. **Divinylbenzol oder Glykoldimethylacrylat** eingesetzt. Im Falle der Polymerisation werden die Vernetzer mit ihren endständigen Doppelketten in das Kettenwachstum einbezogen und können so zwei Ketten verbinden (Vernetzung) (→ Abb. 5.11). Mehrere Makromoleküle vernetzen sich.

Unter dem **Polymerisationsgrad** eines Kunststoffs versteht man die Zahl der Monomermoleküle, die zu einem Makromolekül zusammengeschlossen sind. Bei dentalen Kunststoffen beträgt der Polymerisationsgrad etwa 3.000.

Unter **Vernetzungsgrad** versteht man die Zahl der Querverbindungen der Ketten eines Kunststoffs. Man unterscheidet hochvernetzte von niedrigvernetzten Kunststoffen, wobei die Anzahl der Querverbindungen jedoch nicht exakt angegeben werden kann.

Strukturmerkmale der Polymere

Die Struktur der Polymere (→ Abb. 5.12) ist eng mit ihren physikalischen, chemischen und thermischen Eigenschaften verknüpft.

Thermoplaste

Thermoplaste sind hochmolekulare Fadenmoleküle. Sie bilden statische Knäuel, die lediglich durch Nebenvalenzkräfte wie Van-der-Waal-Kräfte oder Wasserstoffbrückenbindungen untereinander wechselwirken. Diese lockeren Bindungen können z. B. durch Erhöhungen der Temperatur reversibel aufgehoben und durch deren Verringerung wiederhergestellt werden, sodass Thermoplaste einfach zu Formkörpern verarbeitet werden können, indem sie geschmolzen und anschließend in eine Form gepresst werden. Nach dem Abkühlen behalten sie die gewünschte Form bei, solange nicht zu hohe Gebrauchstemperaturen herrschen. Da Thermoplaste keine einheitliche Molekülgröße besitzen, haben sie auch keinen exakten Schmelzpunkt, sondern ein Schmelzintervall. Sie werden bei steigender Temperatur zunächst plastisch, um dann bei weiterer Erhöhung der Temperatur in eine mehr oder weniger visköse Schmelze überzugehen. Ein aktuelles Beispiel für Thermoplaste sind Filamente für entsprechende 3D-Drucker, welche teilweise auch in der Zahnmedizin Anwendung finden, z. B. für den Druck von Planungsmodellen.

Duromere

Duromere schmelzen nicht, sie sind hart und oft auch spröde, besitzen aber sehr gute mechanische Fähigkeiten, weshalb sie oft dort eingesetzt werden, wo sie höchsten mechanischen Ansprüchen gerecht werden müssen. Hier wirken im Gegensatz zu Thermoplasten nicht nur Nebenvalenzkräfte, sondern reale Atombindungen, die sich auch bei einem Temperaturanstieg nicht so leicht lösen lassen; die Monomere sind stark netzartig verknüpft. Duromere müssen sofort in der Form hergestellt werden, in der sie später verwendet werden sollen, da sie dann nur noch spanabhebend bearbeitet werden können. Gute Kunststoffzähne bestehen oft aus Mischpolymeren und haben okklusal duromere Schichten, um abrasionsfester zu sein.

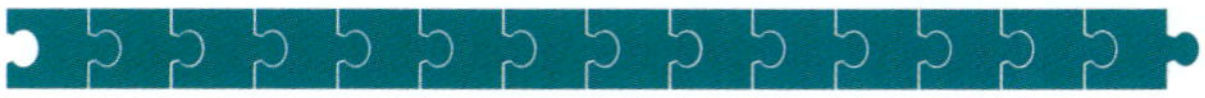

Abb. 5.9 Unverzweigte Kette [P1607/P1608]

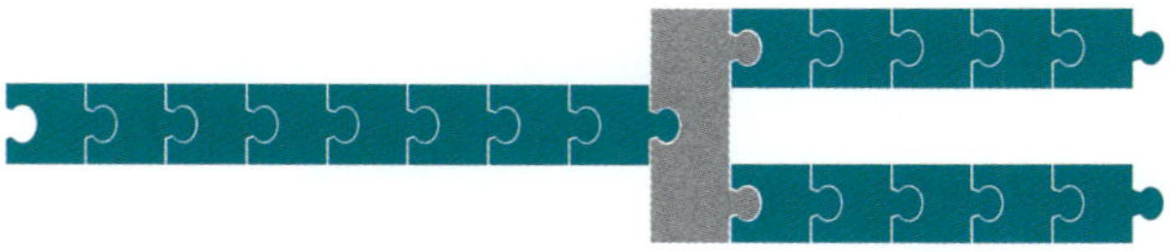

Abb. 5.10 Verzweigte Kette, grau: Vernetzer [P1607/P1608]

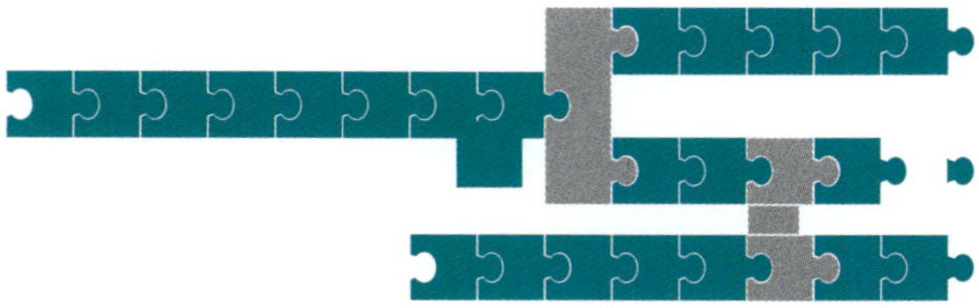

Abb. 5.11 Vernetzte Kette [P1607/P1608]

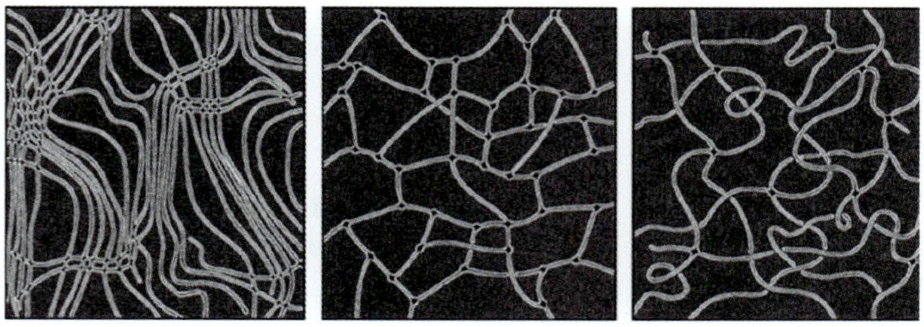

Abb. 5.12 Thermoplaste (links), Duromere (Mitte), Elastomere (rechts) [P1607/P1608]

Elastomere

Das Hauptmerkmal der Elastomere ist ihr (bei Raumtemperatur) gummielastisches Verhalten. Darunter versteht man die Fähigkeit eines Stoffs, sich unter einer einwirkenden Kraft stark zu verformen, ohne zu reißen. Nimmt die Kraft wieder ab, stellt sich der Stoff wieder vollkommen in den Ausgangszustand zurück (Memory-Effekt). Polysiloxane (Silikone) erfüllen dieses Anforderungsprofil am besten. Ihre Makromoleküle wechselwirken nur in geringem Maße durch Nebenvalenzkräfte und sind gleichzeitig chemisch untereinander vernetzt. Elastomere sind i. d. R. weder schmelzbar noch löslich in Lösungsmitteln, lassen sich jedoch durch diese anquellen.

Merke

Als Prothesenmaterial verwendet man niedrig vernetzte Kunststoffe, die aber noch thermoplastisch sind. Dadurch wird eine relative Festigkeit bei gleichzeitiger Reparaturfähigkeit der Prothesen erreicht. Bei einer mechanisch günstigen, starken Vernetzung könnte der Kunststoff nicht mehr vom eigenen Monomer angelöst werden, und der Reparaturkunststoff könnte sich nicht mehr mit der Prothese verbinden. Die Folge wäre, dass bei Prothesenbrüchen im Kunststoffbereich der Zahnersatz nicht reparabel wäre.

3-D-Druck mit Kunststoffen

In den nächsten Jahren werden wir erleben, dass die additiven (z. B. 3-D-Drucker) und subtraktiven Verfahren (z. B. CNC-Fräsen), die auf digitalen Modellen von Kiefern und Zähnen beruhen, immer mehr zunehmen werden. Im Zusammenhang mit den Kunststoffen soll hier neben ihrer Anwendung in der Zahnmedizin detailliert nur auf die drei üblichsten Druckverfahren eingegangen werden, die auch schon in günstigerer Form Einzug in viele Haushalte und Hobbykeller gehalten haben.

Anwendungsbereiche in der Zahnmedizin

Der 3-D-Druck bietet eine Vielzahl von Anwendungsmöglichkeiten in der Zahnmedizin, hier einige der wichtigsten Einsatzbereiche:

Zahnersatz und Kronen Kronen und Brücken werden in zahntechnischen Laboren traditionell aus Materialien wie Keramik geschichtet und gesintert oder in Metall gegossen. Die digitale Abformung der Zähne des Patienten kann direkt in ein CAD-Modell umgewandelt werden, das dann als Grundlage für den Druck eines hochpräzisen Zahnersatzes dient.

Bohrschablonen Zahnchirurgische Eingriffe, bei denen Zahnimplantate gesetzt werden, setzen eine präzise Planung voraus. Mit einem 3-D-Druck können Bohrschablonen gefertigt werden, sodass das Implantat nach der Implantation dort inseriert ist, wie es die digitale Planung vorgesehen hat. Diese Bohrschablonen basieren auf den zuvor erstellten 3-D-Modellen des Patienten und tragen erheblich dazu bei, dass es weniger Komplikationen gibt.

Kieferorthopädie In der Kieferorthopädie findet der 3-D-Druck zunehmend Anwendung bei der Herstellung von Alignern und Retainern. Aligner sind durchsichtige Zahnschienen, die zur Korrektur von Zahnfehlstellungen verwendet werden. Mithilfe von 3-D-Scans des Kiefers und der CAD-Software können Behandlungspläne erstellt und entsprechende Schienen im 3-D-Druckverfahren hergestellt werden.

Prothesen und Prothesenbasen Mittlerweile werden nicht nur viele Zahnprothesen aus Kunststoffblöcken gefräst, sie werden auch mithilfe des additiven Verfahrens im 3-D-Druck gefertigt. Der 3-D-Druck ermöglicht eine präzise Produktion, was den Anpassungsprozess erleichtert, Druckstellen vermindert und damit die Zufriedenheit der Patienten erhöht. Teilweise werden auch nur die Prothesenbasen gedruckt, um anschließend manuell (Kunststoff-)Zähne darauf aufzustellen.

Grenzen des 3-D-Drucks in der Zahnmedizin

Der 3-D-Druck in der Zahnmedizin bietet viele Vorteile, es gibt jedoch auch einige Herausforderungen und Grenzen. Zwar haben die technischen Voraussetzungen in den letzten Jahren viele Fortschritte gemacht (die 3-D-Drucker werden immer günstiger und dabei leistungsfähiger), doch gibt es weiterhin viele Einschränkungen bei den verwendbaren Materialien. Nicht alle Verfahren der herkömmlichen Zahnmedizin sind für den 3-D-Druck geeignet. Hier sind insbesondere die Stabilität und die Biokompatibilität der verwendeten Druckharze ein Problem, da diese Methacrylate enthalten. Die Zulassung dieser Produkte unterliegt daher strengen regulatorischen Anforderungen, insbesondere in Bezug auf die Sicherheit der Patienten. Für jedes Material sind umfangreiche klinische Studien notwendig, um deren Sicherheit und Wirksamkeit zu gewährleisten, schließlich müssen sie dem aggressiven Milieu der Mundhöhle standhalten, und es dürfen im Mund des Patienten keine Schadstoffe in Lösung gehen.

Materialien

Zwar können auch Metalle und Keramiken 3-D-gedruckt werden, dies passiert jedoch eher in zahntechnischen Laboren und hat für die zahnärztliche Praxis noch keine Relevanz. Daher gehen wir hier nur auf die Kunststoffe ein. Metalle wie Titan oder Kobalt-Chrom-Legierungen können durch das selektive Laserschmelzen oder Elektronenstrahlschmelzen „drucktechnisch“ verarbeitet werden. Der Druckprozess für Metalllegierungen erfordert spezielle 3-D-Drucker, die mit Metallpulvern arbeiten. Ähnlich ist es mit dem Drucken von Keramiken wie **Zirkoniumdioxid,** das ebenfalls spezielle Drucker erfordert, die das Material in Pulverform verarbeiten und anschließend sintern.

Polylactid (PLA) PLA (Polymilchsäure, gehört zu den Polyestern) findet häufig Anwendung im 3-D-Druck. Es ist sehr biokompatibel und biologisch abbaubar, wird in der Zahnmedizin aber aufgrund seiner geringen Stabilität nur beim Druck von Modellen eingesetzt. PLA wird in Filamentdruckern verwendet (siehe dazu unten). Für den biologischen Abbau sind bestimmte Umweltbedingungen notwendig, die in der Regel nur in Kompostieranlagen der Industrie zu finden sind. Polylactide werden vor allem durch die ionische Polymerisation von Peptid gewonnen, können aber auch durch direkte Kondensationsreaktion von Milchsäuremolekülen über Polymilchsäuren erzeugt werden. Ein weiteres Anwendungsgebiet von PLA in der Medizin ist die Herstellung von Nahtmaterialien. Auch Nägel, Schrauben, Platten oder Stents sind teilweise aus PLA gefertigt. Der Vorteil ist hier, dass sich das Material mit der Zeit abbaut und dem Patienten eine zweite Operation zur Materialentfernung erspart werden kann.

Acrylharze Lichtgehärtete Acrylharze (Photopolymerharze) werden häufig für die Herstellung von Modellen, Provisorien, Schienen und kieferorthopädischen Apparaturen verwendet. Neben einer hohen Oberflächenqualität und Genauigkeit können diese Harze in einem 3-D-Drucker ohne viel Zeitaufwand verarbeitet werden. Die Hauptinhaltsstoffe sind immer Acrylate oder Methacrylate, die in Verbindung mit Photoinitiatoren (Kampherchinon) und Stabilisatoren bei der Aushärtung durch Licht polymerisieren. Die genaue Zusammensetzung von 3-D-Druckmaterialien in der Zahnmedizin ist oft urheberrechtlich geschützt.

Polyetheretherketon (PEEK) Dieser hochfeste Kunststoff, der in der Zahnmedizin dafür verwendet wird, dauerhafte prothetische Strukturen zu erstellen, ist biokompatibel und sehr stark chemisch beständig. Brücken und Kronen im Seitenzahnbereich, die auf Implantaten verschraubt werden, sind nur ein Anwendungsbeispiel dieses Kunststoffs. Auch All-on-4- oder All-on-6-Versorgungen zahnloser Kiefer können mit kieferumspannenden Brücken versorgt werden. PEEK hat ein dem Knochen ähnliches Elastizitätsmodul und ein geringes Gewicht. Auch Patienten, die eine Titan- und Metallunverträglichkeit haben, können mit Kronen aus PEEK versorgt werden. PEEK in ungefärbtem Zustand ist hellbeige und nahezu röntgentransluzent. Zwar kann es durch die Zugabe von Metalloxidpigmenten eingefärbt werden, was aber die Biokompatibilität herabsetzt.

Druckverfahren

Stereolithografie (SLA) Die SLA (Sterelithography Apparatus) ist eines der ältesten Verfahren in der 3-D-Drucktechnik. Sie ist ein additives Fertigungsverfahren und basiert auf dem Prinzip, dass ein flüssiges Photopolymerharz (Resin) durch eine gezielte Bestrahlung mit einem Laser aushärtet wird und dadurch Schicht für Schicht ein 3-D-Objekt entsteht. Das Harz befindet sich in einem Tank. Die Druckplattform, die an einer Z-Achse aufgehängt ist, senkt sich um eine definierte Schichtstärke (zwischen 25 und 100 µm) in das flüssige Harz. Der fokussierte Strahl eines UV-Lasers wird über die Oberfläche des Harzes geführt und zeichnet dabei den Umriss der jeweiligen Schichten des Objekts, welches gedruckt werden soll. Schicht für Schicht entsteht nun das zu druckende Objekt. Der Laser härtet das Harz nur dort aus, wo es getroffen wird, und das Material bleibt an anderen Stellen flüssig. Dieser Prozess wiederholt sich nun so lange, bis das Objekt fertig ist.

Digital Light Processing (DLP) DLP ist ebenso wie die SLA ein additives Verfahren. Der Hauptunterschied besteht darin, wie das Licht zum Aushärten des Harzes verwendet wird. Auch beim DLP befindet sich das Harz in einem Tank und eine Druckplattform senkt sich Schicht für Schicht in das Harz. Statt eines punktförmigen UV-Lasers verwendet DLP jedoch eine digitale Lichtquelle, wie z. B. einen Projektor. Dieser Projektor projiziert das gesamte Bild der Schicht auf das Harz, wobei das Bild aus tausenden von Pixeln gebildet wird. Da dieses Druckverfahren keine mechanischen Teile hat, gelten die Drucker als langlebiger, sind aber auch teurer in der Anschaffung.
Sowohl bei der SLA als auch beim DLP müssen die gedruckten Objekte nachbearbeitet werden. Die meisten Harze müssen zunächst mit Isopropylalkohol abgewaschen und anschließend in validierten Aushärtungsgeräten nachpolymerisiert werden, um den Anteil an Restmonomeren möglichst gering zu halten. In den letzten Jahren sind die Kosten für SLA- und DLP-Drucker so weit gesunken, dass sie auch für kleinere Zahnarztpraxen erschwinglich und wirtschaftlich einsetzbar sind.

Filamentdruck (FDM) Wie bereits erwähnt, wird beispielsweise das PLA im Filamentdruck verarbeitet. Der FDM-Druck (Fused Deposition Modeling) ist eine Druckmethode, bei der ein thermoplastisches Material in Form eines Filaments (aufgewickelt auf einer Spule wie ein dünner Draht) durch eine Düse erhitzt und schichtweise aufgetragen wird. Auch hier entsteht Schicht für Schicht ein dreidimensionales Objekt. Das Filament wird über einen Extruder dem Druckkopf zugeführt. Dort wird es so lange erhitzt, bis es flüssig genug ist, um durch die Düse gepresst zu werden. Damit das Material nicht zu schnell abkühlt, ist auch die Bauplattform erhitzt (ca. 60°). Dabei bewegt sich der Druckkopf auf der X-Achse und die Bauplattform auf der Y-Achse. Ist eine Schicht fertig aufgetragen, hebt sich der Druckkopf auf der Z-Achse. Damit die fertige Schicht schneller abkühlt, wird während des Druckens in der Regel ein Lüfter verwendet, um den Druckprozess zu stabilisieren.
Der Nachteil des Filamentdrucks ist eine geringere Präzision im Vergleich zu SLA- oder DLP-Druckern. Die Oberfläche ist nicht glatt, sondern von freien Stufen durchzogen, die von den Kanten der jeweiligen Schichten gebildet werden. Für eine gute Oberflächenqualität müssen die Schichtlinien mit Schleifpapier geglättet und lackiert werden. In der Zahnmedizin ist dieses Druckverfahren für **Anschauungsmodelle** sicherlich ausreichend, allerdings gibt es teilweise auch Verzugsprobleme, da die Druckmaterialien beim Abkühlen auch schrumpfen oder sich verziehen können.

Prothesenbasiskunststoff: Polymethacrylsäuremethylester (PMME)

In den 1930er-Jahren wurden verschiedene Polymerisationskunststoffe vorgestellt, von denen sich der Polymethacrylsäuremethylester als Prothesenwerkstoff am besten eignete und sich in modifizierten Formen auch heute noch behauptet. In der Technik wird **Polymethacrylsäuremethylester** auch als **Plexiglas** (Polymethylmethacrylat, PMMA ist andere Bezeichnung von PMME) bezeichnet. Das Monomer Methacrylsäuremethylester (MME, oder auch Methylmethacrylat, MMA) ist dünnflüssig und weist eine Reihe von Eigenschaften auf, die bei der Verarbeitung berücksichtigt werden müssen (→ Tab. 5.1).

Eigenschaften des Monomers

Zu beachten ist, dass das Monomer, der Methacrylsäuremethylester (MME), bereits mit geringen Wassermengen ein azeotropes Gemisch (der Siedepunkt eines azeotropen Gemischs liegt unter dem der Einzelkomponenten) bildet, das bereits bei 78–83 °C siedet; eine Verunreinigung durch Wasser ist deshalb zu vermeiden. Beim Übergang des Monomers in das Polymer kommt es zu einer nicht unerheblichen Polymerisationsschwindung. Das Volumen nimmt ab, das spezifische Gewicht jedoch zu (von 0,93 g/cm^3 auf 1,18 g/cm^3). Bei der Verarbeitung von reinem Monomer würde die Schwindung etwa 21 Vol.-% betragen, in der Praxis arbeitet man daher mit einem Gemisch aus Monomer und Polymer. Da das Polymer keiner Schwindung unterliegt und mengenmäßig überwiegt, wird so die Schwindung auf ca. 5–7 Vol.-% reduziert.
Das Monomer ist zytotoxisch und insbesondere schädlich für die Zahnpulpa. Der Kontakt mit den Pulpazellen führt zu deren Nekrose. Darüber hinaus besteht die Gefahr der Sensibilisierung, die bei wiederholtem Kontakt zu Überempfindlichkeit und allergischen Reaktionen führen kann. Beim Arbeiten mit Kunststoff sind daher unbedingt Einmalhandschuhe zu verwenden. In der Mundhöhle besteht ebenfalls die Möglichkeit der **Sensibilisierung durch Restmonomer.** Restmonomer hat außerdem den Nachteil, dass es mit der Zeit ausgelaugt wird; hierbei entstehen **Mikroporositäten,** in denen sich Speichel einlagert und zersetzt, was zu Verfärbungen und Geruchsbildung führen kann.

Eigenschaften des Polymers

Das spezifische Gewicht des PMME beträgt 1,18 g/cm^3, sein Polymerisationsgrad in der Zahnheilkunde ist ca. 3.000. Bei industriellen Methacrylsäuremethacrylaten (Plexiglas) kann der Polymerisationsgrad bis zu 10.000 betragen. Der lineare thermische Ausdehnungskoeffizient des PMME ist wie bei allen organischen Substanzen groß, er liegt mit 80 × 10-6 K etwa 5-mal höher als bei Metallen. **Dies kann bei der Verbindung von Metallen und Kunststoffen zu Problemen führen:** Durch die starke thermische Kontraktion des Kunststoffs kann es beim Abkühlen von der Polymerisationstemperatur zur Bildung von Haarrissen und Spalten zwischen den beiden Materialien kommen. Bei dicken Prothesen kann die thermische Kontraktion in Verbindung mit der Polymerisationsschwindung zu Schwindungshohlräumen führen. Die Wärmeleitfähigkeit des Polymers ist mit 0,2–0,3 W/mK etwa 100fach geringer als die von Metallen.

Tab. 5.1 Eigenschaften des Monomers (MME) und des Polymers (PMME)

Eigenschaften	Wert oder Spezifikation
Methacrylsäuremethylester (MME)	
Dichte	Ca. 0,9 g/cm^3
Molekulargewicht	100 u *
Siedepunkt	100,3 °C
Farbe	Klar, aber mit Farbstoffen mischbar
Geruch	Charakteristischer, fast blumiger Estergeruch
Biologische Verträglichkeit	Zytotoxisch, insb. schädlich für die Pulpa
Polymethacrylsäuremethylester (PMME)	
Dichte	Ca. 1,2 g/cm^3
Polymerisationsgrad	Ca. 3000
Linearer thermischer Ausdehnungskoeffizient	$80 \times 10^{-6}/K$
Thermische Kontraktion/10 °C	0,08 % lin
Wasseraufnahme (Quellung)	Bis ca. 2,5 Vol.-%
Wärmeleitfähigkeit	0,2–0,3 W/mK **
Elastizitätsmodul	2000–4000 N/mm^2
Brinellhärte	16–22
Biegefestigkeit	62–87 N/mm^2 (nicht ausreichend)
Rückstandslos verbrennbar	
Thermoplastisch	Bei Zimmertemperatur fest
Elektrischer Isolator	
Löslich in organischen Lösungsmitteln	MME, Azeton, Chloroform, versch. Ester
Resistent im Mundmilieu	Gegen Wasser, Säuren, Laugen, Benzin, Mineralöle
Biologische Verträglichkeit	Befriedigend
Abrasionsfestigkeit	Je nach Einsatzgebiet nicht ausreichend

* 1 u entspricht 1/12 der Masse eines isolierten Atoms des Kohlenstoff-Isotops 12C im Grundzustand, also ist 1u = 1,660539040(20) × 10–27 kg

** Die Zahl besagt, wie viel Wärme in Joule pro Sekunde (Joule/sec = Watt) bei einem Temperaturgefälle von 1 Kelvin pro Meter (K/m) durch eine Probe mit einem Querschnitt von $1 m^2$ fließt. **PMME leitet Wärme ca. 100 × schlechter als Edelmetalllegierungen.**

Die Wärmeleitfähigkeit λ wird mit folgender Formel berechnet:

$$\lambda = \frac{(Watt \bullet m)}{(m^2 \bullet K)} = W/mK$$

Dieser Wert besagt, wie viel Wärme in Joule pro Sekunde (Joule/sec = Watt) bei einem Temperaturgefälle von 1 Kelvin pro Meter (K/m) durch eine Probe mit einem Querschnitt von 1 m^2 fließt. Deshalb ist bei der Polymerisation eine **gleichmäßige Wärmezufuhr** von allen Seiten der Küvette notwendig, was man im heißen Wasser des Drucktopfs oder im Heißluftschrank erreicht. PMME kann durch organische Lösungsmittel wie Chloroform, Azeton und Alkohol angelöst werden. Die Reinigung polierter Prothesen mit Spiritus führt zu dünnen Haarrissen, speziell an den Gingivalsäumen. Alkoholmissbrauch (hochprozentigen Alkohols) kann zu einer weißlichen Verfärbung des Prothesenkunststoffes führen. Die in der Zahnmedizin für Prothesenbasen verwendeten, nicht allzu stark vernetzten Methacrylate sind auch von ihrem Monomer anlösbar, was die Reparaturfähigkeit gewährleistet.
Auch Kunststoffverblendungen haben eine begrenzte Haltbarkeit; insbesondere kommt es mit der Zeit zu Verfärbungen durch Einlagerung von Pigmenten (z. B. Teer, Nikotin, Tee, Rotwein, Kaffee und u. U. auch **Korrosionsprodukten** des Metallgerüstes).

Herstellung von PMME

Der Polymerisationsvorgang im Überblick

Zum besseren Verständnis der Vorgänge soll zunächst die **radikalische** Polymerisation des MME im Überblick dargestellt werden. Entscheidend für die Bildung des Polymethacrylsäuremethylesters, die nach dem Mechanismus der radikalischen Polymerisation verläuft, ist die C=C-Doppelbindung des Monomers. Der Polymerisationsvorgang des MME verläuft wie jeder andere Polymerisationsprozess auch in drei Phasen (→ Abb. 5.13).

Startreaktion In dieser Reaktion wird die π-Bindung des Monomers durch Zufuhr von Energie (z. B. Licht, Wärme oder Katalysatoren für die Beschleunigung der Reaktion oder durch **Startradikale**) geöffnet. Es handelt sich dabei um einen endothermen Prozess, d. h., dass dieser Prozess Energie verbraucht. Würde er Energie freisetzen, hieße er exotherm. Die aktivierten Grundmoleküle sind Wachstumskeime, von denen aus sich der Prozess unter weiterer Zufuhr von Energie fortsetzt.

Wachstumsreaktion In dieser Phase erfolgt die Bildung der Kunststoffketten durch Reaktion der in der Startreaktion gebildeten Monomerradikale mit weiteren Monomermolekülen. Dieser Vorgang ist nun exotherm und läuft von selbst weiter.

Abbruchreaktion Der Abbruch erfolgt bei der Reaktion von zwei Makromolekülen oder durch Zugabe von Inhibitoren. Ein geringer Monomeranteil bleibt unverändert in der Reaktionsmasse; er wird als **Restmonomer** bezeichnet.

Die Startphase im Detail

MME wird nach dem chemoplastischen oder nassplastischen Verfahren verarbeitet, d. h., dass im Labor oder in der Praxis ein Teig aus Monomerflüssigkeit und Polymerpulver im Verhältnis 1:2 angerührt wird. Dies hat folgende Gründe:

- Die Polymerisationsschrumpfung wird von ca. 21 Vol.-% auf ca. 7 Vol.-% reduziert.
- Der Restmonomergehalt wird reduziert.
- Reiner Methacrylsäuremethylester hat eine große Polymerisationstendenz, die zu starken exothermen Reaktionen führen kann. In der Folge können Siedeblasen im Kunststoff entstehen. Um eine zu frühe lichtinduzierte Autopolymerisation zu verhindern, wird die Monomerflüssigkeit

– in braunen Flaschen aufbewahrt;
– mit einem Inhibitor versetzt, der die **vorzeitige Autopolymerisation verhindert** und der erst bei Zugabe des Polymerpulvers inaktiviert wird.

Als Inhibitor in der MME-Flüssigkeit dient Hydrochinon. Wenn sich im Monomer eine Doppelbindung öffnet, werden die freien Radikale mit Wasserstoffatomen abgesättigt (Reduktion), welche vom Hydrochinon abgegeben werden. Hydrochinon wird dadurch zu Chinon oxidiert. So verhindert Hydrochinon, dass das Monomer autopolymerisiert und sich vor dem eigentlichen Verwendungszweck Ketten bilden.
Soll die inhibierende Wirkung von Hydrochinon inaktiviert werden, soll also die Startreaktion erfolgen, muss ein Initiator (Dibenzoylperoxid), welcher im Polymerpulver vorhanden ist, das Hydrochinon zu Chinon oxidieren. Das kann durch Zufuhr von Wärme oder chemisch durch einen Akzelerator im Monomer geschehen. Chinon hat ohne die Wasserstoffatome der OH-Gruppen (Hydroxygruppen) des Hydrochinons keine inhibierende Wirkung und der Polymerisationsvorgang kann beginnen.
Das Dibenzoylperoxid wird dabei zu Benzoesäure reduziert. Die zunächst entstehenden (Start-)Radikale bei Zerfall des Dibenzoylperoxids haben neben dem Verbrauch des Stabilisators Hydrochinon den **weiteren Zweck der Initiation der Polymerisation;** sie stellen das R• auf dem Reaktionspfeil in → Abb. 5.13. Die Radikale reagieren mit dem Monomer, indem sie die Doppelbindung aufbrechen, sodass ein neues Radikal entsteht, das wiederum mit einem weiteren Monomer reagiert etc., siehe „Wachstumsreaktion" oben.

Biokompatibilität von (P)MME aus zahnmedizinischer Sicht

PMME-Kunststoffe enthalten in Abhängigkeit vom Herstellungsprozess zwischen 0,1% und 6% Restmonomere bzw. Additiva, wobei den größten Anteil daran MME und Formaldehyd (kann während der Polymerisierung auf verschiedene Weise gebildet und freigesetzt werden) haben. Beide Substanzen können zu lokalen Nebenwirkungen beitragen wie z. B. zu einer „Prothesenstomatitis" (Entzündung der Mundschleimhaut mit Rötungen, Schwellungen und teilweise auch Blutungen). In älterer Literatur wird noch von einer möglichen karzinogenen und embryotoxischen Wirkung von MME berichtet, diese gravierenden Nebenwirkungen finden sich in neuerer Literatur nicht mehr. Auch Langzeitbeobachtungen von Patienten, die beruflich bedingt in höherem Maße Inhaltsstoffen von PMME ausgesetzt waren, zeigen keinerlei Hinweise auf eine erhöhte Tumorrate.
Alle Komponenten von PMME kommen allerdings für ein nicht zu vernachlässigendes Allergisierungspotenzial in Betracht, vor allem MME. Um die Risiken zu minimieren, sollten Kunststoffversorgungen vor dem Einsetzen mehrere Stunden in warmem Wasser aufbewahrt werden (ca. 37 °C), um den größten Anteil an eluierbaren (Auswaschung von Substanzen aus einer stationären Phase) Verbindungen zu entfernen.
Zahnmediziner und Zahntechniker sind neben MME besonders dem Initiator Dibenzoylperoxid und dem Vernetzer EGDMA (Ethylenglycol-Dimethacrylat) als starken Allergenen ausgesetzt. Ein direkter Hautkontakt sollte daher immer vermieden werden. Da in der Zahnmedizin immer mehr kunststoffbasierte Materialien eingesetzt werden, steigt auch die Häufigkeit von Allergien bei zahnärztlichem/zahntechnischem Personal. Patienten mit PMME-Unverträglichkeiten, insbesondere mit Allergien, sollten mit anderen Materialien versorgt werden, z. B. mit **Polyamiden.**

Polyamide

Oben wurde PMME ausführlich besprochen, und auch heute wird ein Großteil der Prothesenbasen aus PMME gepresst, gefräst oder mit einem 3-D-Drucker gedruckt. Auch deren allergenes Potenzial wurde bereits angesprochen, weshalb in der Vergangenheit oft auf Polykarbonate zurückgegriffen wurde. Diese sind jedoch fast gänzlich vom Markt verschwunden. Heute greift man bei Allergiepatienten z. B. auf **Polyamide** zurück, im allgemeinen Sprachgebrauch seit vielen Jahrzehnten als **Nylon** bekannt.
In Deutschland gibt es bisher nur eine Firma, die seit 2008 ein Nylon vertreibt, das in der Zahnmedizin Anwendung findet (**Valplast,** vertrieben durch die Johannes Weithas GmbH & Co. KG, Lütjenburg). Das von der Firma Valplast International Corp. (Long Island City, NY, USA) hergestellte Material ist ein Polyamid-12 (Monomer ist das Laurinlactam), das eine begehrte Kombination von werkstoffkundlichen Materialeigenschaften besitzt.
Charakteristisch für Polyamide sind die Amidgruppen, die Kohlenwasserstoffreste voneinander trennen und sich in langen Molekülketten wiederholen. Die Wasserstoffbrücken zu benachbarten Polymerketten stabilisieren das teilkristalline Polymer (→ Abb. 5.14). Als werkstoffkundliche Eigenschaften sind insbesondere die gute Abriebbeständigkeit, der hohe Ermüdungswiderstand bei Lastwechseln, die geringe Wasseraufnahme und eine hohe chemische Beständigkeit gegenüber Lösungsmitteln,

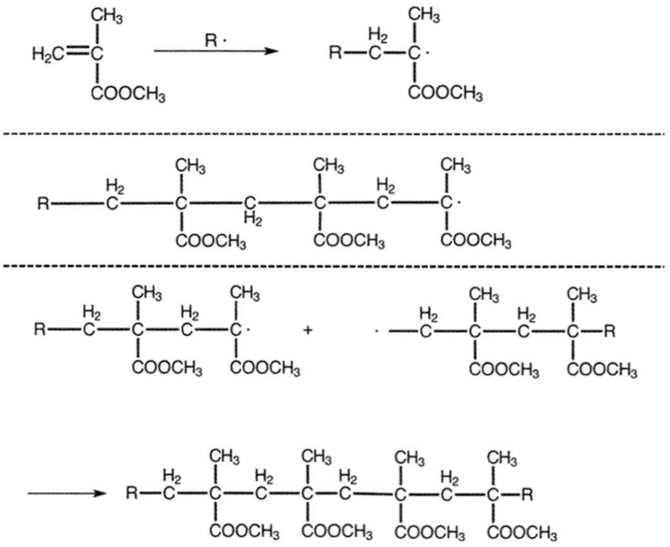

Abb. 5.13 Die drei Phasen des Polymerisationsprozesses: Startreaktion (oben), Wachstumsreaktion (Mitte), Abbruchreaktion (unten). R• ist das Radikal mit einem freien Elektron [P1607/P1608].

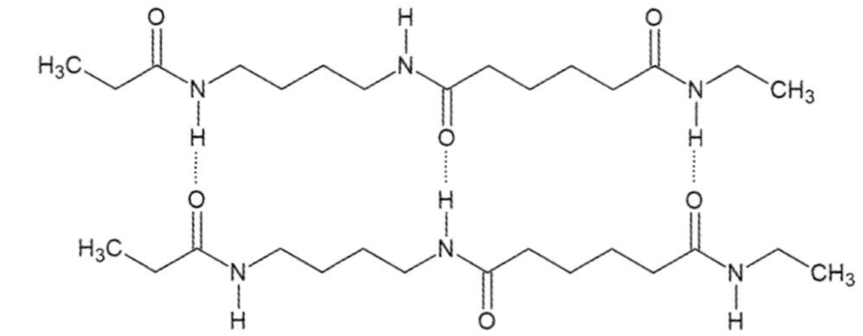

Abb. 5.14 Polyamide [P1607/P1608]

Fetten, Alkalien und Salzen zu nennen. In der Medizin werden unter anderem auch Katheder aus Polyamid-12 gefertigt. Toxikologische Untersuchungen zeigen, dass bei der Anlösung des Materials mit destilliertem Wasser und Methanol eine Herstellungsvorstufe von Nylon-12, das **Dodecalactam,** frei wird. Das toxikologische und allergene Potenzial von Dodecalactam- wird als nicht relevant eingestuft, weshalb Polyamid-12 als Prothesenwerkstoff hauptsächlich bei Patienten zum Einsatz kommt, bei denen der Verdacht auf eine PMME-Allergie besteht.
Der Werkstoff ist sehr leicht, kann thermoplastisch verarbeitet werden und ist mittlerweile auch als Resin (Harz) für den 3-D-Druck verfügbar. Er liefert z. B. bei Teilprothesen im Frontzahnbereich hochästhetische Ergebnisse (die gute Biegefestigkeit erlaubt auch die Herstellung der Klammern aus rosafarbenem Valplast) und durch seine gute Adaptionsfähigkeit wenig Druckstellen.

Weichbleibende Kunststoffe

Weiche Kunststoffe können in ähnlichen Einsatzgebieten verwendet werden wie die zuvor besprochenen harten Kunststoffe. Physikalisch ist mit „hart" oder „weich" der Unterschied im Ausmaß der **elastischen und/oder plastischen Deformation bei Krafteinwirkung** definiert. Die weichbleibende Unterfütterung von Prothesen soll z. B. bei ungünstig gestalteten Knochenflächen die Druckstöße der Kaubelastung besser auf den gesamten Kieferkamm verteilen und eingeklemmte Schleimhautbereiche entlasten. Auch bestimmte kieferorthopädische Geräte oder der Mundschutz bei Risikosportarten verwendet weichbleibende Kunststoffe, welche folgende Eigenschaften besitzen sollten:

- Mundbeständigkeit
- Gewebefreundlichkeit
- Verbindung mit dem Prothesenbasiskunststoff
- keine Veränderung der elastischen Eigenschaften im Mundmilieu
- gutes Rückstellvermögen, hohe Elastizität
- Farbkonstanz

Merke
Ein erheblicher Nachteil der gängigen weichen Kunststoffe ist der hohe Grad der Verschmutzung im Mund. Sie sind nicht polierbar und haben durch ihre Molekülstruktur eine hohe Wasseraufnahme. Sie sind schwer zu reinigen und nehmen schnell einen unangenehmen Geruch und eine wenig ansprechende Ästhetik durch Verfärbungen an.

Weiche Kunststoffe sind in ihrem chemischen Aufbau eine heterogene Werkstoffgruppe (→ Abb. 5.15). **Äußere Weichmacher** können das eigentlich harte und spröde PMME (siehe oben) durch **Dioctylphthalat** erweichen. Diese Modifikation des PMME verbindet sich sehr gut mit hartem, konventionellem PMME.

Zu den Kunststoffen mit **innerer Weichmachung,** die PMME-Kunststoffe mit weichbleibenden Eigenschaften versehen, gehören:
Acrylsäurederivate Ester der Methacrylsäure mit höheren Alkoholen, z. B. Ethanol oder Butanol, sodass der Methacrylsäurebutylester (→ Abb. 5.16) entsteht. Es entsteht ein Mischpolymerisat der verschiedenen Methacrylsäureester, dessen Weichheitsgrad durch die Zusammensetzung variiert werden kann.
Silikone und Silikonabkömmlinge (Fluorsilikonkautschuke) Bisher wurden durch Wärmezufuhr oder bei Raumtemperatur kondensationsvernetzte Präparate verwendet; additionsvernetzte Silikone sind als Prothesen- oder Epithesenmaterial in der jüngeren Zeit hinzugekommen. Zur Verbindung mit dem PMME müssen in beiden Fällen Haftvermittler eingesetzt werden.
Mischpolymerisate aus Acrylaten und Silikonen oder Ethylen und Vinylacetat (EVA) Grundsubstanz ist das Polyethylen (PET). Die mechanischen Fähigkeiten hängen davon ab, wie viel Vinylacetat beigemischt wird (→ Abb. 5.17). Das Material ist sehr flexibel und zäh, klebt gut, ist einfach mithilfe eines heißen Messers zu verschweißen und quillt nur gering, so dass auch keine Geruchsbelästigung auftritt.

Wie wirken äußere und innere Weichmacher?

Das oben erwähnte Dioctylphthalat als **äußerer Weichmacher** setzt sich zwischen die Makromoleküle des PMME, wodurch deren gegenseitige Bindung herabgesetzt wird. Die Bildung teilkristalliner Bereiche wird verhindert. Gleichzeig wirkt es als „Schmiermittel", die Kunststoffketten sind leichter gegeneinander beweglich, die Plastifizierungstemperatur wird herabgesetzt und die mechanischen Fähigkeiten werden reduziert. Mit der Zeit wird der Kunststoff spröde, hart und porös, sodass man eher auf innere Weichmacher zurückgreifen sollte. Auch bei der **inneren Weichmachung** wird der Gefügeverband aufgelockert, allerdings werden die inneren Weichmacher zu einem

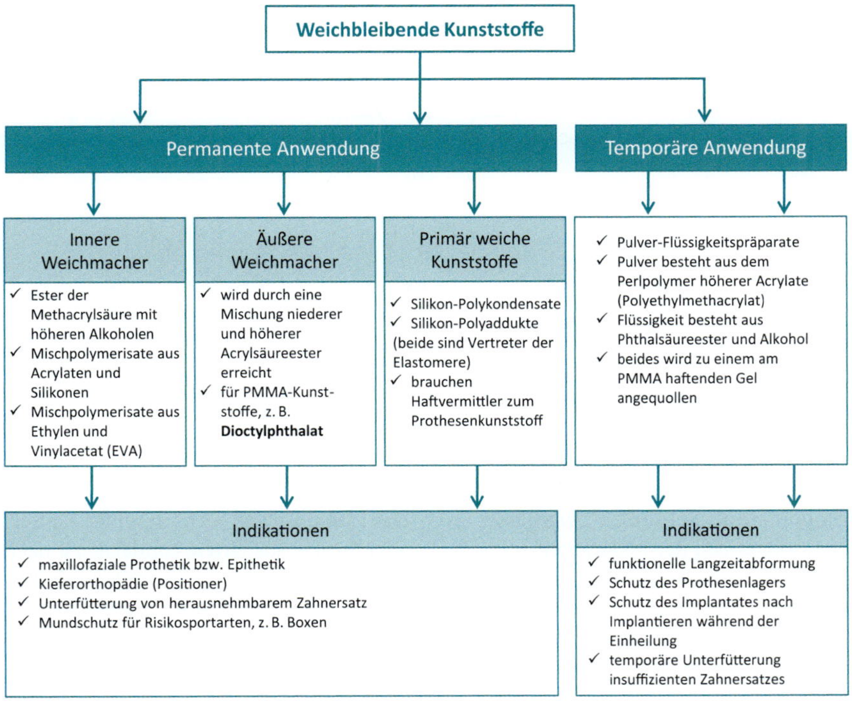

Abb. 5.15 Einteilung weicher Kunststoffe [P1607/P1608]

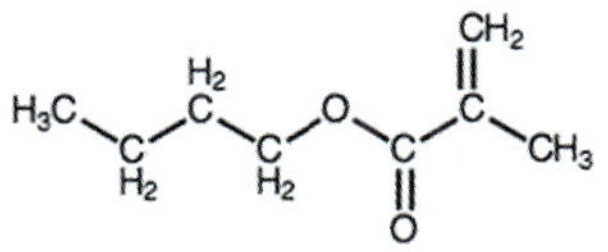

Abb. 5.16 Methacrylsäurebutylester [P1607/P1608]

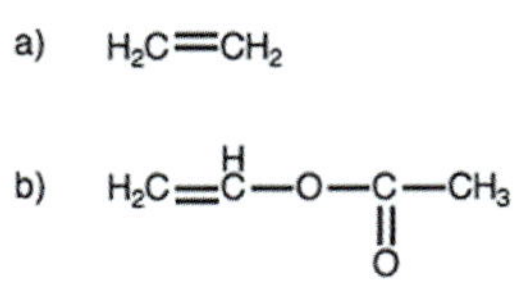

Abb. 5.17 Ethylen (a), Vinylacetat (b) [P1607/P1608]

Teil der Molekülkette selbst und damit ein Teil des Kunststoffes. Der innere Weichmacher kann als Co-Polymerisat angesehen werden oder er ist chemisch über reaktive Gruppen (z. B. als Ester) an das Makromolekül gebunden.

Komposite

Komposite sind aus dem Praxisalltag nicht mehr wegzudenken und bekommen mit dem EU-weiten Aus für das Amalgam im Seitenzahngebiet eine noch weitreichendere Bedeutung für kaustabile Füllungen.

Merke
Ein zahnärztlicher Komposit-Füllungswerkstoff ist ein polymerbasierter Dentalwerkstoff, dem anorganische Füllkörper zugesetzt werden, um die Eigenschaften der Polymere für den dentalen Anwendungsbereich zu optimieren.

Damit Komposite im aggressiven Milieu der Mundhöhle den stetigen (Kau-)Belastungen standhalten, müssen sie vielfältige Anforderungen erfüllen (→ Abb. 5.18). Um das zu leisten, werden sie aus drei Komponenten zusammengesetzt (→ Abb. 5.19).

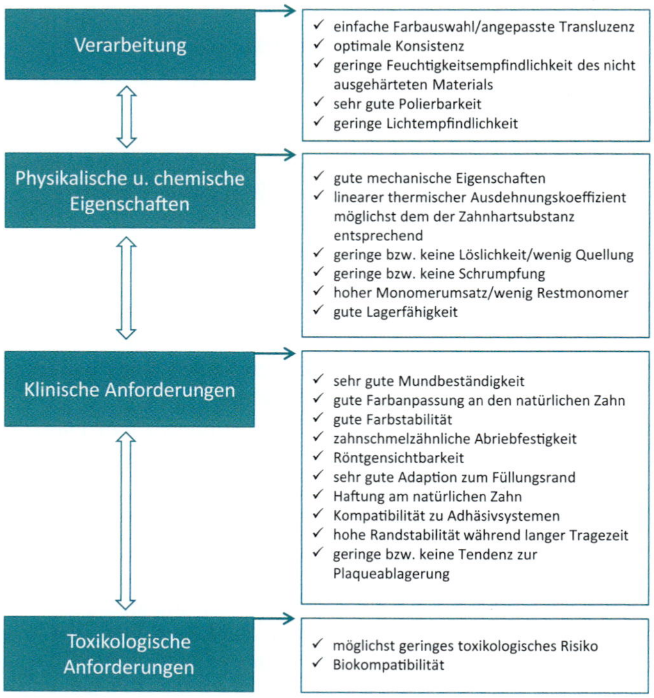

Abb. 5.18 Anforderungen an Komposite [P1607/P1608]

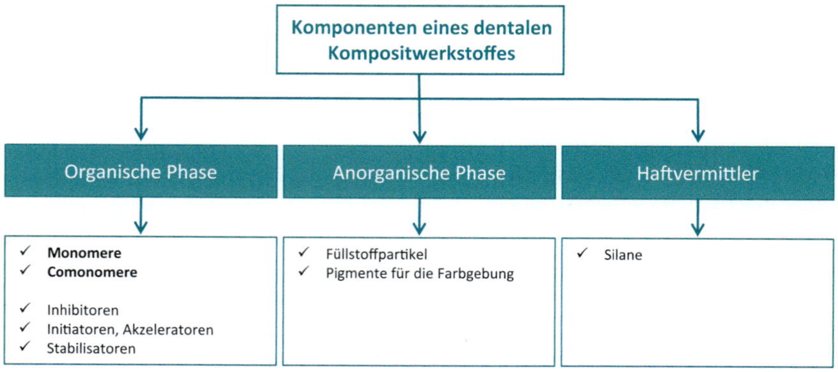

Abb. 5.19 Komponenten eines dentalen Komposits [P1607/P1608]

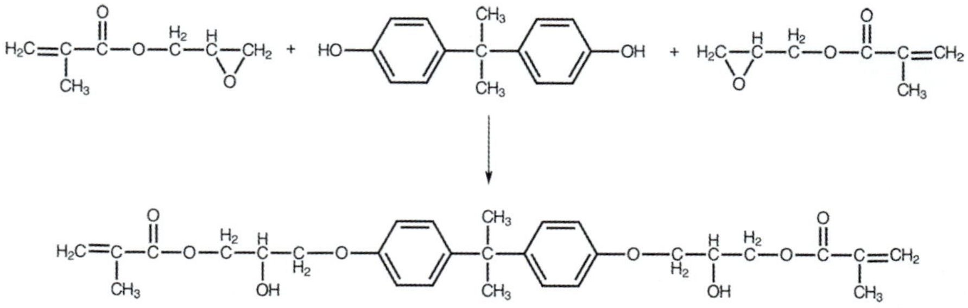
Abb. 5.20 Matrix-Monomer nach der Bowen-Formel: Bisphenol-A-Glycidylmethacrylat [P1607/P1608]

Die organische Phase

Die organische Phase besteht zum größten Teil aus Monomeren und Co-Monomeren (Verdünner) mit einer, zwei oder drei endständigen Doppelbindungen (Mono-, Di- und Trimethacrylate). Als Monomere kommen entweder aromatische Dimethacrylate und/oder aliphatische Urethandimethacrylate zur Anwendung. Der Begriff „aliphatisch" kennzeichnet Moleküle mit einem oder mehreren offenen, kettenförmigen Kohlenwasserstoffresten. Das bekannteste aromatische Dimethacrylat ist dabei das Bis-GMA (Bisphenol-A-Glycidyl-Methacrylat), auch als Bowen-Monomer (→ Abb. 5.20) bezeichnet. **Ausgangsstoffe** sind hier **Bisphenol A und Glycidylmethacrylat** (GMA). Das GMA enthält einen Methacrylrest und eine Epoxidgruppe.
Ein Epoxid ist ein zyklischer Ether, in dem Sauerstoff in einem Dreiring vorliegt. Wegen der hohen Ringspannung ist es sehr reaktionsfähig und kann in einer Additionsreaktion unter Ringöffnung die Verbindung zu einer OH-Gruppe des Bisphenols herstellen. Durch Polymerisation härtet das Monomer aus, es dient als plastische Matrix für die anorganischen Füllstoffe und wird auch als **Matrixharz** bezeichnet.
Da sich in die sehr viskösen höhermolekularen Matrixharze nur eine relativ geringe Menge an anorganischen Füllstoffen einmischen lässt, müssen niedermolekulare Co-Monomere als Verdünner beigegeben werden, sodass sich der Fülleranteil auf bis zu 85 Gewichts-% bei den modernen Feinpartikelhybridkompositen erhöhen lässt. Co-Monomere reagieren nicht vollständig mit den Monomeren, sodass hier der höchste Anteil an **Restmonomeren** entsteht, die nicht fest in die polymerisierte Kunststoffmatrix eingebaut werden.
Das Komposit soll nicht in seiner Kapsel oder Spritze aushärten, sondern erst nach dem Einbringen in die Kavität durch das Licht der Polymerisationslampe. Deswegen müssen der organischen Phase noch **Zusatzstoffe** beigemischt werden. Inhibitoren verhindern das vorzeitige Aushärten,

Photoinitiatoren starten die Polymerisation z. B. bei Zutritt von Licht von geeigneter Wellenlänge.

Inhibitoren

Der Monomersubstanz werden ca. 0,01–0,06 Massen-% eines Antioxidans, wie z. B. Hydroxytoluol (BHT) oder Hydrochinon-monomethylether (HQME) zugesetzt, die durch die Übertragung von Wasserstoffatomen freie Radikale abfangen können (→ Abb. 5.21).

(Photo-)Initiatoren

Die Polymerisation des Bis-GMA kann über ein Redoxsystem gestartet werden. Es gibt lichthärtende Polymerisate, Autopolymerisate und **dualhärtende** Polymerisate, welche sowohl durch Licht als auch automatisch aushärten. Im Falle der **Lichthärtung** verwendet man entweder langwellige UV-Strahlung (320–400 nm) oder sichtbares blaues Licht (400–470 nm). Das Monomer enthält spezielle Photoinitiatoren (z. B. Benzoin-Methylether oder Kampherchinon) (→ Abb. 5.22), die durch Lichtabsorption entweder direkt oder erst nach Interaktion mit einem Akzelerator in Radikale zerfallen. Das Bis-GMA bleibt bis zur Bestrahlung verarbeitbar.

In **autopolymerisierenden Systemen** ist in der Härterpaste, mit der die Grundmasse durchmischt wird, ein Akzelerator (z. B. N,N-Bis-(2-Hydroxyethyl)-Paratoluidin, DHEPT).

Die Verwendung lichthärtender Kunststoffe hat die selbsthärtenden Systeme aufgrund der besseren Lagerfähigkeit und verlängerten Verarbeitbarkeit weitgehend ersetzt. Damit die Kompositfüllungen im Laufe der Zeit nicht durch die im **Tageslicht** enthaltene UV-Strahlung verfärben und gelb werden, werden auch **Fotostabilisatoren** beigesetzt, z. B. 2-Hydroxy-4-Methoxybenzophenon (HMBP) (→ Abb. 5.23).

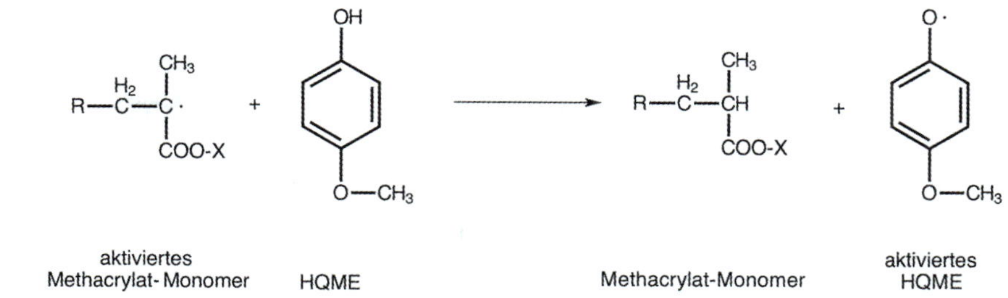

Abb. 5.21 Wirkungsweise eines Inhibitors: Hydrochinonmonomethylether (HQME) [P1607/P1608]

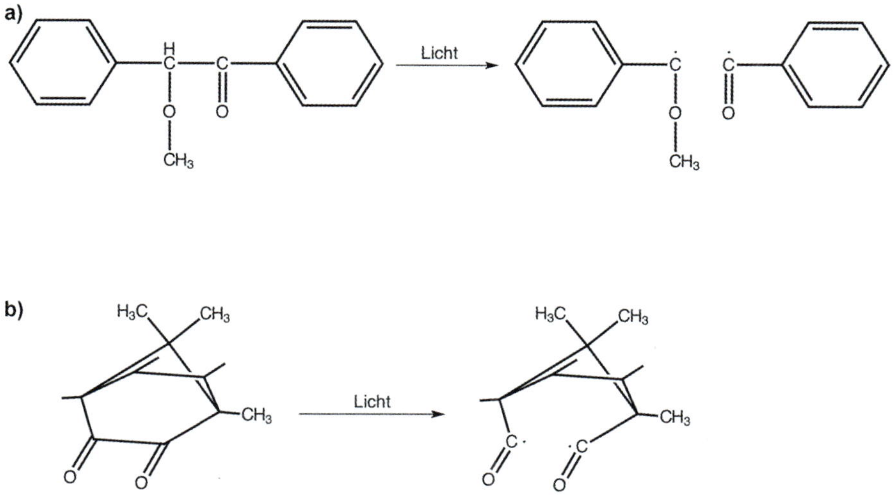

Abb. 5.22 Photoinitiatoren: Benzoin-Methylether (a), Kampherchinon (b) [P1607/P1608]

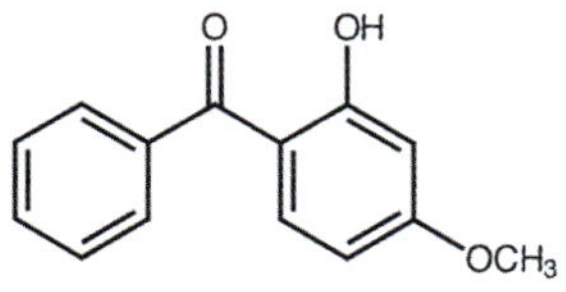

Abb. 5.23 2-Hydroxy-4-Methoxybenzophenon (HMBP) [P1607/P1608]

Die anorganische Phase

Die physikalisch-mechanischen und klinischen Eigenschaften eines Komposits werden wesentlich von den anorganischen Füllkörpern bestimmt. Die Klassifikation leitet sich von der Art und der Größe der Füllstoffe ab (→ Tab. 5.2).

Die **konventionellen Komposite** enthalten durch Mahlen unregelmäßig geformte (ca. 1 µm und größer) Partikel aus Oxiden wie Quarz und Aluminiumoxid oder Boroxid. Des Weiteren sind Silikate wie Aluminiumsilikate und Aluminiumsilikatgläser enthalten. Die Farbgebung erfolgt über Metalloxide. Wegen der großen Härteunterschiede können die konventionellen Komposite nicht poliert, sondern nur geglättet werden. Das ist ein erheblich Nachteil auch im Hinblick auf die Abrasionsfestigkeit. Daher werden die

Tab. 5.2 Klassifikation der Komposite auf Basis der Füller nach Lutz et al. (1983a, b). Die zu bevorzugenden modernen Feinpartikel-Hybridkomposite enthalten Makrofüller mit einem durchschnittlichen Durchmesser von 0,6–1 µm (z. B. Brillant®, Charisma® und Tetric®).

Komposittyp	Füllerart und -material	Füllergröße in µm	*Fülleranteil in % bei plastischen Kompositen	*Fülleranteil in % bei Befestigungskompositen
Konventionelle Komposite	Nur Makrofüller (Quarz, Glas, Keramik)	> 1	ca. 78 % wt	ca. 75 % wt
Mikrofüllerkomposite	Mikrofüller (feinstteiliges SiO_2)			
a) homogen	Direkt beigefügte Mikrofüller	0,01–0,04		
b) inhomogen	Vorpolymerisat mit SiO_2	1–200	ca. 77 % wt	ca. 60 % wt
	(splitter- oder kugelförmig) und feinstteiliges SiO_2	0,01–0,04	ca. 72 %–85 % wt	ca. 63 %–76 % wt
Hybridkomposite	Mikrofüller (feinstteiliges SiO_2)	0,01–0,04	ca. 78 %–87 % wt	ca. 65 %–72 % wt
	Makrofüller (Quarz, Glas, Keramik)	Typ I > 10		
		Typ II < 10		
		Typ III > 2		

wt: Gewichtsanteil (% wt = % by weight)

* Fülleranteile in % aus Kappert und Eichner (2008), soweit für die entsprechende Kompositklasse benannt. Bestimmt wurden verschiedene Produkte, der jeweils niedrigste und höchste Wert wird genannt.

konventionellen Komposite in ihrer reinen Form nur noch selten angewandt.
Die **mikrogefüllten Komposite** werden in homogene und inhomogene Mikrofüllerkomposite unterteilt. Die **homogenen Mikrofüllerkomposite** haben den Nachteil, dass sie einer großen Polymerisationsschrumpfung und einem hohen thermischen Ausdehnungs- und Kontraktionskoeffizienten unterliegen. Das liegt daran, dass die feinstteiligen Partikel des SiO_2 (**Aerosil,** wird durch Pyrolyse organischer Siliziumverbindungen gewonnen) nur ca. 10–40 nm groß sind und eine sehr große Oberfläche bilden. Dadurch lässt sich nur ein vergleichsweise geringer Füllstoffanteil in die Matrix einbringen, etwa 45–75 Massen-%. Die Polierfähigkeit ist sehr gut.
Ziel der **inhomogenen Mikrofüllerkomposite** ist die Steigerung des anorganischen Anteils. Dabei werden das Aerosil und Monomere vorpolymersiert und anschließend zermahlen. Die dadurch entstehenden organischen/anorganischen Makrofüller und weiteres feinstteiliges SiO_2 und die organische Matrix werden gemischt, sodass sich der Füllstoffanteil erheblich steigern lässt (→ Tab. 5.2).
Die Kombination aus konventionellen und mikrogefüllten Kompositen nennt man **Hybridkomposite**. Hier überwiegt der Anteil der Makrofüller. Der Füllstoffanteil beträgt bis zu 85 Gewichts-%. Bezüglich Randständig keit und Volumenkonstanz sind die Hybridkomposite überlegen, der hohe Füllergehalt macht zudem ihre Verarbeitung einfach.
Nanopartikelkomposite wie Grandio® (Fa. VOCO, Cuxhaven) setzen den Trend fort, immer kleinere Partikel einzusetzen, der Füllstoffgehalt wird mit 87 Gewichts-% angegeben. Langzeitstudien haben allerdings ergeben, dass Feinpartikelkomposite nach 8 Jahren ebenso gute Ergebnisse aufweisen können wie Nanopartikelkomposite.

Röntgenopazität

Ein weiterer wichtiger Punkt ist die Röntgenopazität. Gerade im Seitenzahngebiet und dort im Approximalraum ist die Dichtigkeit der Füllungsränder nur schwer zu kontrollieren, daher müssen z. B. kariöse Läsionen und Randspalten röntgenologisch sichtbar sein. Die Röntgenopazität wird über die Zugabe von **Elementen mit hohen Ordnungszahlen** realisiert, die Röntgenstrahlen absorbieren. Es kommen überwiegend barium- oder strontiumhaltige Gläser zum Einsatz. Darüber hinaus werden röntgenopake Zusatzstoffe wie Yttriumfluorid (YF_3) und Ytterbiumfluorid (YbF_3) zur gezielten Fluoridfreisetzung aus kariesprophylaktischen Gründen eingesetzt.

Wie werden die organische und anorganische Phase vermischt?

Merke
Damit aus diesen beiden völlig unterschiedlichen Phasen ein dentaler Verbundwerkstoff wird – ein Komposit– müssen zwischen ihnen **Wechselwirkungen** geschaffen werden.
Problem: Anorganische Füllstoffe haben eine hydrophile Oberfläche, die mit Hydroxygruppen oder Sauerstoffatomen besetzt ist. Die organische Monomermatrix ist aber hydrophob.
Lösung: Die anorganischen Füllstoffe werden einer Oberflächenbehandlung unterzogen, der **Silanisierung.**

Diese Silanisierung läuft über zwei Reaktionen ab und hat folgende drei Aufgaben:
- Verbund zwischen Füllstoff und organischer Matrix
- Hydrophobierung des hydrophilen Füllstoffs
- Das Erreichen hoher Füllergrade

Reaktion 1 In einer ersten Reaktion wird das **Silan** (in der Zahnmedizin meist 3-Methacryloxy-propyl-trimethoxy-Silan) zum **Silanol** hydrolysiert (→ Abb. 5.24).
Reaktion 2 Jetzt wird das Silanol an die Füllstoffoberfläche gebunden. Durch Wärmebehandlung spaltet sich Wasser ab und zwischen Silanol und Füllstoffoberfläche werden **kovalente Sauerstoffbrückenbindungen** aufgebaut. Nun hat die Füllstoffoberfläche einen organischen Charakter und kann sich mit der organischen Monomermatrix verbinden: Die freien, endständigen Methacrylatgruppen reagieren mit dem Monomer (→ Abb. 5.25).

FALLGESCHICHTE/EXKURS

Haftung von Kunststoff an Metall
Ein kleiner Exkurs soll verdeutlichen, dass die Haftung von Kunststoff an Metall auch eine **Silanisierung** ist.
Eine 75-jährige Patientin kommt in Ihre Praxis und ist ganz aufgelöst. Es ist 8 Uhr morgens und um 10 Uhr findet die Taufe ihres Enkels mit anschließenden Familienfotos statt. Sie zeigt Ihnen ihre Oberkiefer-Teleskopprothese, die ihr morgens nach dem Zähneputzen ins Waschbecken gefallen ist. Dabei ist die Kunststoffverblendung an Zahn 11 abgeplatzt und das darunterliegende Metall der Sekundärkrone aus Nichtedelmetall (NEM) ist sichtbar. So möchte sie nicht auf das Familienfoto.
Es gibt mittlerweile eine ganze Reihe an Verfahren, mit denen sich Kunststoff an eine Metalloberfläche verkleben lässt. Im Rahmen des oben vorgestellten Silanisierungsprozesses ist diesen Verfahren allerdings vieles gemeinsam: Das Metall wird mit einer Silikatschicht überzogen und über ein Haftsilan wird eine Verbindung mit dem Komposit aufgebaut. Das Aufbringen der Silikatschicht wird durch eine Vorbehandlung des Metalls durch „Sandstrahlen" mit einem Pulver aus Korund (Al_2O_3 in kristalliner Form) und einem Druck von 2–4 bar erreicht. Ein „Sandstrahler" sollte sich auch in jedem Praxislabor befinden. Der Sandstrahlprozess hat dabei folgende Effekte auf die Metalllegierungen, in diesem Fall eine Kobalt-Chrom-Molybdän-Legierung des Sekundärteils der o. g. Patientin:
- Mechanische Reinigung der Oberfläche

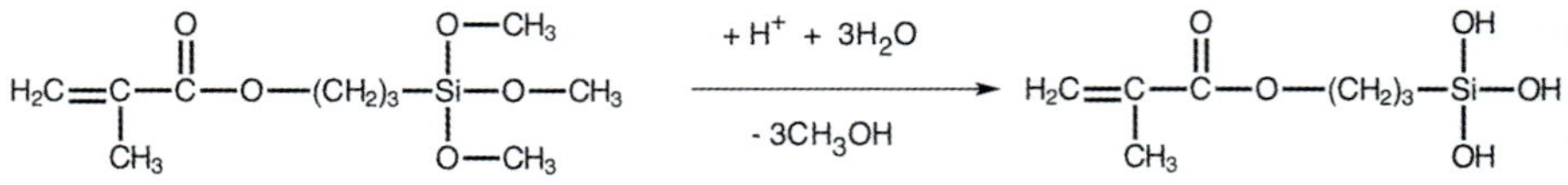

Abb. 5.24 Hydrolyse von Silan zu Silanol [P1607/P1608]

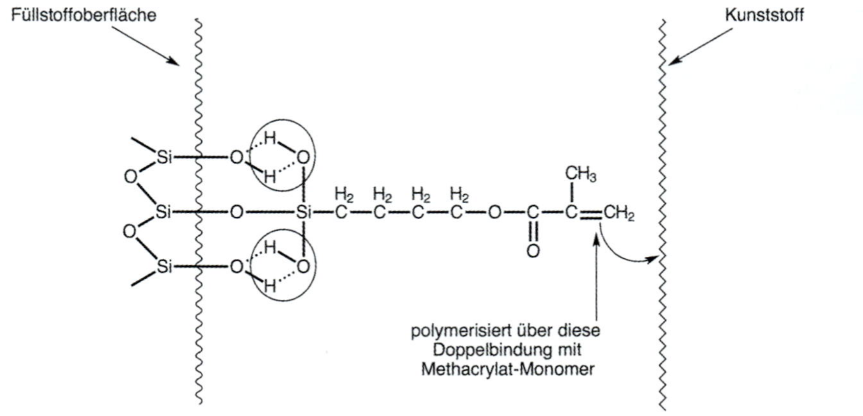

Abb. 5.25 Bindung des Silanols an die Füllstoffoberfläche: Wassermoleküle werden abgespalten (Kreise) [P1607/P1608]

- Durch die Form der Strahlpartikel wird eine Oberflächenrauigkeit mit kleinem Neigungswinkel erreicht.
- Die hohe kinetische Energie der auftreffenden Sandstrahlpartikel ändert das energetische Potenzial der Oberfläche.
- Treffen die Partikel auf das Metall, können Temperaturen bis zu 2000 °C entstehen, die Strahlpartikel und/oder die Legierung werden punktuell aufgeschmolzen, die Al_2O_3-Partikel lagern sich in die Oberfläche ein.
- Die kristalline Mikrostruktur der Metalloberfläche ändert sich, es entstehen kleinste Stufen, Mikrorisse und Versetzungen, was zu einer Anhebung der potenziellen Energie und dadurch zu einer höheren Oberflächenspannung führt; die Benetzbarkeit wird dadurch erhöht.
- Es wird nun ein Haftsilan, z. B. Monobond Plus (Fa. Ivoclar Vivadent, Ellwangen) aufgetragen. Es wirkt für 60 Sekunden ein und wird dann verpustet.
- Bei freiliegendem Metall wird oft ein Opakerkomposit ohne Transluzenz benötigt. Er ist dualhärtend oder wird lichtgehärtet.
- Das (Verblend-)Komposit in der entsprechenden Zahnfarbe der Nachbarzähne wird aufgetragen, ausgearbeitet und poliert.

Die Taufe des Enkels und das Familienfoto sind gerettet.

Die Polymerisationsschrumpfung

Das Schrumpfen des Kunststoffs während der Polymerisation ist in Labor und Praxis immer ein großes Thema. Zahnfüllungen können durch die Schrumpfung des Komposits an den Rändern undicht werden, Zahnprothesen aus PMME können nicht richtig auf dem Kieferkamm aufliegen und verursachen schmerzhafte Druckstellen. Die Schrumpfung des Kunststoffs ist an vielen Stellen ein Problem und dessen Lösung immer ein aktuelles Thema in der Entwicklung dentaler Materialien und in der Forschung.

Wenn sich die Monomere zu Polymeren verbinden, reduziert sich das Volumen der organischen Matrix und damit das Volumen der Füllung. Randspalten zwischen Komposit und Schmelz/Dentin sind die Folge. Bakterien und Feuchtigkeit können eindringen und Ursache für eine Sekundärkaries sein. Während der nicht polymerisierten Phase halten die Moleküle lediglich durch elektrostatische Wechselwirkungen zusammen. Im Polymer gibt es dagegen eine chemische, kovalente Bindung; der Abstand der Moleküle ist wesentlich geringer. Die Polymerisationsschrumpfung liegt zwischen 1,5–3 Vol.-% (→ Abb. 5.26).

Allgemein geht die Literatur davon aus, dass ein zunehmender Füllstoffgehalt in den Kompositen die Schrumpfung verringert. Entscheidend ist aber auch der Aushärtungsgrad, denn eine Füllung mit hohem Füllstoffgehalt, deren Monomermatrix nur unzureichend ausgehärtet ist, ist ebenfalls undicht und geht keinen ausreichenden Verbund zur Zahnhartsubstanz ein.

Untersuchungen der Philipps-Universität Marburg von Gente et al. (2007, 2010) sowie Krause et al. (2020) haben sich mit der Frage beschäftigt, welche Faktoren also eine Auswirkung auf einen hohen Polymerisationsgrad und das Schrumpfungsverhalten haben. Man kann bei lichthärtenden Kompositen zwischen der **Bestrahlungsdauer,** der **Art der Lichtbestrahlung,** der **Richtung der Lichtbestrahlung** und der **Lichtdosis** unterscheiden. Die Relevanz der Fragestellung bezieht sich auf

- die Polymerisationstiefe und die damit korrespondierenden Variablen Polymerisationsgrad und Polymerisationsschrumpfung,
- die Biokompatibilität bzgl. des Restmonomergehalts und
- den Haftungsverbund zwischen Zahnhartsubstanz und Kunststoff (siehe unten).

Danach kann man Folgendes feststellen:

- Bei gleicher Bestrahlungsdauer schrumpfen dunkle Farben weniger als helle Farben, eine Verdopplung der Belichtungszeit erhöhte die Schrumpfung aber. Dies wird auf den höheren Polymerisierungsgrad bei helleren Farben sowie auf eine längere Bestrahlungsdauer zurückgeführt.
- Die Art der Bestrahlung (Halogen oder LED-Lampe) hat keinen Einfluss auf die Aushärtungstiefe und den damit verbundenen Polymerisationsgrad des Komposits.
- Die Richtung der Lichtstrahlung, also die Ausrichtung der Lampe im Mund des Patienten, ist nur dann von klinischer Relevanz für Aushärtungstiefe und Schrumpfung, wenn der Bestrahlungswinkel 60° übersteigt, was aber im klinischen Alltag auch bei schwer zugänglichen Kavitäten meist nicht der Fall ist. Zwischen 60° und 90° nimmt die Aushärtungstiefe deutlich ab.
- Die Aushärtungstiefe d nimmt mit steigender Lichtdosis D zu, sie nimmt aber auch mit steigender Opazität des Komposits ab (→ Abb. 5.27). Der Wert d steigt jedoch nicht linear, sondern wird mit steigender Belichtungsdauer kleiner, doch was heißt das für die klinische Relevanz?
  - Mehrere dünne Schichten (Schichttechnik) erfordern insgesamt eine kürzere Belichtungszeit als eine dicke Schicht (Blockfüllung).
  - Bei tiefen Kavitäten ist eine nachträgliche Härtung des Komposits ab einer bestimmten Tiefe praktisch unmöglich, da dort gar kein Licht appliziert werden kann.

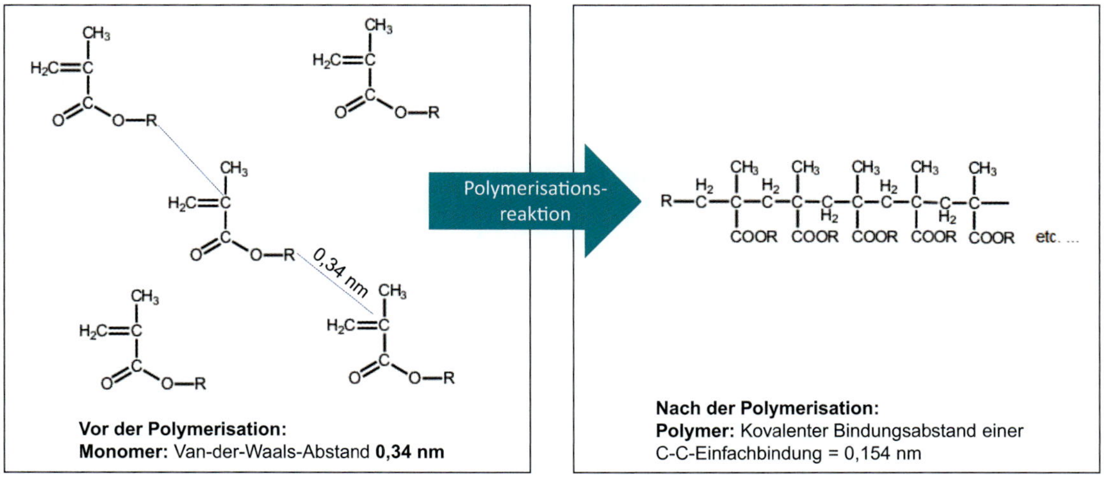

Abb. 5.26 Schematische Darstellung der Polymerisationsschrumpfung

Haftungsmechanismen zwischen Zahnhartsubstanz und Kunststoff

Allen Füllungsmaterialien ist gemeinsam, dass sie während ihrer wie auch immer gearteten Aushärtung (z. B. durch Licht oder chemisch bei den Autopolymerisaten) in ihrem Volumen schrumpfen. Weitere Volumenschwankungen bei polymeren Füllungswerkstoffen und damit Zugkräfte auf die Haftfläche zwischen Zahnhartsubstanz und Füllung entstehen zudem durch unterschiedliche Wärmeausdehnungskoeffizienten (WAK) von Zahnhartsubstanz und Werkstoff.

Das Ziel der Adhäsivtechnik zwischen Zahnhartsubstanz und Kunststoff muss daher ein **Entgegenwirken gegen die Randspaltbildung** sein. Die Adhäsivtherapie bietet viele Vorteile:

- Schonung gesunder Zahnhartsubstanz, da auf makromechanische Retentionen verzichtet werden kann, die beim Legen einer Amalgamfüllung ein Muss waren
- Verankerung von Restaurationen (z. B. Keramikinlays, Veneers, Zahnhalsfüllungen) bei fehlenden Unterschnitten
- Versiegelung des Dentins gegen das Eindringen von Bakterien und damit auch Schutz des Pulpagewebes
- Stabilisierung von Restauration und Zahnhartsubstanz

Bei den Haftungsmechanismen muss man zunächst zwischen der Haftung am Zahnschmelz und der Haftung am Dentin unterscheiden.

Haftung am Zahnschmelz

Der Schmelz wird mit der Schmelz-Ätztechnik konditioniert (→ Abb. 5.28). Die Schmelzoberfläche wird durch das Einwirken von Säuren so verändert, dass eine energiereiche Oberfläche mit Mikroretentionen und Mikroporositäten entsteht, in die ein dünn fließender Kunststoff eindringen kann. Dies führt nach dem Aushärten zu einer Verankerung mit dem Schmelz.

Die Säureätzung verursacht einen etwa 10 µm tiefen Abtrag von der Schmelzoberfläche, welcher irreversibel ist. Darunter entstehen Rauigkeiten von 5–50 µm Tiefe, die man als **Ätzmuster** bezeichnet. Die Rautiefe dieses Ätzmusters und auch die Menge des unwiederbringlich abgetragenen Schmelzes hängen ab von:

- der Dauer der Ätzung
- der Konzentration der Säure
- der chemischen Zusammensetzung des Schmelzes

Bei der Schmelzätzung mit blau eingefärbter H_3PO_4 (Phosphorsäure) zur zielsicheren Applikation des Ätzgels werden im Scherversuch Haftfestigkeiten von 20–25 MPa, im Mikrozugversuch gar 45 MPa erzielt.

Merke
Wenn die Zähne in den letzten 3 Wochen vor dem Legen der Füllung mit Wasserstoffperoxid oder Carbamidperoxid gebleicht wurden, wird die Haftung am Schmelz deutlich herabgesetzt!

Warum wird bei der Schmelzätzung 37%-ige Phosphorsäure eingesetzt? Bei Konzentrationen über 27 % entsteht Monokalzium-Phosphat-Monohydrat [$(CaH_2PO_4)_2 \pm H_2O$], welches gut wasserlöslich ist und sich mit der Multifunktionsspritze der Behandlungseinheit gut abwaschen lässt.

Bei einer Konzentration unter 27 % entsteht Dikalzium-Phosphat-Dihydrat [$(CaHPO_4) \pm H_2O$], welches weniger wasserlöslich ist. Nach dem Trocknen wird der geätzte Schmelz als milchig-trübe, kreidig-opake Oberfläche sichtbar, das Schmelz-Ätz-Muster ist entstanden.

Merke
Bei einer Konzentration von 37 % wird eine Ätzdauer von 30 Sekunden empfohlen. Bei der **Fissurenversiegelung** kann die Dauer auf 60–120 Sekunden verlängert werden, da hier unpräparierter Schmelz geätzt wird und zunächst die mit Fluorid angereicherte, prismenfreie äußere Schmelzschicht weggeätzt werden muss.

Bei der Schmelzkonditionierung braucht man keinen Primer, aber ein Adhäsiv! Nicht funktionelle Adhäsive, die aus langen hydrophoben Monomeren wie Bis-GMA oder Urethandimethacrylat (UDMA) bestehen, stellen den Verbund zum Schmelz her. Sie werden mit kurzen Monomeren wie TEG-DMA (Triethylenglycoldimethacrylat) oder HEMA (Hydroxyethylmethacrylat) (→ Abb. 5.29) verdünnt, um die Viskosität herabzusetzen. Das Adhäsiv benetzt die Oberfläche des geätzten Schmelzes und umfließt die freiliegenden Kristallite der Schmelzprismen. Nach der Aushärtung entstehen an Kontaktfläche sog. **Tags (Zapfen),**

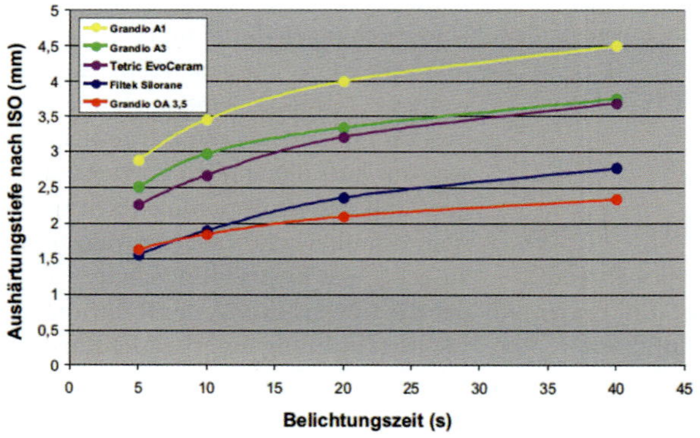

Abb. 5.27 Aushärtungstiefe versus Belichtungszeit [P1607/P1608]

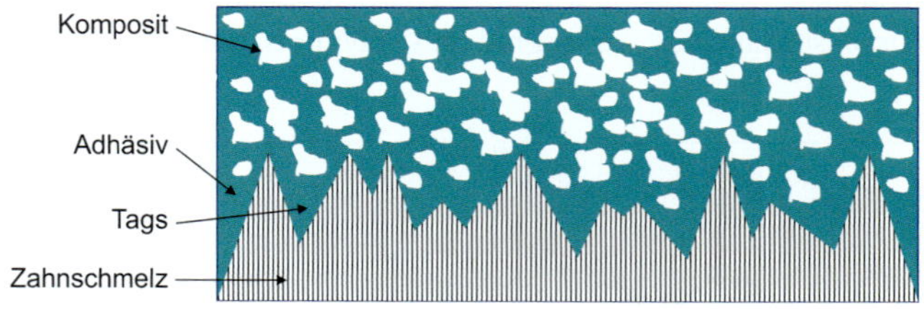

Abb. 5.28 Prinzip der Schmelz-Ätztechnik

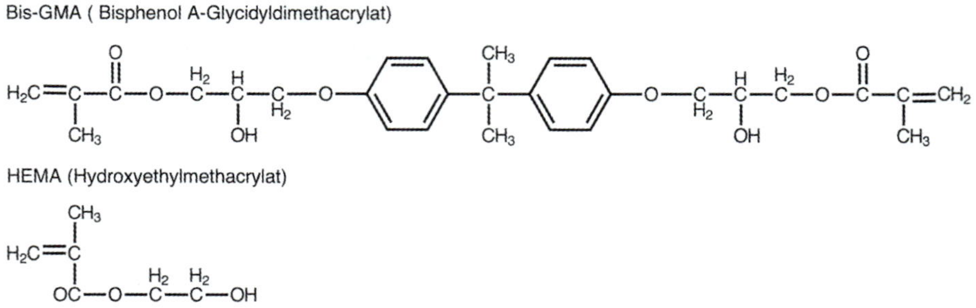

Abb. 5.29 Bis-GMA und HEMA [P1607/P1608]

die sich im Ätzmuster des Schmelzes verkrallen und so die mikromechanische Verankerung darstellen. Der Kompositwerkstoff bindet schließlich an das Adhäsiv im Sinne einer Co-Polymerisation und sorgt so für den Verbund zwischen dem Schmelz und der Kunststofffüllung.

Haftung am Dentin

Das Erzeugen einer Haftung des Kunststoffs am Dentin ist deutlich aufwendiger als am Zahnschmelz, da das Dentin nicht so gleichförmig aufgebaut ist. Es besitzt einen höheren Volumenanteil an Wasser (ca. 22 Vol.-%) und organischen Anteilen (ca. 33 Vol.-%, überwiegend bestehend aus Kollagen Typ I). Die anorganischen Anteile sind etwa 3,5 × 20 nm große Plättchen aus Hydroxylapatit (ca. 45 Vol.-%).
Anzahl, Durchmesser und Flächenanteil der S-förmigen Dentintubuli nehmen von der Pulpaperipherie bis zur Schmelz-Dentin-Grenze hin ab. In den Dentintubuli verlaufen die Odontoblastenfortsätze und Dentinliquor als Diffusionsmedium, das für die intrinsische Feuchtigkeit des Dentins verantwortlich ist. Das Dentin ist somit hydrophil, was es schwierig macht, ein hydrophobes Material im Dentin zu verankern.
Die Schmierschicht (Smear Layer) entsteht, wenn das Dentin mit einem zahnärztlichen Präparationsinstrument bearbeitet wird. Sie ist ca. 1–7 µm dick und besteht aus Kollagen- und Hydroxylapatittrümmern. Sie verstopft die angeschnittenen Dentintubuli (Smear Plugs) und kann dazu beitragen, dass die Besiedelung der Tubuli mit Bakterien verhindert oder herabgesetzt wird und die Permeabilität des Dentins gesenkt wird. **Für eine stabile Haftung muss die Schmierschicht jedoch entfernt oder zumindest modifiziert werden.**

Ohne eine gewisse Rückschau in die Geschichte der Entwicklung des Haftverbundes zwischen Dentin und Kunststoff (→ Tab. 5.3) ist es schwer, die modernen Mechanismen nachzuvollziehen.
Nach vielen Fehlschlägen in dem Versuch, die Schmierschicht so zu entfernen, dass eine ausreichende Haftung mit hydrophobem Kunststoff zustande kam, kam Mitte der 1980er-Jahre das Bonding-System Gluma® von Bayer-Dental auf den Markt (heute Heraeus-Kulzer). Das Gluma-System funktionierte in folgenden Schritten:

- Entfernung der Schmierschicht mit dem Komplexbildner Ethylendiamintetraessigsäure (EDTA)
- Auftragen des hydrophilen Primers aus HEMA, Glutaralaldehyd (→ Abb. 5.30) und Wasser
- Auftragen des Adhäsivs, das sich mit dem Primer vermischte und als Bindeglied zum Füllungsmaterial diente (→ Abb. 5.31)

Die Forschung der Folgezeit war und ist darauf ausgerichtet, die Anzahl der Arbeitsschritte zu verringern. Heute benutzen viele Behandler neben der klassischen **Etch-and-Rinse-Technik,** bei der zur Entfernung der Schmierschicht gleichzeitig zur Schmelzätzung (Total-Etch) ein Phosphorsäuregel mit 30–40 % aufgetragen und wieder abgewaschen wird, sog. **One-Bottle-Adhäsive,** die Primer, Adhäsiv und Konditionierungsmittel in Form von sauren Monomeren in einer Flasche enthalten. Die sauren Monomere wie Maleinsäure müssen nicht abgesprüht werden. Sie lösen die Schmierschicht auf und dringen anschließend in das so konditionierte Dentin ein, weshalb diese One-Bottle-Systeme auch als „selbstätzend" bezeichnet werden.

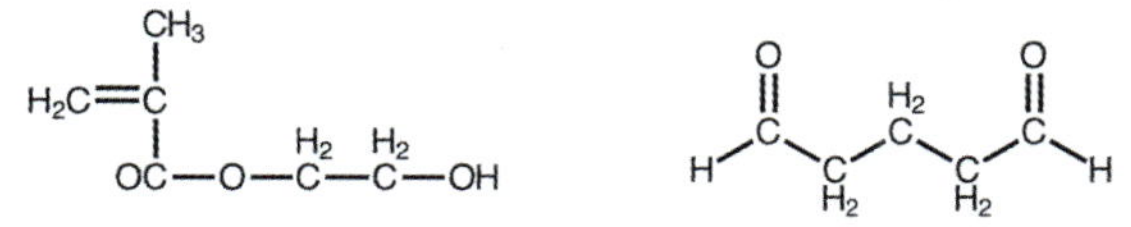

Abb. 5.30 HEMA und Glutaralaldehyd [P1607/P1608]

25

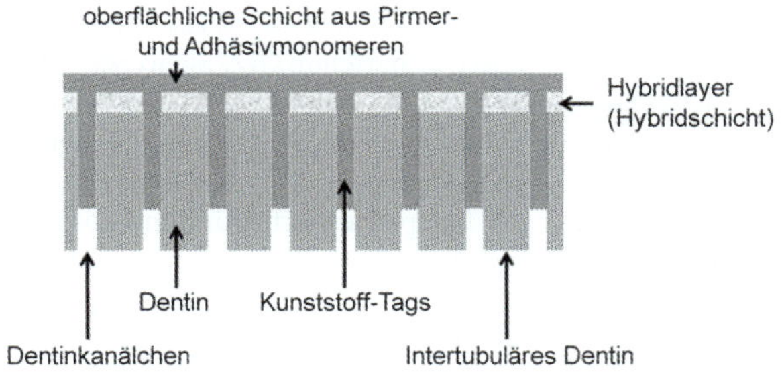

Abb. 5.31 Durch Monomerpenetration in die durch Ätzung eröffneten und erweiterten Dentinkanälchen entstehen Kunststoff-Tags. Die Demineralisation des oberflächlichen Dentins führt zur Freilegung von Kollagenfasern. Bei Polymerisation der in das Kollagenfasergeflecht eingesickerten Monomere bildet sich eine Hybridschicht aus Kunststoff und Dentin [P1607/P1608].

Tab. 5.3 Geschichtliche Entwicklung der Adhäsivsysteme

Generation	Entwicklung	Mechanismus + Anzahl Arbeitsschritte		Beschreibung
1	Historisch, hat keine Relevanz mehr			
2				
3	1980er-/1990er-Jahre	Etch-and-Rinse-Technik	Selektive Ätzung/mehrere Schritte	Selektive Schmelzätzung/Ätzen und Spülen mit Phosphorsäure oder einer anderen organischen Säure. Das Dentin wird mit einem Primer konditioniert, um die Schmierschicht zu modifizieren oder zu entfernen. Produktbeispiel: Syntac®
4	1990er-Jahre		Total Etch/3 Schritte	Total-Etch/Etch-and-Rinse: Primer und Adhäsiv werden separat aufgetragen. Produktbeispiel: Syntac®
5	Mitte 1990er-Jahre		Total Etch/2 Schritte	Total-Etch/Etch-and-rinse: Primer und Adhäsiv werden kombiniert aufgetragen
6	Späte 1990-er-Jahre	Selbstätzend	Selbstätzung/2 Schritte	Selbstätzung: Ätzmittel und Primer kombiniert, dann hydrophober Verbund, d. h. selbstätzend/mehrere Komponenten
7	2000+		Selbstätzung/1 Schritt	Selbstätzung: Ätzmittel, Primer und Adhäsiv kombiniert, d. h. selbstätzend/eine Komponente Produktbeispiel: iBond Self Etch®

Selbstätzende Systeme sind zwar weniger techniksensibel, da durch die Benutzung nur einer Flasche weniger Fehler möglich sind, dennoch gibt es einige Fehlerquellen, z. B.:

- Das Dentin kann zu tief geätzt werden und das freigelegte Kollagen wird nicht auf die gesamte Demineralisationstiefe mit Adhäsiv benetzt, was die Haftwerte heruntersetzen kann.
- Das Dentin wird zu stark getrocknet, das Kollagengerüst kollabiert und verlegt die Dentintubuli, die Penetration durch das Adhäsiv wird behindert.
- Das Dentin wird zu nass belassen, das One-Bottle-Gemisch wird zu stark verdünnt.
- Das On-Bottle-Adhäsiv wird zu stark verblasen, die verbleibende Schicht polymerisiert durch die Sauerstoffinhibition nicht mehr richtig aus.

Glasionomerzemente (GIZ)

Merke
Ionomer bedeutet „ionisches Polymer". Es handelt sich einerseits um eine makromolekulare Polymerstruktur mit festen kovalenten Verbindungen und andererseits gibt es Vernetzungen zwischen den Polymermolekülen über Ionenverbindungen.

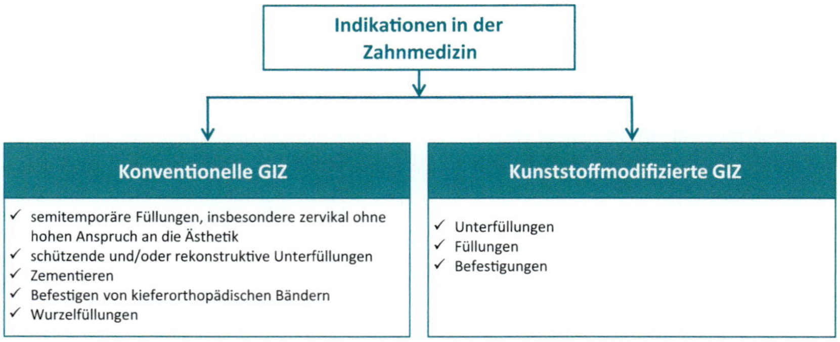

Abb. 5.32 Indikationen für die Verwendung von GIZ [P1607/P1608]

Tab. 5.4 Typische Zusammensetzung von GIZ und Eigenschaften der Inhaltsstoffe (nach Kappert und Eichner 2008)

	Inhaltsstoffe	Mass.-%		Eigenschaften der Inhaltsstoffe
Pulver	SiO_2	25–30		
	Al_2O_3	14–20	→	Aluminium verbessert die Druckfestigkeit und verkürzt die Abbindezeit
	$AlPO_4$	10–17		
	CaF_2	13–34	→	Fluoride verlängern die Verarbeitungszeit und haben eine kariesprotektive Wirkung
	NaF	0–4		
	Na_3AlF_6	5–19	→	Natrium verbessert die Transluzenz
	AlF_3	2–5		
Flüssigkeit	Polycarbonsäure	40–50		
	D-(+)-Weinsäure	5–10		
	Wasser	ad 100		

Mass-%: Massenprozent (Gramm gelöster Stoffe in 100 g Lösung)

Mit dieser Erläuterung wird verständlich, warum im Kapitel „Kunststoffe" ein Zement besprochen wird. GIZ sind Mischungen aus organischen Komponenten und einer anorganischen Komponente, die vielfältigen Einsatz in der Praxis finden. Als Reaktionsmedium dient Wasser. Ihre Vorteile gegenüber Kompositen sollen im Wesentlichen in ihrer Volumenkonstanz (keine Polymerisationsschrumpfung), Fluoridabgabe (wirkt kariesprotektiv) und in der Dentinhaftung (kein Konditionieren, kein Primer und kein Adhäsiv notwendig) liegen. Im Zuge der Entwicklung der modernen Komposite auch für den Seitenzahnbereich haben die GIZ ein wenig an Bedeutung verloren. Oft werden sie als Ersatz für Amalgam oder in Bereichen eingesetzt, die nur schwer trockenzulegen sind (→ Abb. 5.32). Studien der letzten Jahre haben jedoch gezeigt, dass 20 % der GIZ-Füllungen bereits nach 2 Jahren fehlschlagen. Sie sind deswegen keine Alternative zu Kompositfüllungen, wenn es um zuverlässige dauerhafte Versorgungen geht.

Zusammensetzung

In der Zusammensetzung können wir zunächst die konventionellen GIZ von den kunststoffmodifizierten GIZ unterscheiden. Des Weiteren müssen wir nach der Art der **Abbindereaktion** und der **Anwendungsform** unterscheiden. Es gibt selbsthärtende und dualhärtende GIZ. Sie werden als Kapseln für Anmischgeräte oder zur Handanmischung mit Pulver und Flüssigkeit angeboten oder als Paste-Paste-Präparate aus der Doppelkartusche für kunststoffmodifizierte GIZ.

Konventionelle GIZ

In diese Gruppe gehören die GIZ, die mit Wasser mischbar sind, und metallmodifizierte GIZ. Die Hauptbestandteile eines jeden GIZ sind Glaspulver, Polycarbonsäuren, Weinsäure und Wasser. Als Glasbestandteil wird Kalzium-Aluminium-Silikatglas eingesetzt, das aufgrund seines erhöhten Aluminiumgehaltes eine Grundvoraussetzung für die Zementreaktion, eine Reaktivität mit Säuren, besitzt (→ Tab. 5.4).
Ein hoher Anteil von SiO_2 führt zu Transluzenz, während ein hoher Anteil von CaF_2 oder Al_2O_3 zu Opazität führt. Die Röntgenopazität wird schließlich durch das Beimischen von Strontium-, Barium- oder Lanthansalz erreicht.
Die Mischung wird bei 1.000–1.500 °C gefrittet und anschließend gemahlen; die Korngröße (5–15 μm) bestimmt dabei das

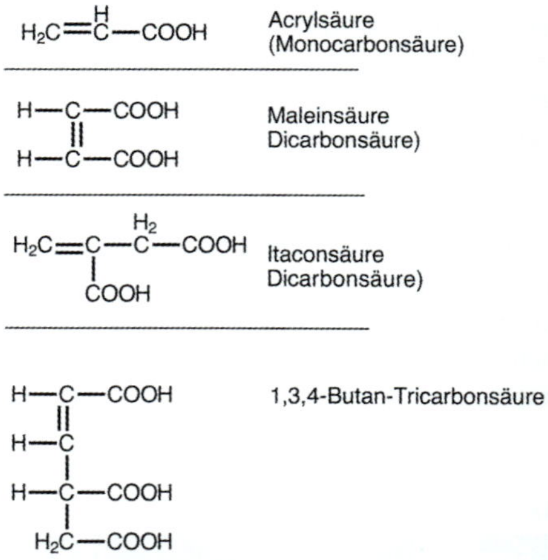

Abb. 5.33 Ungesättigte Carbonsäuren als Basis für GIZ [P1607/P1608]

Abbindeverhalten des GIZ. Je kleiner die Korngröße, desto schneller bindet der Zement ab und umso größer ist seine Festigkeit.
Bei den **metallmodifizierten GIZ** besteht die Fritte zu 50 % aus Metallen, meist Silber. Damit der GIZ nicht zu dunkel wird, werden ca. 5 Mass.-% Titanoxid zugegeben. Als Basis für die enthaltenen Polycarbonsäuren dienen Homopolymere oder Co-Polymere ungesättigter Carbonsäuren (→ Abb. 5.33).
Das Wasser in der Mischung dient als Plastifizierungsmittel der Zementmasse.

Es stellt das Lösungsmittel des Reaktionssystems dar und bringt die Metallionen in eine flüssige Phase. Abgebundener, harter GIZ enthält gebundenes und ungebundenes Wasser. Die ebenfalls enthaltende D-(+)-Weinsäure (→ Abb. 5.34) hat folgende Aufgaben:

- Die optisch rechtsdrehende Weinsäure ist eine vergleichsweise starke Säure und fördert das Herauslösen der positiven Metallionen aus den Silikatgläsern.
- Als Komplexbildner bildet die Weinsäure mit ihren OH- und COOH-Gruppen Chelate mit den Metallionen, was dazu dient, in der früheren Härtungsphase die herausgelösten Metallionen einer Vernetzung mit dem Polyanionen zu entziehen, sodass die Polycarbonsäuren sich zunächst nicht verbinden können.
- Ist die Kapazität der Weinsäure zur Komplexbindung der Metallkationen in der Folgezeit erschöpft, kommt es zu einer schnellen Vernetzung der Polyanionen mit den jetzt im Übermaß zur Verfügung stehenden Kationen. Der GIZ härtet aus.
- Durch den Zusatz von Weinsäure wird also die Verarbeitungszeit verlängert und die Erhärtungszeit verkürzt.

Kunststoffmodifizierte GIZ

Innerhalb der Gruppe der GIZ findet man kunststoffmodifizierte GIZ, in deren Polycarbonsäurenmoleküle polymerisierbare Kunststoffgruppen eingefügt werden oder bei denen der flüssigen Komponente polymerisierbare Monomere wie HEMA hinzugefügt werden.

Bei Autopolymerisaten erfolgt die Polymerisation durch ein Redox-Initiatorsystem bei lichthärtenden Produkten wird ein Photoinitiator, meist Kampherchinon, eingesetzt, was den Härtungsvorgang besser kontrollierbar macht. Ein Beispiel für ein dualhärtendes GIZ ist Photac® (3M Deutschland GmbH, Neuss).

Chemische Reaktion

Auch hier wird zwischen den konventionellen GIZ und den kunststoffmodifizierten GIZ unterschieden.

Konventionelle GIZ

Merke
Auch wenn die GIZ bei den Kunststoffen besprochen werden, denen meist eine Polymerisationsreaktion zugrunde liegt, handelt es sich bei der Abbindereaktion der GIZ um eine **Säure-Base-Reaktion** (→ Abb. 5.35).

Die positiven Metallionen aus dem Glas verknüpfen die Polycarbonsäurenmoleküle, die mit ihren negativen COO⁻-Gruppen außerdem eine Bindung zur Zahnhartsubstanz herstellen können. Die COO⁻-Gruppen reagieren dafür mit dem Hydroxylapatit der Zahnhartsubstanz unter Verdrängung von PO_4^{3-}- und Ca^{2+}-Ionen zu einer Intermediärschicht aus Kalziumphosphat, Aluminiumphosphat und Al-Polycarboxylat.

Der in → Abb. 5.36 gezeigte Vorgang verläuft in drei Phasen, die sich zum Teil überlagern.

Phase 1: Initialphase Pulver und Wasser werden vermischt. Die Wasserstoffionen der dadurch dissoziierenden Polycarbonsäuren und der Weinsäure dringen in die oberflächlichen Schichten der Glaspartikel ein. Dadurch wird das Al-Si-Netzwerk des Glases aufgebrochen und Al^{3+}-, Ca^{2+}-, Na^{+}-, F^{-}-, PO_4^{3-}-Ionen gehen in Lösung. Die nun zahlreich vorhandenen COO-Gruppen der

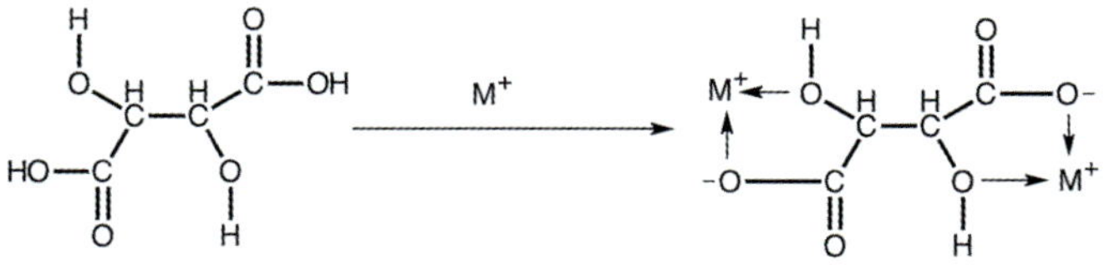

Abb. 5.34 D-(+)-Weinsäure ist eine Dicarbonsäure, die in der Lage ist, Metallionen komplex zu binden [P1607/P1608]

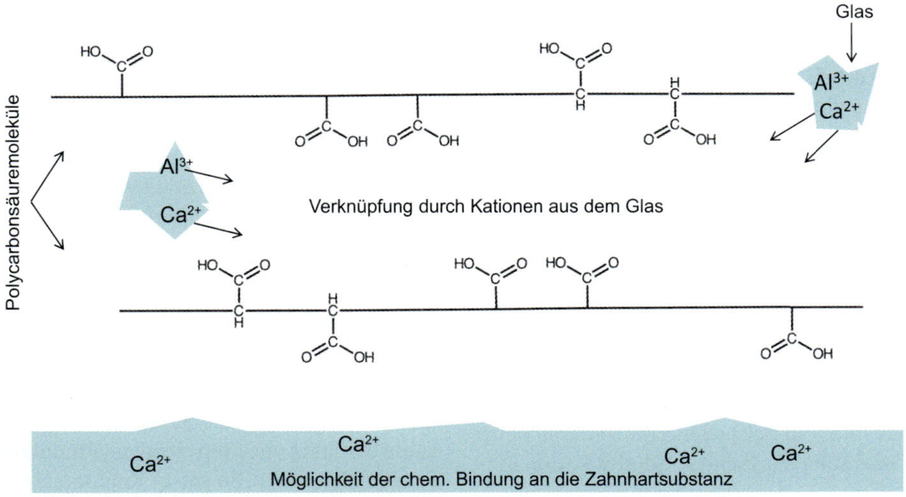

Abb. 5.35 Abbindereaktion der konventionellen GIZ

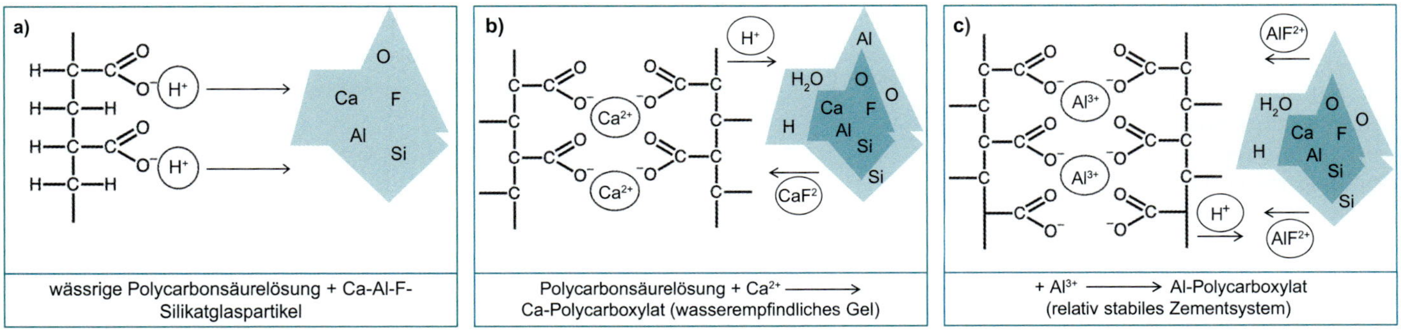

Abb. 5.36 a–c Phasen der Abbindereaktion [P1607/P1608]
a) Ionisierung
b) Prezipitation und Salzbildung = primäre Härtungsphase
c) Aushärtung = sekundäre Härtungsphase

Säuren stehen nun auch zur Bindung an die Zahnhartsubstanz zur Verfügung, jedoch nur solange sie noch nicht mit den Glasbestandteilen reagiert haben.

Phase 2: Primäre Härtung Vorrangig Ca^{2+}-Ionen reagieren mit den COO^--Gruppen; es fallen Salze aus, die die Salzmatrix (hauptsächlich Ca-Carboxylat) des Zementes bilden. Je ein Ca^{2+}-Ion bindet zwei COO^--Gruppen entweder von ein und derselben Polycarbonsäure oder von verschiedenen Carbonsäuren und schränkt diese so in ihrer Bewegung ein. Des Weiteren entstehen als Reaktionsprodukte Kalziumfluorid und Kationenkomplexe wie Aluminiumfluoridkomplexe. Die Oberfläche der Glaspartikel ist damit nur noch sehr arm an Ionen und besteht im Wesentlichen aus gelartiger Orthokieselsäure; der Zustand im Inneren ist dagegen unverändert. Der jetzt opake Zement ist in diesem Stadium sehr empfindlich gegen Wasserzutritt oder Austrocknen.

Phase 3: Sekundäre Härtungsphase, Aushärten Al^{3+} stabilisiert die Säuremoleküle des empfindlichen Ca-Carboxylatgels. Das weitere Aushärten wird durch eine Rekonstruktion des Silikatenetzwerkes des Glases bestimmt. Durch Protonenattacke werden die Si-O-Si-Bindungen aufgebrochen, Al^{3+}-Ionen herausgelöst und Silanol-Gruppen gebildet. Diese Si-OH-Gruppen kondensieren unter Wasserabspaltung zu SI-O-SI-Einheiten.

Es bildet sich ein Zementsystem, das unempfindlich gegen den Zutritt von Feuchtigkeit ist; Na^+- und F^--Ionen sind nicht Teil der Vernetzungsreaktion, sind aber in der erwarteten Matrix enthalten und das kariesprotektive Natriumchlorid (NaF) wird zunächst stark, dann fortlaufend schwächer in Form von Natriumsalz freigesetzt.

Es verbleiben **Glaspartikelkerne,** die von einer **Kieselgelhülle** umgeben sind und in einer Salzmatrix aus Ca- und Al-Polycarboxylat liegen. Der Zement erscheint jetzt noch weniger opak, sodass das ästhetische Ergebnis durch den Behandler beurteilt werden kann.

Kunststoffmodifizierte GIZ

Nach dem Mischen von Pulver und Flüssigkeit setzt zunächst die oben beschriebene Zementreaktion zwischen den COO^--Gruppen der Polycarbonsäuren/Weinsäure und den Glaspartikeln ein. Die Methacrylatgruppen der modifizierten Polycarbonsäuren oder der freien Monomere bei Säure-Monomer-Gemischen polymerisieren je nach System entweder durch Autopolymerisation, duale Härtung oder durch Lichthärtung aus und schaffen dabei entweder ein gemeinsames Molekülenetzwerk oder im Falle der Säure-Monomere-Gemische eine Carboxylatmatrix und eine Polymermatrix, die zusammen als interpenetrierendes Netzwerk vorliegen und sich gegenseitig durchdringen. Liegt als Kunststoffmonomer HEMA vor, verlängert sich durch eine Behinderung der Säure-Base-Reaktion die Verarbeitungszeit.

Ormocere

> **Merke**
> Der Begriff „Ormocer" setzt sich aus Bestandteilen der Wörter ORganically MOdified CERamics zusammen.

Dies legt die Vermutung nahe, dass es sich bei Ormoceren um eine Art Dentalkeramik handelt, was aber nur sehr entfernt zutrifft. Der Bezug zum Begriff „Ceramics" beruht lediglich auf der sehr weit gefassten chemischen Definition, wonach jedes anorganische, nichtmetallische Material als keramisch betrachtet werden kann. Ormocere bestehen aus großen, vorkondensierten Molekülen einer anorganischen Matrix mit einem sehr guten Vernetzungsverhalten. Sie haben eine sehr niedrige Polymerisationsschrumpfung von 1,25 Vol.-% und sind sehr **biokompatibel,** da sie keine klassischen Monomere enthalten. Ursprünglich hielten die Ormocere durch eine Kooperation des Fraunhofer-Instituts und Blendamed Einzug in die Zahnmedizin. Ende der 1990er-Jahre kaufte Degussa das Ormocer, entwickelte es weiter und brachte Definite® auf den Markt.

Diesen Ormoceren wurden aber bis zu 30 % niedrigviskose Dimethacrylate beigemischt, sodass vom ursprünglichen Ansatz, die Polymerisationsschrumpfung zu reduzieren, nicht viel übrigblieb. Spätere Entwicklungen verzichteten dann auf den Begriff „Ormocer" und setzten dafür den Begriff „Nano-Ceramic" ein. Ein Beispiel hierfür ist das in neuer Generation erschienene Admira Fusion 5® der Firma VOCO aus Cuxhaven, das den Begriff Ormocer wieder mehr in den Fokus rückt (→ Tab. 5.5).

Zusammensetzung und Herstellung

Ormocere sind **Polymere aus siliziumorganischen Monomeren** (Siloxane = abgeleitet von den enthaltenen Bestandteilen Silikon, Sauerstoff und einem Alkanrest) Aus diesen vierbindigen Siloxanen (R_2-Si-O) können Polysiloxane entstehen, die als Grundgerüst aus Si-O-Si-Bindungen bestehen. Das R steht für Kohlenwasserstoffketten. Durch Hydrolyse und Kondensation der Siloxane wird ein anorganisches **Polysiloxannetzwerk** gebildet (Ormocer-Oligomer), in das polymerisierbare organische Gruppen (R) aus beliebigen Monomeren eingebaut werden können (→ Abb. 5.37). Durch Photopolymerisation können diese Oligomere zu einer festen Matrix ausgehärtet werden.

Die so entstehenden Ormocere sind bezüglich ihrer mechanischen Eigenschaften, des Wärmeausdehnungskoeffizienten (WAK) und der Polymerisationsschrumpfung den Kompositen überlegen. Da die Acrylate chemisch an das Silikatgerüst gebunden sind, können keine Restmonomere freigesetzt werden, was hinsichtlich der biologischen Verträglichkeit dieser Füllungsmaterialien vorteilhaft ist. Nach Herstellerangaben (VOCO) ergab der In-vitro-Zytotoxizitätstest im Vergleich zum reinem Nährmedium ein Zellwachstum von 100 % für Admira Fusion, d. h., dass keine Zytotoxizität festgestellt werden konnte. Der Restmonomergehalt wird mit „0" angegeben.

Kompositähnliche Füllungswerkstoffe

Zu kompositähnlichen Füllungswerkstoffen lässt sich sagen, dass die Industrie sich im Laufe der Jahre viele verschiedene Produkte hat einfallen lassen. So gab es Kompomere

Tab. 5.5 Inhaltsstoffe und physikalische Eckdaten Admira Fusion® (VOCO, Cuxhaven)

Admira Fusion®	Nanohybrid-Ormocer auf reiner Siliziumoxidbasis	
Zusammensetzung im Detail	Daten zur genauen Zusammensetzung stehen nicht zur Verfügung.	
	Anorganische Füllstoffe: Nano- und Glaskeramik-Füllpartikel	
	Photoinitiator: Kampherchinon	
	Zusatz: Harzmatrix auf Siliziumoxidbasis, mit Methacrylatgruppen funktionalisiert	
	Stabilisator: nicht bekannt	
Physikalische und mechanische Eigenschaften	Druckfestigkeit (MPa)	307
	Biegefestigkeit (MPa)	132
	E-Modul (GPa)	9,8
	Füllstoffgehalt (Gewicht/Volumen) in %)	84 Gew.-%
	Schrumpfung (Archimedisches Prinzip) in % (v/v)	1,25
	Wasseraufnahme (µg/mm³)	13
	Verarbeitungszeit (Sekunden)	198

(das Wort setzt sich aus Komposit und Ionomer zusammen), die eine Mischung aus Komposit und Glasionomerzement sein sollten. Momentan ist kein Kompomer auf dem Markt erhältlich. Ähnlich erging es der Werkstoffgruppe der Silorane. Der Name „Siloran" setzt sich aus seinen chemischen Bestandteilen (SILoxan und OxiRAN) zusammen. Ähnlich wie bei den Ormoceren dient den Siloranen ein Polysiloxangerüst als Grundstruktur. Auch hier stand die Verringerung der Polymerisationsschrumpfung im Vordergrund. Das zuletzt auf dem Markt erhältliche Siloran war von 3M und hieß Filtek® Silorane. Die Firma gab eine Schrumpfung von weniger als 1 Vol.-% an und führte dies auf den Ersatz der herkömmlichen Bis-GMA Matrix durch Siloxane und Epoxide zurück. Aktuell ist kein Siloran am Markt erhältlich. Offensichtlich hat der Markt diese Produkte wegen des zu speziellen Adhäsivsystems (Silorane) bzw. wegen der begrenzten Haltbarkeit (Kompomere) nicht angenommen

Kunststoffe für die Herstellung von Provisorien

Gründe für den Einsatz von Provisorien

Die Gründe für eine provisorische Versorgung von Kavitäten, präparierten Stümpfen oder auch für provisorische Brückenglieder sind vielfältig:

- Schutz vitaler Zahnhart- und Weichgewebe vor chemischen, physikalischen und thermischen Noxen
- Stabilisierung von Nachbarzähnen, Kieferrelation und ggf. unterminierten Höckern
- Sicherung der Kaufunktion
- Sicherung der Bisslage und Kieferrelation
- Schutz vor ggf. irreversibler Kontamination der Adhäsivflächen
- Wiederherstellung der Ästhetik
- Exspektatives Diagnostikum über einen längeren Zeitraum bei z. B. fraglicher Erhaltungswürdigkeit von stark zerstörten Zähnen
- Erhaltung des bis zur Eingliederung der definitiven Arbeit erzielten Behandlungserfolgs

Anforderungen an Provisorien

Grundsätzlich sind bezüglich der Funktion, Ästhetik und Eingliederung die gleichen Anforderungen zu stellen wie an einen endgültigen Zahnersatz. Das Mittel der Wahl sind heute in der Regel provisorische Kompositmaterialien, die u. a. eine so niedrige Polymerisationstemperatur aufweisen, dass eine Pulpenschädigung nicht zu befürchten ist (→ Tab. 5.6).

Materialien für die Eingliederung provisorischer Versorgungen

Zur Befestigung von Provisorien gibt es spezielle Materialien, die auch zur temporären Eingliederung von definitivem Zahnersatz geeignet sind. Die provisorischen Befestigungsmaterialien lassen sich nach ihrer Zusammensetzung in verschiedene Gruppen einteilen:

- Zinkoxid-Eugenol-Basis, teilweise auch mit Zusätzen von antibiotischen Wirkstoffen und Cortison (aus toxikologischer und allergologischer Sicht verschwinden zurzeit immer mehr eugenolhaltige Präparate vom Markt)
- Kalziumhydroxid-Basis
- Kunststoffbasis

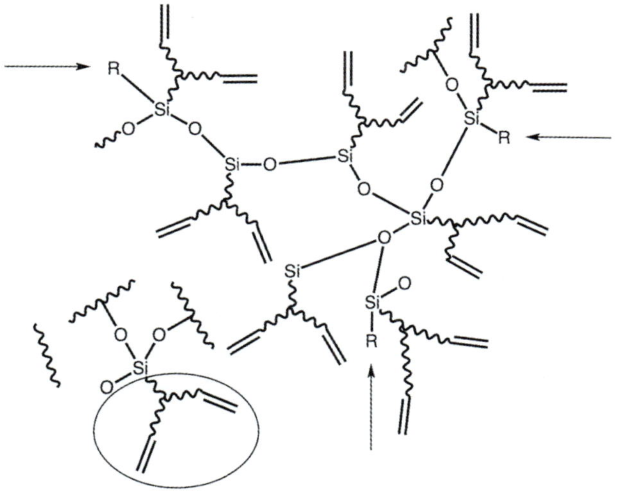

Abb. 5.37 Silikatskelett eines Ormocer-Oligomers. Einzelne Liganden von Silizium als organische Gruppen (eingekreist) enthalten polymerisierbare Methacrylatgruppen (R)

Tab. 5.6 Materialien für die Herstellung von Provisorien aus Kunststoff

Kunststoffart	Zusammensetzung	System	Anmerkung
Polymethylmethacrylat (PMME)	PMME-Pulver MME-Flüssigkeit Initiator: Amin-/Peroxid-Basis	Pulver/Flüssigkeit	Entspricht den Autopolymerisaten bei den Prothesenkunststoffen; sollte aufgrund der **hohen Polymersiationstemperatur wegen einer möglichen Pulpenschädigung** (ab 42 °C) nicht mehr zum Einsatz kommen
Epimin	Basispaste: Ethylenderivat von Bisphenol-A mit 25 % pulverisiertem Nylonfüllstoff Initiator: aromatischer Sulfonat-Ester	Paste/Flüssigkeit	Niedere Polymersisationstemperatur; lässt sich nicht reparieren; keine Farbgestaltung möglich; mögliche Gewebsreaktionen
Bisphenol-A-Basis	Basispaste: Bisphenol-A (Bis-GMA) mit ca. 30 % gefällter Kieselsäure gefüllt Initiator: Peroxid und Barbiturat	Paste/Paste	Niedere Polymersisationstemperatur; spröde; gut fräsbar; hohe Kantenstabilität; Oberfläche bleibt trotz Politur stumpf und lagert im Mund schnell Beläge an; gute Farbgestaltung und Vergütung der Oberfläche durch lichthärtenden Kunststoff möglich
Höhere Methacrylate	z. B. Polyethylmethacrylatpulver; n-(iso)-Butylmethcrylatflüssigkeit oder	Pulver/Flüssigkeit	Niedere Polymersisationstemperatur; einige Fabrikate schmieren bei der Ausarbeitung und polymerisieren schlecht bei dünn auslaufenden Rändern
	Pulver: MME Flüssigkeit: Mischung aus MME und n-Hexyl-Methacrylat Initiator: Barbitursäure-Basis oder Amin-/Peroxid-Basis		Niedere Polymerisationstemperatur; gute Polymerisation
Bis-Acrylat-Komposite	Glasfüllstoffe (z. B. Bariumglas) in einer Matrix aus multifunktionellen Methacrylaten; Siliziumoxid; Katalysatoren; Stabilisatoren	Paste/Paste	Geringe Wärmeabgabe beim Aushärten; weniger Schrumpfung; höhere Biegefestigkeit; bessere Abnutzungsresistenz; gute Polierbarkeit; gute Gewebeverträglichkeit

Die wichtigsten Anforderungen an diese Materialien sind:

- keine Reizung der Pulpa
- ausreichende Befestigung des Provisoriums

Zur Eingliederung von Kunststoffprovisorien haben sich Zemente auf Kalziumhydroxid-Basis bewährt (z. B. Freegenol®, Fa. GC America, Alsip, Illinois, USA).

Biokompatibilität von Füllungskunststoffen aus zahnmedizinischer Sicht

Ein wichtiges Problem ist, ähnlich wie bei MME/PMME, die vergleichsweise häufige Unverträglichkeit von Metacrylaten, auch wenn in der Regel nur geringe Mengen Restmonomer freigesetzt werden. Die Zytotoxizität ist nicht zuletzt von der Konversionsrate (Polymerisierungsgrad) abhängig. Immer wieder kommt die Diskussion auf, ob unter Kunststofffüllungen aus Komposit zum Schutz der Pulpa vor Materialbestandteilen und/oder Bakterien und deren Toxinen ein geeigneter Werkstoff aufzutragen ist, da in tiefen Kavitäten Anzahl und Durchmesser der Dentinkanälchen stark ansteigen. Ein Beispiel für ein klassisches Unterfüllungsmaterial wäre ein normaler Phosphatzement. Durch das Entfernen des Smear-Layers im Zuge der Adhäsivbehandlung kann die Permeabilität des Dentins für Bakterien oder toxische Substanzen aus Kompositen und/oder Adhäsivsystemen gesteigert sein.
Beim Umgang mit Füllungsmaterialien aus Kunststoff jedweder Art oder mit Adhäsiven sollte das zahnärztliche Personal möglichst den **Haut-Handschuh-Kontakt vermeiden** (No-Touch-Technik), da die Monomere der in der Zahnarztpraxis und im zahntechnischen Labor verwendeten Materialien die üblichen Handschuhe nach kurzer Zeit durchdringen können. Bei einer Allergie auf Kompositkunststoffe und/oder Inhaltsstoffe von Dentinadhäsiven dürfen diese nicht mehr verwendet werden und sind durch Werkstoffe zu ersetzen, die z. B. kein oder nur wenig Restmonomer abgeben.

Zusammenfassung

Verwendung von Kunststoffen in der Zahnmedizin, Bildung, physikalische Eigenschaften

- In der Zahnmedizin werden Kunststoffe u. a. für Kunststoffverblendungen, Prothesenbasen, Kunststoffzähne, kieferorthopädische Geräte, Aufbissschienen, Zahnfüllungen, Abformmaterialien, Fissurenversiegler und Kleber verwendet.
- Man unterscheidet zwischen Kunststoffen, die sich von Naturprodukten ableiten, und synthetisch hergestellten Kunststoffen.
- Kunststoffe bestehen aus Makromolekülen, den sog. Polymeren, die durch verschiedene Polyreaktionen entstehen.
- Polyreaktionen können radikalisch oder ionisch sein; außerdem gibt es die Polykondensation unter Abspaltung eines Nebenproduktes und die Polyaddition, bei der Wasserstoffatome übertragen werden, aber kein Nebenprodukt abgespaltet wird.
- Kunststoffe haben unterschiedliche physikalische Eigenschaften, was primär an der unterschiedlichen Beweglichkeit ihrer Molekülketten und ihrem Vernetzungsgrad sowie auch an ihrem Polymerisationsgrad liegt.

3-D-Druck

- Die Verarbeitung von Kunststoffen im 3-D-Druckverfahren hat mittlerweile viele Anwendungsbereiche in der Zahnmedizin: Kronen, Brücken, Provisorien, Bohrschablonen, Aligner, Prothesen und Prothesenbasen.
- Als Materialien im 3-D-Druckverfahren werden in der Zahnmedizin meistens PLA, Acrylharze oder PEEK verwendet.
- In der zahnärztlichen Praxis beschränkt sich das 3-D-Druckverfahren auf drei Verfahren: SLA-Druck, DLP-Druck und Filamentdruck.

Polymethacrylsäuremethylester (PMME)

- PMME wird auch als Plexiglas bezeichnet.
- Das Monomer bildet mit Wasser ein azetropes Gemisch, welches bereits bei 78–83 °C siedet.
- Bei verbleibenden Restmonomeren in der Prothesenbasis besteht die Gefahr einer Kontaktallergie und Sensibilisierung.
- Der Polymerisationsvorgang erfolgt durch radikalische Polymerisation.
- Polyamide (Vinyle) im Allgemeinen und Polyamid-12 im Besonderen sind besser für Allergiker geeignet als PMME.

Weichbleibende Kunststoffe

- Weichbleibende Kunststoffe nehmen eine spezielle Nische in der Zahnmedizin ein, sie dienen als PMME z. B. zur Unterfütterung von Prothesen mit ungünstig geformtem Prothesenlager.
- Innere Weichmacher werden Teile der Makromoleküle und sind äußeren Weichmachern vorzuziehen.
- Bei Anwendung äußerer Weichmacher wird der Kunststoff mit Zeitablauf hart, spröde und porös. Er nimmt einen unangenehmen Geruch durch die Bakterien aus der Mundhöhle an und ist anfällig für Verfärbungen.

Komposite

- Komposite bestehen aus einer organischen Phase, die zum größten Teil aus Monomeren und Co-Monomeren besteht. Das bekannteste aromatische Monomer ist das Dimethacrylat Bis-GMA.
- Die anorganische Phase der Komposite besteht im Wesentlichen aus mineralischen Füllkörpern, deren Oberfläche silanisiert ist.
- An dentale Komposite werden viele Anforderungen gestellt, insbesondere gute mechanische Eigenschaften, sehr gute Mundbeständigkeit, Röntgenopazität und Biokompatibilität.
- Man unterscheidet zwischen den konventionellen Kompositen, den mikrogefüllten Kompositen und den Nanopartikel-Kompositen.
- Die Verringerung der Polymerisationsschrumpfung war und ist seit langer Zeit Gegenstand der Entwicklung und Forschung
- Die Bestrahlungsdauer, die Art der Lichtbestrahlung und die Richtung der Lichtbestrahlung sowie die Lichtdosis spielen bei der Frage, wie viele Restmonomere in der Füllung verbleiben, eine Rolle.
- Die Haftungsmechanismen an den Zahnhartsubstanzen Zahnschmelz und Dentin sind sehr unterschiedlich.
- Dentin besitzt einen höheren Volumenanteil an Wasser und organischen Anteilen als Zahnschmelz, was die Haftung schwieriger macht.

GIZ

- GIZ haben eine makromolekulare Polymerstruktur mit festen kovalenten Bindungen und Vernetzungen der Polymermolekülen über Ionenverbindungen.
- GIZ unterliegen keiner Polymerisationsschrumpfung, geben Fluoride ab und benötigen für die Dentinhaftung keine Konditionierung, kein Primer und kein Adhäsiv.
- Die Hauptbestandteile von GIZ sind Glaspulver, Polycarbonsäuren, Weinsäure und Wasser.
- Bei der Abbindereaktion der GIZ handelt es sich um eine Säure-Base-Reaktion.

Ormocere

- Ormocere bestehen aus großen, vorkondensierten Molekülen einer anorganischen Matrix mit sehr guten Vernetzungsverhalten, sie sind sehr biokompatibel und haben nur eine sehr niedrigere Polymerisationsschrumpfung von 1,25 Vol.-%.

Kunststoffe für Provisorien

- Kunststoffe für die Herstellung von Provisorien sollen vitalem Zahnhart- und Weichgewebe Schutz vor chemischen, physikalischen und thermischen Noxen bieten.
- Darüber hinaus sollen die Provisorien im Wesentlichen die Kaufunktion sichern und die Ästhetik wiederherstellen.

Biokompatibilität

- Beim Umgang mit zahnärztlichen Kunststoffen ist ein direkter Hautkontakt zu vermeiden (No-Touch-Technik).

6 Abformwerkstoffe

	chemoplastisch (irreversibel)	thermoplastisch (reversibel)
starr	✓ Abdruckgips ✓ Zinkoxid-Eugenol-Paste ✓ Kunststoff-Abdruckpasten	✓ Guttapercha ✓ Kompositionsabformmassen
elastisch	✓ Alginate ✓ Elastomere ✓ *Polysulfide* ✓ *Polyether* ✓ *Silikone (additions- oder kondensationsvernetzt)*	✓ Hydrokolloide (Agar-Agar) ✓ Dubliermassen auf Agar-Agar-Basis

Abb. 6.1 Einteilung der Abformwerkstoffe [P1607/P1608]

Abformmaterialien werden verwendet, um von bezahnten, teilbezahnten oder zahnlosen Kiefern ein Negativmodell herzustellen. Nach dem Ausfüllen des Negativmodells mit einem Modellmaterial wie Superhartgips erhält man ein Positivmodell, das die Situation im Mund des Patienten möglichst exakt wiedergeben soll.
Zwar werden die digitalen Abformungen mittels eines Intraoralscanners immer häufiger, es gibt aber nach wie vor Situationen, in denen ein Scanner dem Techniker nur ein unzufriedenstellendes Ergebnis liefert. Der Scanner kann immer nur dahin schauen, wohin auch das menschliche Auge schauen kann. Müssen Bereiche abgeformt werden, die tief im Sulkus liegen, und kommen dann noch Flüssigkeiten wie Sulkusfluid oder Blut hinzu, können die digitalen Abformungen immer noch ungenauer sein als ein konventioneller analoger Abdruck, der durch den Druck des Materials in Bereiche gepresst werden kann, in die kein Scanner hineinschauen kann.

Anforderungen und Einteilung

An Abformmaterialien werden eine Reihe von Anforderungen gestellt, die in der Praxis nicht immer voll erfüllt werden:

- untoxisch und nicht allergen (Biokompatibilität)
- Abformschärfe (genaue Detail- und Oberflächenwiedergabe)
- Form- und Volumenkonstanz (Dimensionstreue)
- Desinfizierbarkeit unter Erhaltung der Abdruckgenauigkeit
- Lagerfähigkeit (vor und nach der Bearbeitung)
- ausreichende Festigkeit und Elastizität
- einfache Verarbeitung und geeignete Verarbeitungszeit (mindestens 1 Minute, maximal 5 Minuten)
- angenehmer Geschmack und Geruch
- keine Veränderung der Abformung bei Entnahme aus dem Mund
- Kompatibilität mit Modellwerkstoffen

Voraussetzung für die Verarbeitbarkeit eines Stoffes als Abformwerkstoff ist, dass er von einer plastischen oder fließfähigen Phase entweder in eine starre oder in eine elastische Masse überführt werden kann (→ Abb. 6.1). Dieser Vorgang kann – wenn er chemoplastisch abläuft – irreversibel oder – wenn er auf der Thermoplastizität der Abformmasse beruht – auch reversibel sein. Daher gibt es folgende Arten von Abformwerkstoffen:

- irreversibel starre
- reversibel starre
- irreversibel elastische und
- reversibel elastische

Oft werden zur Verbesserung des Geschmacks Geschmackstoffe und zur Unterscheidung von anderen Werkstoffen Farbstoffe zugesetzt.
Die **totale Verarbeitungszeit** der chemoplastischen Abformmaterialien setzt sich zusammen aus Anmischzeit, Verarbeitungszeit und Abbindezeit.

Irreversibel starre Abformwerkstoffe

In älteren Büchern zur Werkstoffkunde wurden an dieser Stelle der historische Abdruckgips, Zink-Eugenol-Pasten und Kunststoff-Abdruckpasten aus MME und PMME besprochen. All diese Abformwerkstoffe sind mittlerweile vom Markt verschwunden und spielen in der Praxis keine Rolle mehr.

Reversibel starre Abformwerkstoffe

Thermoplastische Kompositionsmassen

Ein in der Praxis noch oft verwendetes Material sind thermoplastische Kompositionsmassen. Zwar werden mit diesen Massen keine ganzen Abdrücke mehr gemacht, doch dienen sie beispielsweise dazu, einen konfektionierten Abformlöffel zu individualisieren, um z. B. weit hinten liegende Weisheitszähne oder auch das Tuber maxillae im Oberkiefer abzuformen, wenn es um die Herstellung eines individuellen Löffels für die Totalprothetik geht.
Bekanntestes Beispiel für eine thermoplastische Kompositionsmasse sind die **sog. Kerr-Stangen** (Impression Compound Stangen, Fa. Kerr, Herzogenrath) oder auch das EX-3N® (Johannes Meist Dentalfabrikation) zur Herstellung von Funktionsabdrücken. Das Stangenmaterial wird über einer offenen Flamme erwärmt und so in einen weichplastischen Zustand überführt. Die Plastifizierungstemperatur liegt bei 55–65 °C; höhere Temperaturen würden beim Patienten zu Verbrennungen führen. Das warme Abdruckmaterial lässt man im Mund abkühlen, wodurch sich die Masse wieder verfestigt. Durch kaltes Wasser kann die Abkühlung beschleunigt werden. Da dieser Vorgang ohne chemische Änderungen abläuft, kann er theoretisch beliebig oft wiederholt werden. Eine Wiederverwendung des Materials sollte aber aus hygienischen Gründen unterbleiben. Nach dem Aushärten des Modellwerkstoffs wird der Abdruck in warmes Wasser gelegt. Die Kompositionsmasse wird dabei weich und kann leicht vom Modell entfernt werden.

Plastische Stoffe

Als plastische Stoffe werden sowohl natürliche Harze (wie z. B. der bernsteinähnliche Kopal oder Mastix) und Schellack (Produkt der indischen Lackschildlaus) als auch halb- und vollsynthetische Harze auf Kolophonium- oder Kunststoffbasis eingesetzt. Diese Stoffe bilden die Matrix, bewirken die thermoplastischen Eigenschaften und dienen als Bindemittel.

Elastische Stoffe und Weichmacher

Beispielhaft seien hier Paraffin, Guttapercha, Naturkautschuk, Japanwachs, Carnaubawachs, Öl- und Stearinsäure genannt. Ihre Aufgabe ist es, die Härte und Sprödigkeit der Harze zu reduzieren und die Erweichungstemperatur auf ca. 60 °C herabzusetzen. Auch diese Komponenten sind thermoplastisch.

Füllstoffe

Als Füllstoff dient Talkum (Magnesiumsilikathydrat in der chemischen Zusammensetzung $Mg_3[Si_4O_{10}(OH)_2]$), das dem Abformmaterial seine Klebrigkeit nimmt.

Irreversibel elastische Abformwerkstoffe

Als irreversibel elastische Abformwerkstoffe sind die in der zahnärztlichen Praxis sehr häufig verwendeten Alginate, Silikone, Polysulfide und Polyether zu nennen.

Alginat, ein irreversibles Hydrokolloid

Alginate werden in der zahnärztlichen Praxis täglich verwendet. Ihre Beliebtheit beruht auf

- ihrer einfachen Anmischung und Handhabung,
- der minimal dafür benötigten Ausstattung,
- der Flexibilität der abgebundenen Abformung,
- ihrer Genauigkeit bei richtiger Verarbeitung und
- ihrem guten Preis-Leistungs-Verhältnis.

Alginate haben aber auch Nachteile: Ihre Abdruckgenauigkeit erreicht nicht diejenige von Agar-Agar (eher als historisch zu bezeichnendes Abformmaterial) oder Elastomeren. Stark unter sich gehende Bereiche werden beim Abziehen des Abdrucks oft verzerrt und interdentale Anteile zerrissen. Heute werden Alginate meist für Planungs- und Dokumentationsmodelle, für Erstabdrücke zur Herstellung von individuellen Abformlöffeln und für Abformungen mit geringen Präzisionsanforderungen eingesetzt (→ Tab. 6.1). Alginat ist ein irreversibles Hydrokolloid.

Tab. 6.1 Typische Zusammensetzung von Alginat-Abformmaterial

Inhaltsstoffe Alginatabformmaterial	Mass.-%	Funktion
Natrium- oder Kalium-Alginatsalz	14	Zur Auflösung in Wasser
Kalziumsulfat ($CaSO_4$)	10	Zur Reaktion mit gelöstem Alginat zur Bildung von unlöslichem Kalziumalginat
Natriumphosphat (Na_3PO_4)	1	Zur bevorzugten Reaktion mit Kalziumsulfat und Wirkung als Verzögerer
Diatomerde oder Silikatpulver	75	Zur Steuerung der Konsistenz der Mischung und der Flexibilität der Abformung
Organisches Glykol		Zur Beschichtung der Pulverpartikel für minimale Staubentwicklung während der Entnahme
Pigmente		Zur Farbgebung
Quartäre Ammoniumverbindungen oder Chlorhexidin		Zur Selbstdesinfektion
Phenylalanin		Als Süßmittel

EXKURS

Was ist ein Kolloid?

Lösungen von großen (10–100 nm) Molekülen sowie Suspensionen (fest-flüssige Phasen: erdtrübes Wasser, Kalkmilch) und Emulsionen (flüssig-flüssige Phasen: Creme, Milch) mit Teilchen dieser Größe nennt man kolloide Lösungen (griech. kolla = Leim, eidos = Form, Aussehen) oder Sole. Ihre Teilchen sind kleiner als die für das menschliche Auge sichtbare Wellenlänge von Licht, daher erscheint uns eine kolloide Lösung homogen. Das Licht wird stark gestreut, was man den Tyndall-Effekt (britischer Physiker, 1820–1893) nennt. Dieser Effekt ist auch bei einer Stoffwechselstörung des Kammerwassers des Auges feststellbar und wird vom Arzt als diagnostisches Mittel angewandt, indem er die Intensität des Streulichts im Kammerwasser beobachtet. Der Tyndall-Effekt lässt sich auch beobachten, wenn man an einem nebeligen Morgen im Wald steht und das Sonnenlicht durch die Bäume bricht; die Strahlen der Sonne werden sichtbar.
Eine kolloide Lösung ist ein disperses System, das aus mindestens zwei Phasen besteht: zum einen aus der dispersen Phase und zum anderen aus dem Dispersionsmittel, in dem die disperse Phase fein verteilt ist.
Kolloide kann man auf verschiedene Art und Weise einteilen. Eine Einteilung erfolgt nach der Bindungsart zwischen den Atomen der Kolloide:

- Dispersionskolloide: Der kolloidale Zustand stellt hier eine Zerteilungsform der Materie dar, der sich durch Methoden wie Zerkleinerung, Kondensation und Peptisation für die meisten Stoffe erreichen lässt, sofern sie nicht im Dispersionsmittel löslich sind, z. B. Tonkolloide in Gewässern.
- Molekülkolloide: Hier wird ein Kolloidteilchen von etwa 100 Atomen gebildet, die über Hauptvalenzen (Ionenbindung, Atombindung, Metallbindung) miteinander verbunden sind. Der Aufbau gleicht dem einer niedermolekularen Substanz. Zu dieser Klasse gehören auch die **Alginate.**
- Assoziationskolloide (Mizellkolloide): Diese Kolloide bestehen aus einem bestimmten Molekülaufbau, der sich erst ab einer bestimmten Konzentration einstellt (Mizellen). Alltägliche Beispiele sind Tenside, Seifen oder Farbstoffe.

Eine andere Art der Einteilung erfolgt nach der beliebigen Wiederherstellbarkeit des kolloidalen Zustands nach Entfernung des Dispersionsmediums zum einen in reversible Kolloide (z. B. Seife, Agar-Agar) und zum anderen in irreversible Kolloide (z. B. Latex, **Alginate**).
Die feinteilige und damit oberflächenreiche Materie der Kolloide hat aufgrund der an der Oberfläche vorhandenen freien Valenzen eine hohe Tendenz, unter Abgabe von Energie in einen gröberen, oberflächenärmeren Zustand überzugehen, mit anderen Worten: **Sie flocken aus.** Damit sie aber nicht spontan ausflocken und so eine Vereinigung der kleinen Teilchen zu größeren verhindert wird, werden sie durch Gegenkräfte stabilisiert, die vor allem aus einer elektrischen Aufladung oder einer Umhüllung mit Wassermolekülen (Hydratation) bestehen. Diese Kolloide nennt man **Hydrokolloide.**
Hydrokolloide haben ein großes Bestreben, Wassermoleküle zu adsorbieren, welche die Vereinigung der Kolloidteilchen zu gröberen Partikeln verhindern.

•••

Ein Alginat ist das aus Rot- und Braunalgen (Seetang) gewonnene Natrium- oder Kaliumsalz der Alginsäure. Alginsäure (chemisch ein Polysaccharid) ist hauptsächlich ein Polymer der D-Mannuronsäure (750 Monomere pro Makromolekül), dessen Monomere 1,4-glykosidisch verbunden sind (→ Abb. 6.2).
Das zum Anmischen erforderliche Pulver-Wasser-Verhältnis ist sehr produktspezifisch und muss der Produktanleitung entnommen werden. Die Wassertemperatur sollte 20 °C aber nicht übersteigen, da das Material sonst zu schnell abbindet. Natriumalginat bildet eine kolloidale Lösung (Sol). Durch Vernetzung mit den Ca^{2+}-Ionen aus dem $CaSO_4$ koaguliert das Alginat und bildet ein Gel (→ Abb. 6.3). Natriumphosphat dient dabei als Abbindeverzögerer, indem es die zur Koagulation benötigten Ca^{2+}-Ionen abfängt und dadurch in Kalziumphosphat übergeht. Erst wenn durch diese Reaktion die Phosphat-Ionen verbraucht sind, kommt es zur **Gelbildung.** Das bei der Abformung entstandene Alginatgel kann nachträglich Wasser sowohl aufnehmen als auch abgeben. Wird der Abdruck in Wasser gelagert, so quillt er auf, an der Luft gelagert schrumpft er. Aus diesem Grund muss der Abdruck direkt nach der Entnahme aus dem Mund ausgegossen werden. Eine begrenzte Lagerfähigkeit besteht in einem verschlossenen Behälter, dessen Luftfeuchtigkeit durch eine feuchte Zellstoffeinlage auf 100 % gehalten wird **(Hygrophor)**. Derart gelagerte Alginatabformungen sollten binnen 4 Stunden ausgegossen werden. Vor dem Ausgießen mit Gips müssen Speichel und Blutspuren beseitigt werden, da sie das Abbinden der oberflächlichen Gipsschichten verhindern. Alginat ist – die perfekte Verarbeitung vorausgesetzt – ein genaues Abdruckmaterial für zahnlose, teilbezahnte und bezahnte Kiefer. Es ist jedoch ungeeignet zur Abformung präparierter Zahnflächen (Abformung für Kronen oder Brücken). Da Hydrokolloide leicht reißen, sind sie nicht zur Abformung von subgingivalen Präparationen indiziert. Die geringe Festigkeit hat allerdings auch Vorteile, z. B. im Falle der Abformung eines parodontitisch geschädigten Zahns oder von festsitzenden kieferorthopädischen Geräten oder Brückenkonstruktionen, die nicht ausgeblockt werden müssen.

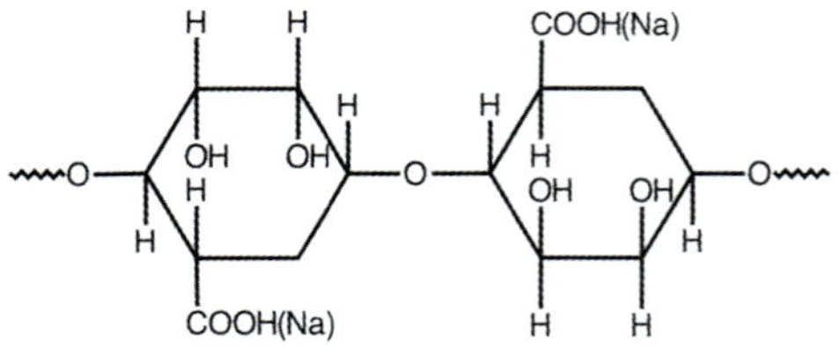

Abb. 6.2 Alginsäure (Na-Alginat) = D-Mannuronsäure = Poly-Mannuronsäure [P1607/P1608]

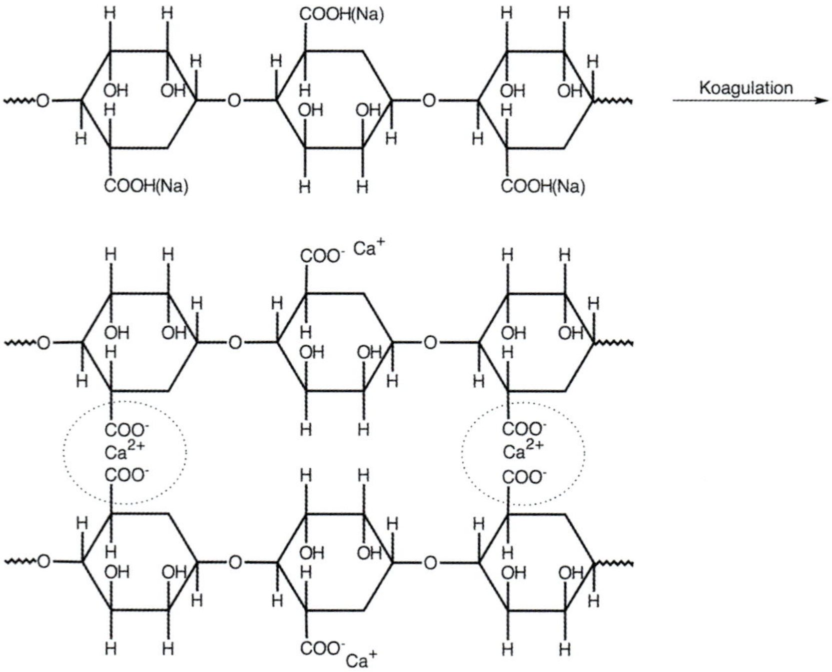

Abb. 6.3 Gelbildung des Alginats [P1607/P1608]

Elastomere Abformmaterialien

Elastomere sind makromolekulare Materialien, die gummielastische Eigenschaften besitzen, die denen des Naturkautschuk entsprechen. Die Makromoleküle sind weitmaschig miteinander vernetzt und ineinander verknäuelt, siehe auch→ Abb. 5.12. Innerhalb der Elastomere lassen sich wiederum die im Folgenden vorgestellten Materialien unterscheiden.

Silikone

Ausgangspunkt für die Entwicklung der Silikon-Abformmaterialien in der Zahnmedizin waren nachteilige Eigenschaften von Polysulfid-Abformmaterialien wie etwa:

- abstoßender Geruch
- lange Abbindezeiten
- das mäßig ausgeprägte Fließen
- relativ hohe Verformung
- Verfärbung von Textilien am Arbeitsplatz durch das enthaltene Bleioxid
- Schrumpfung bei Lagerung der Abformung, deswegen war eine zügige Modellherstellung innerhalb 30 min erforderlich.

Silikone (Polysiloxane) sind makromolekulare organische Siliziumverbindungen mit kettenförmigem Grundaufbau (→ Abb. 6.4). Die Monomere bestehen aus Siliziumatomen, die über Sauerstoff miteinander verbunden sind. Die verschiedenen Silikontypen ergeben sich aus Variationen der Restvalenzen (-R) an den Siliziumatomen. Für uns sind die Silikone von Interesse, die als Rest eine Methylgruppe tragen, die sog. **Polydimethylsilikone** (→ Abb. 6.5).
Wir kennen verschiedene Monomere-Baueinheiten, die sich durch ihre Verknüpfungsmöglichkeiten (freie Valenzen des Sauerstoffs) unterscheiden (→ Abb. 6.6). Die monofunktionellen Stopper (a) sind die Endpunkte der Makromolekülketten, die sich aus bifunktionellen Kettenbildnern (b) zusammensetzen. Die tri- oder tetrafunktionellen Vernetzer (c und d) verbinden einzelne Ketten untereinander.

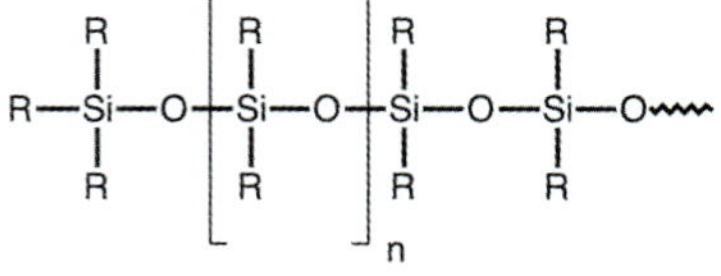

Abb. 6.4 Grundstruktur der Silikone [P1607/P1608]

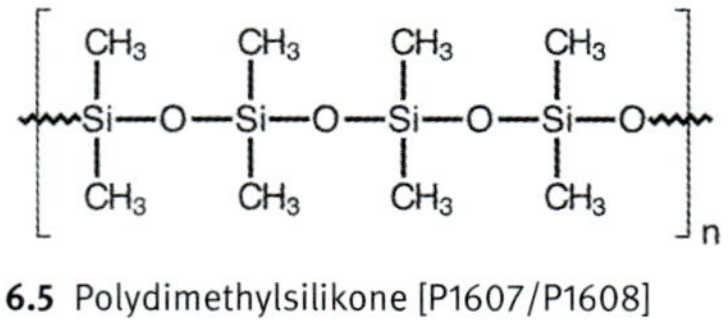

Abb. 6.5 Polydimethylsilikone [P1607/P1608]

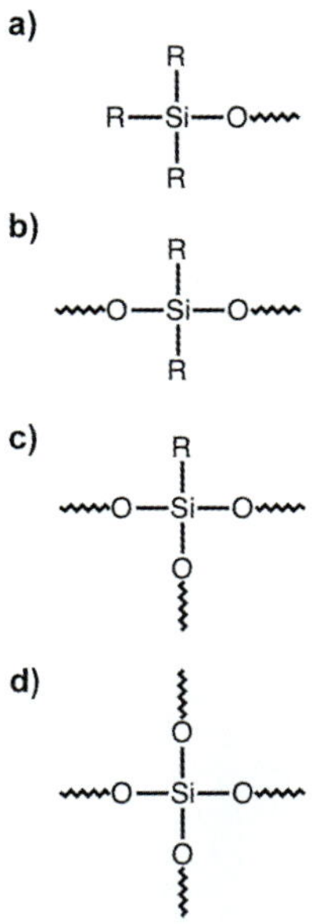

Abb. 6.6 a–d Monomere-Bausteine Silikone [P1607/P1608]
a) monofunktionelle Stopper
b) bifunktionelle Kettenbildner
c) trifunktionelle Vernetzer
d) tetrafunktionelle Vernetzer

Silikon-Abformmassen bestehen aus **zwei Komponenten:** aus einer Silikonpaste und einem Härter (ebenfalls als Paste oder als Flüssigkeit). Die Basispaste besteht aus Polysiloxanen mit endständigen monofunktionellen Stoppern sowie Füllstoffen und Weichmachern. Der Härter enthält die Vernetzer. Beim Mischen der Komponenten kommt es zu weiteren Polyreaktionen der Ketten untereinander und mit den Vernetzern. Nach Art der Polyreaktion unterscheiden wir kondensationsvernetzte Silikone (C-Silikone) und additionsvernetzte Silikone (A-Silikone). Silikone sind praktisch universell einsetzbar. Sie besitzen eine große Dehnbarkeit, ein sehr gutes Rückstellvermögen und sind daher auch zur Abformung unter sich gehender Bereiche einsetzbar.
Die Volumenkonstanz mit einer bleibenden Deformation von 0,2–0,4 % linear ist als gut zu bezeichnen. Das Ausmaß der Schrumpfung ist vom Anteil der Füllstoffe (mehr Füllstoffe = geringere Schrumpfung) sowie vom Mechanismus der Polyreaktion abhängig (weniger Schrumpfung bei additionsvernetzten Silikonen, da kein Kondensationsprodukt abgeschieden wird).
Silikone besitzen eine hohe Reißfestigkeit, sie sind sehr hitzebeständig und beständig gegen Temperaturunterschiede (-70 °C bis +250 °C). Da sie nicht austrocknen können, besitzen sie auch eine gute Lagerfähigkeit, wobei auch hier die Lagerfähigkeit von additionsvernetzten Silikonen besser ist als die von kondensationsvernetzten Silikonen. Silikonabdrücke können mehrfach mit Gips ausgegossen werden, was bei Alginatabdrücken nicht möglich ist. Da Silikone einen hydrophoben Charakter haben, ist eine sorgfältige Trocknung und Entspannung der abzuformenden Stellen erforderlich (Blut, Speichel). Bei den A-Silikonen sind mittlerweile auch hydrophilierte Produkte verfügbar, was besonders für die Benetzbarkeit mit Gipsbrei bei der Modellherstellung und Desinfektionsverhalten wichtig ist. Die Techniken zur Hydrophilierung der A-Silikone sind nicht unumstritten und immer noch Gegenstand der Forschung sowie klinischer Studien. Die z. B. oft verwendeten Zusätze zur Hydrophilierung in Form von Polyethersiloxanen bringen einige Nachteile mit sich:

- erhöhte Wasseraufnahme und damit Verlust der Dimensionstreue durch Quellung
- Gasblasenentwicklung
- Verzögerung der Abbindung
- Verlust der Hydrophilie nach Desinfektion (Herauslösung des Hydrophilierungsmittels im Desinfektionsbad)
- schlechte Stabilität gegenüber Hydrolyse und damit Verlust der Langzeitwirkung der Hydrophilierung

Durch den Verlust der Hydrophilie verschlechtert sich das Anfließverhalten des wässrigen Gipsbreis beim Ausgießen der Abdrücke.
Bei den **Polyethersiloxanen** bewirkt die Si-O-Kette die Verträglichkeit mit den Silikonabdruckmassen, während der Polyetheranteil für die Hydrophilierung verantwortlich ist. In den letzten Jahren sind eine Reihe von Hybriden entwickelt worden wie z. B. Vinylsiloxanether®Identium® (Fa. Kettenbach, Eschenburg), welche die Vorteile der A-Silikone mit denen der Polyether in sich vereinen und eine hohe Hydrophilie für ein optimales Anfließen im Mund des Patienten und auch des Gipsbreis bei der Modellherstellung bieten sollen.
Wir konzentrieren uns in den folgenden Abschnitten aber zunächst auf die „Klassiker“: die kondensationsvernetzten und die additionsvernetzten Silikone.

Kondensationsvernetzte Silikone

Die typische Zusammensetzung eines kondensationsvernetzenden Silikons ist in → Tab. 6.2 angegeben. Die Kettenstopper dieser Silikone enthalten OH-Gruppen und werden daher als Polysilanole bezeichnet (→ Abb. 6.7). In der Zahnmedizin wird Polydimethylsilandiol verwendet, als Vernetzer dienen Alkoxysilane (R-O-Gruppe = Alkoxygruppe), z. B. Ethoxysilan (Ethylsilikat, C_2H_5-O-Gruppe = Ethoxygruppe). Das Ethylsilikat produziert eine kreuzvernetzte Struktur, die teilweise für die niedrigen Werte von permanenter Verformung und Fließen verantwortlich ist.
Der als Nebenprodukt in der Reaktion entstehende Ethylalkohol verdunstet nach und nach und trägt zu einer eher hohen Schrumpfung in den ersten 24 Stunden nach dem Abbinden bei. Je mehr Füllstoffe in der Paste vorhanden sind, desto geringer fällt die Reduzierung der Dimensionsänderung aus. Der Härter oder Reaktor enthält neben dem Vernetzer als Katalysator Zinnoctoat oder auch Dibutylzinndilaurat. Die vereinfachte Reaktion der Mischung in ein abgebundenes Silikon (Gummi) kann wie folgt beschrieben werden:
Polydimethylsilandiol + Ortho-Ethylsilikat + Zinnoctoat = Silikongummi + Ethylalkohol → Abb. 6.8 zeigt das Ganze in Strukturformeln.
Der Anteil an Füllstoffen bestimmt die Fließfähigkeit des Materials: Wenige Füllstoffe ergeben fließende (z. B. Korrekturmassen für die Korrektur von Erstabformungen) und viele Füllstoffe knetbare Massen (z. B. für Erstabdrücke). Die Viskosität des Materials bestimmt damit den Anwendungszweck. Problematisch ist die sensibilisierende Wirkung des Härters (siehe dazu „Biokompatibilität“ unten). Zum

Tab. 6.2 Typische Zusammensetzung von kondensationsvernetzten Silikon-Abformmassen

	Mass.-%
Basispaste	
Polysiloxan	20–90
Füllstoff (Diatomeenerde) und Farbstoff	80–10
Paraffinöl als Weichmacher	0–30
Härter	
Vernetzer	
Katalysator (z. B. Zinnoctoat)	
Lösungsmittel u. Farbstoff	
Bei Pasten: Eindickmittel	

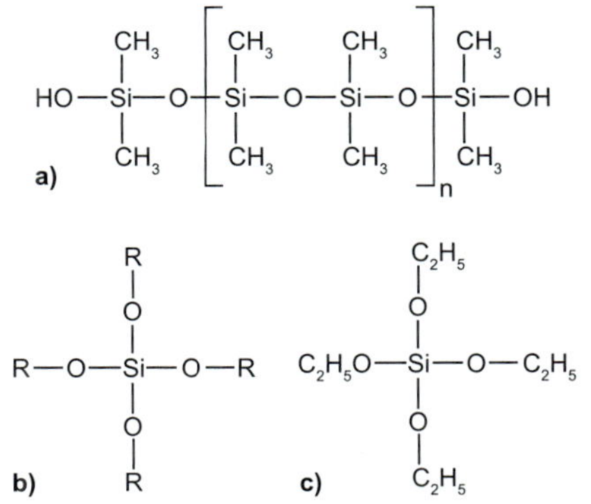

Abb. 6.7 a–c Formeln des Kettenstoppers Polydimethylsilandiol (a) und des Vernetzers Alkoxysilan (b) im Allgemeinen und Ethoxysilan (c) im Besonderen [P1607/P1608]

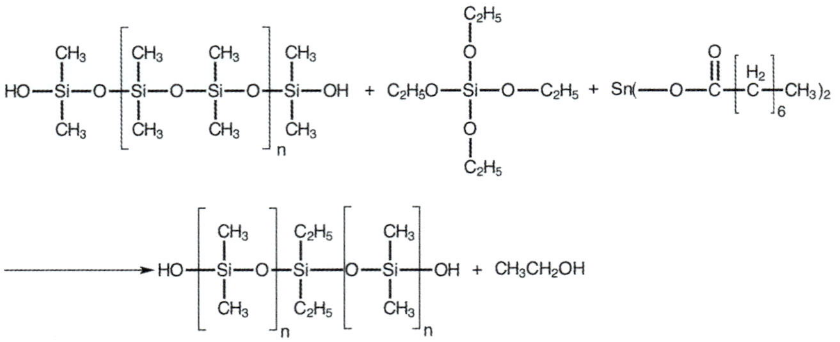

Abb. 6.8 Reaktionsablauf für kondensationsvernetztes Silikon [P1607/P1608]

Anmischen sind daher Einmalhandschuhe zu nutzen. Gelangt Härter in das Auge des Patienten, der Helferin oder des Behandlers, kann dies eine Konjunktivitis verursachen (sofortige Konsultation eines Augenarztes!). Additionsvernetzte Silikone sind beispielsweise Optosil, Xantopren (beide Fa. Heraeus-Kulzer, Hanau) oder auch Silaplast/Silasoft (beide Firma DETAX GmbH & Co. KG, Ettlingen).

Additionsvernetzte Silikone

Im Gegensatz zu den kondensationsvernetzten Silikonen, die durch das Verdunsten des abgeschiedenen Alkohols kontrahieren, ist dies bei den additionsvernetzten Silikone nicht der Fall. Das Silikon besteht aus zwei Arten von Siloxanen, einem multifunktionalen wasserstoffhaltigen Siloxan (Organohydrogensilikon) und einem Vinyl-terminalen Siloxan. Als Katalysator der Kettenreaktion dient hier eine organische Platinverbindung, z. B. Hexachlorplatinsäure, sodass sich Ethylbrücken zwischen den einzelnen Silikonmolekülen bilden. Die typische Zusammensetzung eines additionsvernetzenden Silikons zeigt → Tab. 6.3.

Vereinfacht sieht die Reaktion so aus:

Tab. 6.3 Typische Zusammensetzung von additionsvernetzten Silikonen

Basispaste
Hydrogensiloxan
Silikonöl
Füllstoffe (z. B. Quarz)
Pigmente
Hydrophilierungsmittel
Vinylsiloxan
Härterpaste
Vinylsiloxan
Silikonöl
Füllstoffe (z. B. Silikate)
Pigmente
Platin-Komplex

Wasserstoffhaltiges Siloxan + Vinylterminales Siloxan + Hexachlorplatinsäure = Silikongummi

Bei additionsvernetzten Silikonen können Gummi- bzw. Latexhandschuhe (Synthesekautschuk) die Abbindung behindern. Möglicherweise reagieren dabei die Organohydrogensilikone der Härterpaste mit restlichen Doppelbindungen des vulkanisierten Kautschuks oder auch mit dem Schwefel, der Kautschuk zu Gummi vernetzt (Vulkanisation). Ein Beispiel für ein additionsvernetztes Silikon ist das Aquasil Byte® (Firma DENTSPLY DeTrey, Konstanz) für Bissregistrierungen.

FALLBEISPIEL

Eine Forschungsgruppe der Universität Marburg hat untersucht, ob die dort derzeit in der klinischen Behandlung angewendeten Abformmethoden und -materialien bestätigt werden können oder ob sie verworfen werden müssen. Es wurde zum einen untersucht, ob C-Silikonen (hier: Silaplast® und Silasoft®, Fa. Detax GmbH) oder A-Silikonen (hier: Panasil® und Panasil Contact Plus®, Fa. Kettenbach) der Vorzug zu geben ist, und zum anderen, welche Abformtechnik die präzisesten Ergebnisse liefert. Verglichen wurden die Doppelmischabformung und die Korrekturabformung mit und ohne Abflussrillen. Als standardisiertes Abformobjekt diente ein auf der Drehbank hergestellter Metallkonus aus Messing mit einem Konusgrad von 6° und eingravierten Messrillen (→ Abb. 6.9), der in 6 Versuchsgruppen je 6-mal abgeformt wurde. Es ergaben sich 42 Abformungen. Nach der Modellherstellung wurden die Ausgüsse optisch mit einem Messmikroskop vermessen, ohne dass die vermessende Person darüber informiert war, welcher Stumpf zu welcher Abformung gehörte. Pro Stumpf wurden 14 Messwerte erhoben.

Im Ergebnis erwies sich die Doppelmischabformung als die präziseste Methode, gefolgt von den Korrekturabformungen mit Abflussrillen, was damit zu erklären ist, dass es bei der Doppelmischabformung keine elastischen Deformationen des Erstmaterials geben kann. Das A-Silikon wies die genaueren Werte auf als das C-Silikon. Die Korrekturabformungen ohne Abflussrillen lieferten inakzeptabel kleine Stümpfe. Deshalb sollten bei Korrekturabformungen **immer Abflussrillen angebracht werden.**

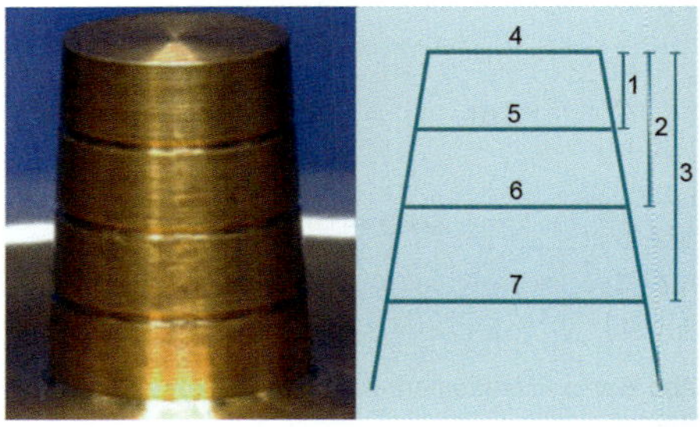

Abb. 6.9 Stilisierter Zahnstumpf aus Messing mit Gravuren für die Höhen- und Breitenmessung [P1607/P1608]

Polysulfide, Thiokole

Die Grundlage dieser elastischen Abformmaterialien bilden Polysulfidpolymere mit mittel- und endständigen OH-Gruppen; es sind also Mercaptane (= Thiokole = Schwefelalkohole). Durch Kondensationsreaktionen der Polymere entstehen größere und vernetzte Makromoleküle.

Polysulfid-Abformmaterialien werden als 2-Pasten-Systeme angeboten (→ Tab. 6.4). Die Basispaste enthält die Polysulfidpolymere und die Härter- bzw. Reaktorpaste die Reaktoren der Kondensationsreaktion.

Ein Beispiel für ein immer noch aktuelles Polysulfid ist Permlastic™ (Fa. Kerr, Herzogenrath).

Ausgangspunkt der Kondensationsreaktion ist ein Dichlordialkylformal, dem 2 Mol-% trifunktionelles Trichlorpropan beigemischt sind. Durch Polykondensation mit Natriumpolysulfid (Na_2S_x, wobei x = 3–7) entstehen die Makromoleküle. Das Prinzip der Vernetzung bzw. der Abbindung wurde bereits

Tab. 6.4 Typische Zusammensetzung von Polysulfid-Abformmassen

	Mass.-%
Basispaste	
Polysulfidoligomer	50–90
Füllstoff (TiO_2) und Weichmacher	50–10
Reaktorpaste	
Bleidioxid (PbO_2)	77
Schwefel	3
Füllstoff und Weichmacher	20

oben angedeutet: Die mittel- und endständigen SH-Gruppen der Polymere reagieren unter Wasserstoffabspaltung zu S-S-Brücken (→ Abb. 6.10). Der Reaktor dieser Reaktion ist Bleioxid, das als Sauerstofflieferant der Kondensationsreaktion dient. Da die Kondensationsreaktion auch noch nach der Entnahme aus dem Mund einige Stunden weiterläuft, sollte der Abdruck ohne zeitliche Verzögerung mit Gips ausgegossen werden. Im Hinblick auf die **Biokompatibilität** ist die Verwendung des Schwermetalls Blei (Bleioxid) zumindest bedenklich.

Polyether

Polyether-Abformmassen (z. B. Impregum®, Fa. 3M, Neuss) sind sehr beliebt, um hochpräzise Abformungen, insbesondere Sammelabformungen bei Teleskoparbeiten und Abformungen von Implantatabdruckpfosten herzustellen. Sie sind eine mögliche Alternative mit besseren mechanischen Eigenschaften als denen der Polysulfide und einer geringeren Abbindekontraktion als der von kondensationsvernetzten Silikonen. Polyether sind bereits von sich aus hydrophil und haben damit gute Benetzungseigenschaften im feuchten Milieu im Patientenmund und auch durch Gipsbrei beim Ausgießen. Ein zu beachtender Nachteil insbesondere bei älteren Patienten ist, dass das Material **sehr fest** wird und zum Teil große Kräfte aufgewendet wewwrden müssen, um den Abdruck aus unter sich gehenden Stellen möglichst ruckartig abzuziehen.

Ausgangsstoffe für das Polyetherprodukt sind die heterozyklischen Verbindungen Ethylenoxid (Epoxyethan) und Tetrahydrofuran. Die Heterozyklen addieren sich unter Ringöffnung zu linearen Makromolekülen (→ Abb. 6.11a). Die endständigen OH-Gruppen werden nun mit einer ungesättigten Säure verestert (nicht in der Abbildung zu sehen). Die Doppelbindung der Säure kann nun mit Ethylenamin reagieren, sodass die Molekülketten schließlich endständige Aziridin-Gruppen (zyklisches, sekundäres Amin) enthalten (→ Abb. 6.11b). Ethylenamin ist als dreigliedriger, heterozyklischer Ring sehr reaktionsfähig und spaltet leicht auf. Die Verbindung wird durch die katalytische Gegenwart von Säuren zur Vernetzung veranlasst. Die Härterpaste enthält z. B. einen Benzolsulfonsäureester, dessen R^+-Ionen die katalytische Funktion zur Ringspaltung und anschließenden Reaktion der bifunktionellen Molekülenden untereinander übernehmen (→ Abb. 6.11c). In der Abformmasse sind neben den reaktiven Stoffen auch Füllstoffe etc. enthalten (→ Tab. 6.5).

Polyurethane Abformmaterialien haben eine hohe Detailwiedergabe. Da sie jedoch in Wasserbädern quellen, sind sie nicht für die Herstellung von galvanoplastischen Modellen geeignet.

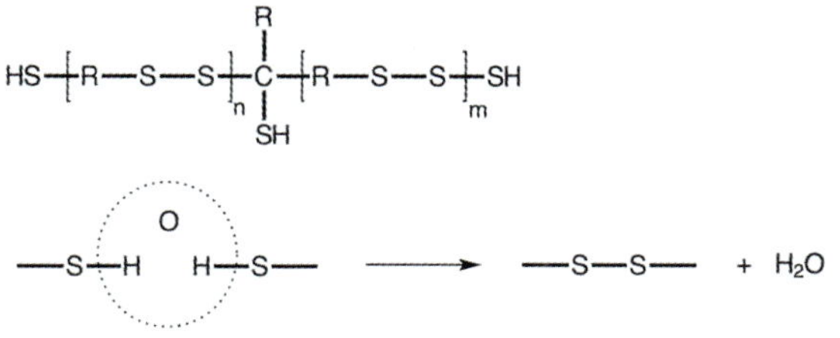

Abb. 6.10 Polysulfidpolymer und Kondensationsreaktion unter Abspaltung von Wasser [P1607/P1608]

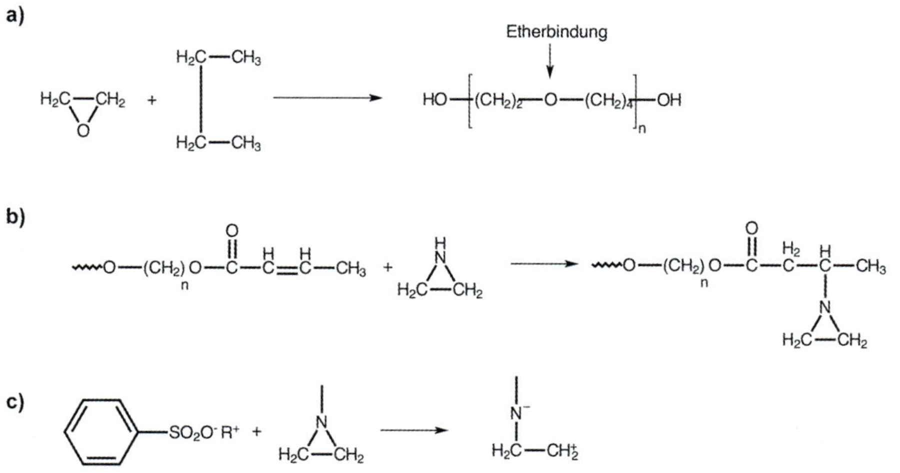

Abb. 6.11 a–c Zusammensetzung und Abbindereaktion von Polyether [P1607/P1608]

Tab. 6.5 Typische Zusammensetzung von Polyether-Abformmassen

Basispaste
Aziridino-Polyether (Oxyalkylen-Copolymer)
Füllstoffe (Kieselgur, hochdisperse Kieselsäure)
Weichmacher
Pigmente
Aromastoffe
Reaktorpaste
Alkylsulfonium-Verbindung
Füllstoffe (Kieselgur, hochdisperse Kieselsäure)
Weichmacher
Pigmente
Ester und Copolymere

Reversibel elastische Abformwerkstoffe, reversibles Hydrokolloid, Agar-Agar

Reversibel elastische Abformmaterialien gehören im Gegensatz zu den elastomeren Abformmaterialien nicht zu den Elastomeren. Früher wurden als reversibel elastische Abformmaterialien in der Zahnmedizin die reversiblen Hydrokolloide benutzt (Achtung: Auch Alginat ist ein Hydrokolloid, aber ein **irreversibles Hydrokolloid!**) . In älteren Büchern der Werkstoffkunde sind noch detaillierte Angaben zu diesen Materialien beschrieben, insbesondere ihre Verarbeitung in einem Dreibädersystem (Verflüssigungsbad, Vorratsbad, Temperierbad). Heute lässt sich am Markt nur noch ein Produkt finden, das die Vorteile der reversiblen Hydrokolloide mit denen des Alginats kombinieren soll (Algiloid®, Hager & Werken GmbH, Duisburg).

Die reversiblen Hydrokolloide bestehen aus Agar-Agar (→ Abb. 6.12), das man auch als Nährboden für Bakterienzüchtungen kennt. Weitere Bestandteile sind Wasser sowie Füll- und Zusatzstoffe. Agar-Agar ist polymere Galaktose (Polygalaktopyranose: Etwa jede 10. H_2COH-Gruppe ist am C_6-Atom mit H_2SO_4 versetzt). Ebenso wie Alginat ist es ein Algenprodukt, das durch den Übergang vom Sol- in den Gelzustand verfestigt wird. Im Gegensatz zum Alginat, bei dem die Verfestigung durch eine chemische Reaktion irreversibel erfolgt, bewirkt beim Agar-Agar eine Temperaturänderung die Koagulation bzw. Peptisation.

Glycerin und Kaolin dienen als Füllstoffe, Borax dient als Verfestiger. Kaliumsulfat hebt die abbindeverzögernde Wirkung von Borax und dem Hydrokolloid auf Gips während des Ausgießens auf. Borax ist ein spezifischer Verzögerer der Abbindereaktion des Gipses, Kaliumsulfat beschleunigt diese. In → Tab. 6.6 ist die typische Zusammensetzung

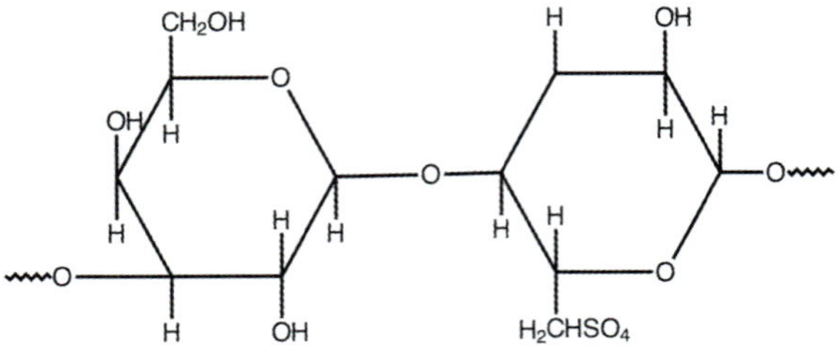

Abb. 6.12 Agar-Agar (Polygalaktopyranose) [P1607/P1608]

Tab. 6.6 Typische Zusammensetzung von Agar-Agar-Abformmaterialien

	Mass.-%
Wasser	75
Agar-Agar	10
Glycerin	7
Kaolin	7
Kaliumsulfat (K_2SO_4)	0,1
Borax (Natriumtetraborat)	0,2

des reversiblen Hydrokolloidabformwerkstoffes angegeben.
Damit das Agar-Agar nicht zum Nährboden für Bakterien wird, ist Thymol als Desinfektionsmittel zugesetzt. Abformungen aus reversiblen Hydrokolloiden sind sehr empfindlich gegen Austrocknung und nur sehr kurze Zeit dimensionsstabil, sodass sie innerhalb weniger Minuten mit Gips ausgegossen werden müssen.

Digitale Abformungen (optische Abformungen)

Mittlerweile gibt es eine ganze Reihe von Untersuchungen, die sich mit der intraoralen digitalen Abformung beschäftigen und diese mit der konventionellen Abformung bezüglich ihrer Genauigkeit vergleichen.
Auf die optische Abformung mittels eines Intraoral-Scanners wird in diesem Buch aufgrund der Aktualität des Themas zusammenfassend eingegangen, auch wenn es nur mittelbar *„werkstoffkundlich"* zu betrachten ist.
Grundsätzlich muss man unterscheiden zwischen der direkten digitalen Abformung im Mund des Patienten (ersetzt die konventionelle Abformung) und der indirekten digitalen Abformung, bei der eine konventionelle Abformung im Mund des Patienten genommen und das daraus gewonnene Gipsmodell digital erfasst wird. Daneben gibt es verschiedene Herstellungswege zur fertigen (physischen) Restauration. Die erste Möglichkeit besteht darin, dass der Zahnarzt die intraorale Situation mit dem intraoralen Scanner erfasst, digital am Bildschirm die Präparationsgrenze festlegt und die Daten digital an das Labor übermittelt. Die Herstellung der Krone übernimmt das zahntechnische Labor mittels einer CNC-Fräse und ggf. mit einer manuellen Nachbearbeitung und/oder der Herstellung eines physischen Modells z. B. mittels 3-D-Druck (→ Kap. 5). Bei der Chair-Side-Methode können sämtliche Schritte direkt am Patienten durchgeführt werden. Hier wird die Restauration direkt mit einer Desktop-CNC-Fräse in der Zahnarztpraxis gefertigt. Bei der indirekten Methode wird ein herkömmliches Modell aus einer konventionellen Abformung ausgegossen, dieses wird im Labor digital erfasst und die Restauration dann am Bildschirm konstruiert und mit einer CNC-Fräse und ggf. manueller Nachbearbeitung gefertigt.

Techniken der optischen Erfassung

Im Wesentlichen gibt es drei unterschiedliche technische Verfahren, wie die intraorale Situation im Mund digital erfasst werden kann. Zum einen gibt es die **aktive optische Triangulation** (→ Abb. 6.13a). Hierbei trifft ein Laserstrahl in einem definierten Winkel auf das zu scannende Objekt und wird reflektiert. Ein auf gleicher Höhe mit dem Laser liegender Sensor erfasst das reflektierte Licht und bildet mit dem Objekt ein Dreieck. Da die Strecke zwischen Laser und Sensor nicht variabel ist (Basislinie), kann der Abstand zum Objekt durch trigonometrische Berechnungen bestimmt werden; durch die unterschiedliche Helligkeit der Lichtpunkte stellt der Computer die dreidimensionale Kontur der Oberfläche her. Meistens werden Lichtprofile auf die Oberfläche des Objekts gestrahlt, um den Vorgang zu beschleunigen. Bei einigen, meist älteren Systemen wird der Zahn/der Zahnkranz mit einem Pulver aus Titandioxid eingesprüht, damit eine vergleichbare Reflexion erreicht wird, die sonst z. B. durch unterschiedliche Feuchtigkeitsverhältnisse beeinflusst wäre.
Eine andere Technik ist das 2006 am Massachusetts Institute of Technology (MIT) entwickelte **„active wavefront sampling (aws)"**, bei dem eine Kamera in Verbindung mit einem aws-System arbeitet (→ Abb. 6.13b). Das aws-Modul stellt quasi eine dezentralisierte Blende dar, da seine Öffnung außerhalb der optischen Achse liegt. Die Blende fährt mittels eines Elektromotors um die optische Achse. Die vom Objekt reflektierten Strahlen treten teilweise durch die Öffnung des aws-Moduls ein und werden auf der Bildebene des Geräts kreisförmig abgebildet. Der Durchmesser des Kreises variiert mit der Entfernung des Objekts von der Linse. Die Berechnung erfolgt, wenn ein Punkt von mindestens zwei verschiedenen Stellungen aus von der Öffnung des aws-Moduls erfasst wurde. Da das Modul nur eine Öffnung aufweist, wird ein Überlappen der verschiedenen Objektpunkte verhindert.
Die dritte Technik ist die **aktive konfokale Mikroskopie** als Scanmethode (→ Abb. 6.13c). Einzelne Punkte aus einer bestimmten Tiefe des Objekts werden aufgenommen und zusammengeführt.
Der emittierte und der reflektierte Laser-

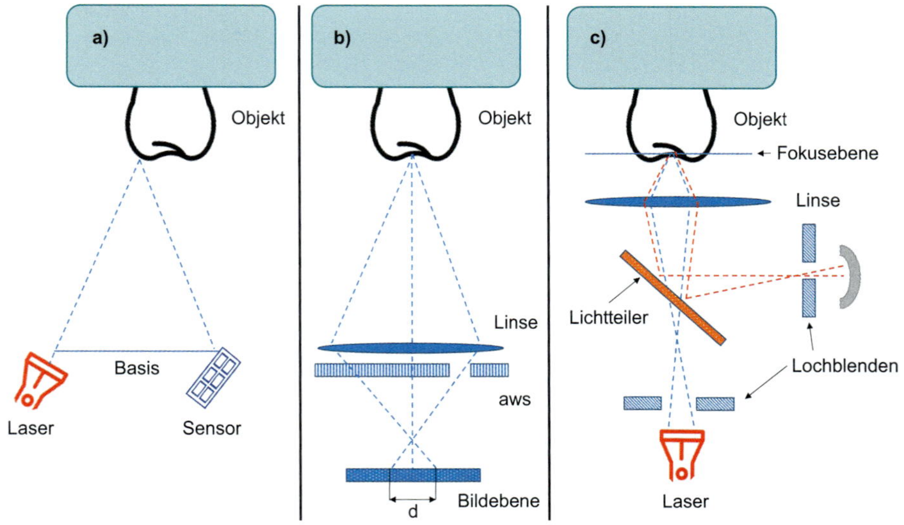

Abb. 6.13 a–c Digitale Abformtechniken
a) aktive optische Triangulation
b) active wavefront sampling (aws)
c) aktive konfokale Mikroskopie

strahl liegen übereinander (konfokal = den gleichen Fokus habend). Im Strahlengang des detektierten Lichts ist eine Lochblende angebracht, die Licht aus dem scharf abgebildeten Bereich durchlässt und Licht aus anderen Ebenen blockiert. Durch die bekannte Brennweite kann der Abstand zum Objekt bestimmt werden. Jeder „Brennfleck" stellt später einen Pixel des Gesamtbildes dar, welches der Computer zusammensetzt. Das komplette Objekt wird durch bewegliche Strahlversetzer oder durch bewegliche Spiegel in der Horizontalen und in der Vertikalen durch Heben oder Absenken abgerastert.
Insgesamt wird den neueren Systemen der letzten Jahre bescheinigt, im klinischen Alltag mit den konventionellen Abformmethoden Schritt halten zu können bzw. sogar genauer zu sein.

Desinfektion von Abformmaterialien

Da Abformungen immer mit Speichel und häufig auch mit Blut kontaminiert sind und mindestens der Speichel als infektiöses Agens zu betrachten ist, müssen Abformungen immer desinfiziert werden, bevor sie an das zahntechnische Labor geschickt werden.

Merke
Elastomere Materialien benötigen zur vollständigen Rückstellung (ca. 0,1 mm) mindestens 30 Minuten. Daher dürfen sie nicht sofort nach der Entnahme in ein Modell überführt werden.

Für die Desinfektion von Abformungen gibt es eine ganze Reihe von Desinfektionsmitteln:

- neutraler Glutaralaldehyd
- angesäuerter Glutaralaldehyd
- neutraler phenolierter Glutaralaldehyd
- Phenol
- Jodophor
- Chlordioxid

Die Effizienz der Desinfektion für alle nichtsterilisierbaren Materialien in der Zahnmedizin richtet sich nach ihrer Wirksamkeit gegenüber den widerstandsfähigsten Hepatitis-B-Viren. Da die Desinfektion in den (stets vorzuziehenden) Tauchbädern insbesondere bezüglich Volumenänderungen, Oberflächenqualität und Rauigkeit Auswirkungen auf den mit dem desinfizierten Abformmaterial in Berührung kommenden Modellgips haben kann, sollten immer die genauen Produktdaten der Gebrauchsanweisung befolgt werden, um die geeignete Eintauchzeit zu bestimmen. So können z. B. Polysulfid- und additionsvernetzte Silikon-Abformungen jeweils 10 Minuten in allen oben genannten Desinfektionsmitteln gebadet werden, mit Ausnahme von Chlordioxid (nur 3 Minuten). Polyether-Abformungen sollten lediglich 2–3 Minuten in chlorhaltige Desinfektionsmittel getaucht werden, da sonst die Genauigkeit der Stumpfmodelle aus hochfestem Hartgips inakzeptabel wird.

Biokompatibilität von Abformwerkstoffen

Da die Abformmaterialien nur kurzzeitig in der Mundhöhle verbleiben, sind in der Regel keine Nebenwirkungen beim Patienten zu erwarten. Dennoch kann es zu toxischen Reaktionen kommen – vor allem dann, wenn man wie das zahnärztliche Personal häufig in Kontakt mit Abformmaterialien kommt. Dies gilt insbesondere beim Anmischen von Knetwerkstoffen und hier speziell für C-Silikone, bei denen als Ursache der in ihnen enthaltene Katalysator angenommen wird. Generell sollte Hautkontakt vermieden werden. Dabei ist zu beachten, dass z. B. bei A-Silikonen das Latex der Handschuhe die Polymerisation beeinträchtigen kann. Eine potenzielle Gefahrenquelle ist der parodontale Sulkus, der nach der Abformung nach Materialresten von Abformmaterialien abzusuchen ist, um ein Zurücklassen von abgerissenen Abdruckmittelfahnen und so mögliche Entzündungen und Abszessbildungen zu vermeiden.

Zusammenfassung

- Abformwerkstoffe müssen viele Anforderungen erfüllen, insbesondere müssen sie untoxisch sein und dürfen keine Allergien hervorrufen.
- Die Dimensionstreue und die Kompatibilität mit Modellwerkstoffen sind ebenfalls eine Grundvoraussetzung.
- Es gibt irreversibel starre, reversibel starre, irreversibel elastische und reversibel elastische Abformwerkstoffe.
- Alginat gehört zu den irreversibel elastischen Abformwerkstoffen.
- Ein Alginat ist das aus Rot- und Braunalgen gewonnene Natrium- oder Kaliumsalz der Alginsäure.
- Silikone sind ebenfalls irreversibel elastische Abformmaterialien. Man unterscheidet zwischen kondensationsvernetzten und additionsvernetzten Silikonen.
- Additionsvernetzte Silikone sind außerordentlich dimensionstreu.
- Polyether-Abformmassen liefern hochpräzise Abformungen. Das Material wird sehr fest und lässt sich teilweise nur schwer aus dem Mund entfernen.
- Agar-Agar ist ein irreversibles Hydrokolloid.
- Digitale Abformungen sind in ihrer Genauigkeit heutzutage mit den konventionellen Abformungen zu vergleichen.
- Es gibt drei Techniken der optischen Erfassung: die aktive optische Triangulation, das „active wavefront sampling" und die aktive konfokale Mikroskopie.
- Alle Abformungen sollten immer in der Zahnarztpraxis desinfiziert werden, dies ist nicht Aufgabe des zahntechnischen Labors.
- Die Produktanweisungen von Abformungen zur Desinfektion sind immer genau zu lesen, damit der Abdruck und das daraus entstehende Modell sich nicht in den Eigenschaften ändern.

7 Wurzelkanalfüllwerkstoffe

Den Wurzelkanalfüllwerkstoffen kommt die Aufgabe zu, das zuvor in der Behandlung gesäuberte und geformte Wurzelkanalsystem dauerhaft und biokompatibel vor Flüssigkeiten und Bakterien zu verschließen. Bislang sind dazu zwei Werkstoffe notwendig, da es noch nicht gelungen ist, einen Werkstoff zu entwickeln, der diese Aufgabe *alleine* übernehmen kann.

> **Merke**
> Eine Wurzelkanalfüllung sollte immer aus einem volumenstabilen Kernmaterial und einer erhärtenden Wurzelkanalfüllpaste bestehen (Sealer). Dabei sollte der Anteil des Kernmaterials mindestens 90 % betragen und der Anteil der Paste 10 % nicht überschreiten.

Das bekannteste Wurzelfüllmaterial ist Guttapercha. Als alleiniger Werkstoff gelingt es Guttapercha nicht, das Wurzelkanalsystem dicht zu versiegeln, es muss immer noch eine Wurzelfüllpaste, der sog. Sealer, mit hinzugenommen werden. Auch dieser Sealer schafft es nicht alleine, eine ausreichende Dichtigkeit herzustellen. Viele dieser Sealer kontrahieren beim Aushärten und können dann keine genügende Wanddichtigkeit mehr garantieren (zwischen der Homogenität einer Wurzelkanalfüllung, der ausreichenden Länge zum röntgenologischen Apex sowie dem Ausbleiben einer „Überstopfung" und späteren pathologischen Befunden nach dem PRI-Score [Periapical Probability Score nach Reit und Gröndahl] besteht eine direkte Korrelation) (→ Tab. 7.1).

Über den Wurzelkanal und das Foramen apicale dentis stehen diese Werkstoffe in engem Kontakt mit dem gesamten Organismus, was nicht nur eine ausreichende Biokompatibilität erforderlich macht, sondern den Wurzelfüllungswerkstoffen auch auferlegt, antibakteriell wirksam zu sein und die periapikale Ausheilung zu fördern.

Tab. 7.1 Beispielhafte Einteilung von Sealern

Klassifikation der Sealer	Produktbeispiele
Zinkoxidhaltig	Tubli-Seal, Zink-Aphtal-Harz, Hermetic
Kalziumhydroxidhaltig	Apexit® Plus, Sealapex, Gangraena-Merz® N
Zinkoxidhaltig mit medikamentösen Zusätzen	Endométhasone N, N2 Endodontic Cement
Kunstharzsealer (Epoxidharz)	AH26®, AH Plus™, 2Seal, Diaket™
Glasionomer-Sealer	Endion, Ketac®-Endo
Silikonbasiert	RoekoSeal, Guttaflow®
Methacrylatbasiert (kompositbasiert)	Resilon™(Stift)/Epiphany™(Sealer)-System, Hydron (momentan in Deutschland nicht erhältlich)
Trikalziumsilikatbasiert	BioRoot™ RCS

Guttapercha

Guttapercha ist ein Isomer des Naturkautschuks. Naturkautschuk ist chemisch cis-Polyisopren und wird aus dem Saft malaysischer und indonesischer Gummibäume gewonnen; Guttaperchasaft tropft dagegen aus brasilianischen Gummibäumen und liefert trans-Polyisopren (→ Abb. 7.1). Guttapercha dient in Form dünner Stangen (Points) als definitives Wurzelfüllungsmaterial. Handelsübliche Guttaperchapoints setzen sich aus 59–76 % ZnO als Füllstoff, 18–22 % Guttapercha als Grundsubstanz, 1–15 % Metallsulfaten zur Röntgenopazität und 1–4 % Wachsen und Harzen als Weichmacher zusammen.

Erhärtende Wurzelkanalfüllpasten

Die ISO-Norm 6876 bestimmt die werkstoffkundlichen Anforderungen an Wurzelkanalfüllpasten:

- Volumenstabilität und Abdichtungsverhalten: max. 1,0 % Schrumpfung, max. 0,1 % Expansion
- Wasserlöslichkeit: max. 3 %
- Korngröße/Filmdicke der angemischten Wurzelkanalfüllpaste: < 50 µm
- Fließfähigkeit: < 20 mm Kompression im Glasplattentest nach ISO 6876 (100 g Gewicht)
- Röntgenopazität: äquivalent zu mindestens 3 mm starkem Aluminium

a)

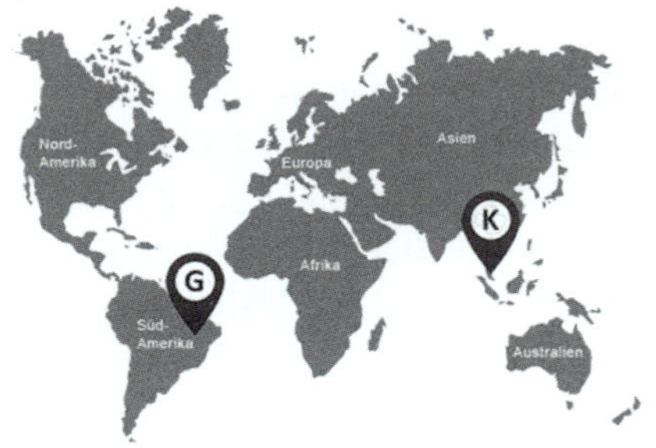

b)

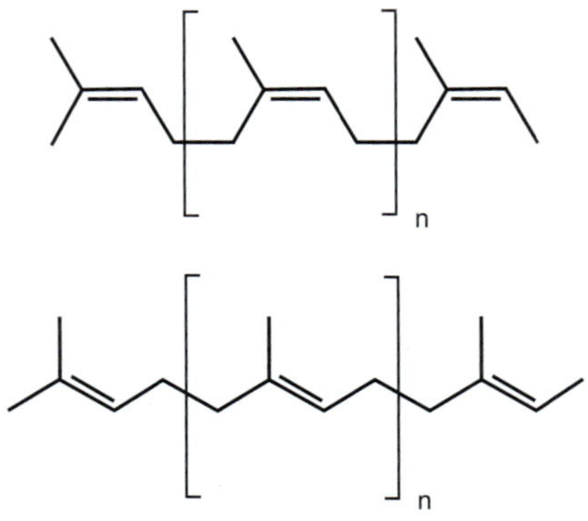

Abb. 7.1 a, b
a) Herkunftsgebiete von Naturkautschuk (K) und Guttapercha (G) [P1607/P1608]
b) Strukturformeln von cis-Polyisopren (Naturkautschuk) und trans-Polyisopren (Guttapercha)

Pasten auf Zinkoxid-Eugenol-Basis

Das System besteht aus zwei Komponenten und bildet ein zähes Zinkeugenolat. Das Eugenolat ist in Gewebeflüssigkeit löslich, besitzt aber mit 10 µm eine kleine Korngröße, was eine geringe Filmdicke der angemischten Paste gewährleistet. Je geringer die Filmdicke, desto leichter lässt sich das Kernmaterial in den Wurzelkanal einbringen und desto geringer ist auch der Anteil der Paste am Gesamtvolumen der Wurzelkanalfüllung. Obschon die Sealer in vielen Studien gute klinische Ergebnisse zeigen, werden Randständigkeit und Dichte nicht als optimal angesehen. Bei Überstopfung kann es zunächst zu leichten Entzündungen und allergischen Reaktionen kommen. Bei Überstopfen in die Kieferhöhle ist die Förderung einer Kieferhöhlenaspergillose möglich (Schimmelpilzinfektion). Die antibakterielle Wirkung ist gut. Ein Beispiel eines Sealers auf Zinkoxid-Eugenol-Basis ist Hermetic® (Fa. Lege artis Pharma GmbH & Co.KG, Dettenhausen)

Pasten auf Zinkoxid-Eugenol-Basis mit Medikamentenzusätzen

Diese Pasten unterscheiden sich werkstoffkundlich nicht von den Zinkoxid-Eugenol-Pasten ohne Medikamentenzusätze, haben aber bei der definitiven Wurzelfüllung keine Indikation. Meist ist Paraformaldehyd und/oder ein Antiphlogistikum (Entzündungshemmer, Kortikosteroide) enthalten. Dies kann sowohl bei der Abspaltung von Formaldehyd als auch bei der lokalen Immunsuppression durch Kortikosteroide auf lokaler und systemischer Ebene zu Nebenwirkungen führen und wird zunehmend kritisch betrachtet. Bereits im Jahr 1999 nahmen die Deutsche Gesellschaft für Zahn-, Mund- und Kieferheilkunde (DGZMK) und die Deutsche Gesellschaft für Zahnerhaltung (DGZ) gemeinsam dazu Stellung:

> *„Kortikosteroide unterdrücken unter anderem die Phagozytose; sie bewirken grundsätzlich eine lokale Immunsuppression. Dies führt vielfach – auch bei Zusatz eines Desinfiziens oder eines Antibiotikums – zu einer unkontrollierten lokalen Vermehrung von Mikroorganismen, was zumeist eine Verschlechterung einer bereits im periapikalen Gewebe etablierten Entzündung zur Folge hat. Die Anwendung kortikoidhaltiger Wurzelkanalfüllpasten zur Wurzelkanalfüllung kann heute nicht mehr als adäquate Therapie angesehen werden. Das allergi-*

sierende Potenzial des Formaldehyds ist eindeutig von klinischer Relevanz. Mehrfach wurde auf allergische Reaktionen vom Sofort-Typ nach Anwendung formaldehydhaltiger Wurzelkanalfüllpasten hingewiesen. Die Verwendung von Wurzelkanalfüllpasten mit Zusatz von Paraformaldehyd ist heute obsolet." (DGZMK 1999)

Pasten auf Epoxidharz-Basis

In derselben Stellungnahme der DGZMK und DGZ werden Wurzelkanalfüllpasten auf Epoxid-Basis aufgrund ihres guten Abdichtungsvermögens, ihrer Viskosität, Wasserunlöslichkeit und Röntgenopazität als empfehlenswert eingestuft. Ein Vorteil dieser Produkte ist, dass sie keiner Schrumpfung unterliegen, sondern einer Abbindeexpansion von ca. 1,2 %. Als Beispiel ist hier insbesondere AH Plus™ (Firma DENTSPLY DeTrey, Konstanz) zu nennen.

Pasten auf Polydimethylsiloxan-Basis

Silikonbasierte Sealer wie GuttaFlow® oder RoekoSeal Automix® (beide Coltène/Whaledent AG, Langenau) sind noch eine weitere Entwicklung. Sie haben gute Abdichtungseigenschaften und expandieren leicht während des Abbindeprozesses, was auf eine gute Wandständigkeit hindeutet. Die chemische Basis besteht aus einem Guttaperchapulver und einem Polydimethylsiloxan-Sealer. Klinische Langzeitstudien dazu sind im Vergleich zu schon lange in den Markt eingeführten Produkten noch rar, doch lassen die Ergebnisse aus den Studien der letzten Jahre Rückschlüsse darauf ziehen, dass z. B. das Produkt GuttaFlow® sowohl bei der Einstifttechnik als auch bei der lateralen Kondensation (Verdichtung) bessere Ergebnisse bezüglich seiner Dichtigkeit erzielt als das auf Kunstharz basierende AH Plus®, das bis dahin quasi der Goldstandard war.

Pasten auf Trikalziumsilikat-Basis

Ein Kalziumhydroxid freisetzender „bioaktiver Sealer" ist BioRoot™RCS (Fa. Septodont, Niederkassel). Nach Herstellerangaben soll der Sealer neben der Induktion von Hartgewebsbildung durch die Freisetzung von Kalziumhydroxid und dessen antimikrobieller Wirkung voll biokompatibel, auch während der Schwangerschaft einsetzbar und bereits nach weniger als 4 Stunden voll ausgehärtet sein. Das System besteht aus einer Pulver-Flüssigkeit-Kombination, die auf einer Glasplatte zusammengemischt werden muss. Das Pulver enthält neben Trikalziumsilikaten Zirkoniumoxid als biokompatibles, röntgenopakes Material. Die Flüssigkeit besteht im Wesentlichen aus Wasser und Kalziumchlorid. Die Größe der Mineralpartikel, die Dentintubuli, die eindringen sollen, seine hydrophilen Eigenschaften und der sich im Kanal ausbildende pH-Wert von 11 sollen dabei wirksame Schutzbarrieren gegen den Zutritt und das Wachstum von Bakterien sein. Das System kann sowohl mit der Single-Cone- als auch mit der lateralen Kompaktierungstechnik angewandt werden.

Wurzelkanalfüllstifte

Wurzelkanalfüllstifte sind härter als Wurzelkanalfüllpasten und damit nicht so plastisch. Sie können aus Guttapercha, Metall oder Kunststoff sein. Wie bereits erwähnt, sollte der Anteil der Stifte an der Wurzelfüllung möglichst hoch sein, da sie im Gegensatz zu vielen Wurzelkanalfüllpasten keine Aushärtungsschrumpfung aufweisen und sie auch biologisch inerter sind; sie sind nicht wasserlöslich.

Guttapercha-Stifte

Abhängig von der Temperatur kann die Guttapercha (chemische Eigenschaften siehe oben) in verschiedenen kristallinen Formen vorliegen (α, β, γ). Das aus der Pflanze gewonnene Guttapercha ist fließfähig und liegt in der α-Form vor. Guttapercha-Stifte entsprechen der β-Form, welche sich nur in einem um 9 °C niedrigeren Schmelzpunkt von der α-Form unterscheidet und nicht so weich und klebrig ist.
Insgesamt erfüllen Guttapercha-Stifte der Zusammensetzung nach (→ Tab. 7.2) immer noch die Anforderungen, die an Wurzelkanalfüllungsstifte hinsichtlich Gewebeverträglichkeit, Abdichtungsverhalten und ggf. notwendige Entfernbarkeit zu stellen sind.
Wird Guttapercha warm verarbeitet, schrumpfen die erwärmten Guttapercha-Stifte bei der Wurzelkanalfüllung und müssen daher ständig kompaktiert werden, um der Schrumpfung entgegenzuwirken. Die Röntgenopazität der Guttapercha-Stifte ist ausreichend.

Tab. 7.2 Typische Zusammensetzung von Guttapercha-Wurzelstiften

	Gew.-%
Guttapercha	20–45
Zinkoxid	33–61,5
Wachs und Kunststoffe als Weichmacher	1,0–4,1
Farbstoffe zur ISO-Codierung	1,5–3,4
Spurenelemente (Cd, Cu, De, S, Ti)	< 1,0

Silberstifte

Die früher oft verwendeten Silberstifte gelten heute aus folgenden Gründen als kontraindiziert und werden lediglich zur Anfertigung einer Röntgenmessaufnahme empfohlen:

- Silberstifte korrodieren, sobald sie nicht allseitig von einer nichtlöslichen Wurzelkanalfüllpaste umgeben sind, wobei zytotoxische Produkte (Silbersulfide, Silberchlorid, Silbersulfate, Silbercarbonate) entstehen.
- Die Korrosionsprodukte verursachen häufig akute oder chronische Entzündungsreaktionen im periapikalen Gewebe.
- Sie sind nicht gegen die Wurzelkanalwand zu adaptieren und ermöglichen so den Zutritt von Feuchtigkeit in den apikalen Kanalabschnitt.

Kunststoffstifte

Die Kunststoffstifte bestehen aus Polysulfon, sind mit α-Guttapercha ummantelt und werden für die Wurzelkanalfüllung geringfügig erwärmt und damit plastifiziert. Da α-Guttapercha erst ab 93 °C erweicht und erst ab 160 °C leicht expandiert, kann man bei einer Abkühlung auf Mundtemperatur eine Schrumpfung beobachten, was ihre Dichtigkeit nachteilig beeinträchtigen kann. Die Kunststoffstifte müssen daher trotz Guttapercha-Ummantelung zwingend in Kombination mit einer erhärtenden Wurzelkanalfüllpasten eingesetzt werden.

Zusammenfassung

- Wurzelkanalfüllwerkstoffe sollen das gesäuberte Wurzelkanalsystem dauerhaft vor Flüssigkeiten und Bakterien verschließen.
- Eine Wurzelkanalfüllung besteht immer aus zwei Werkstoffen: einem Sealer und einem volumenstabilen Kernmaterial.
- Das bekannteste Wurzelfüllmaterial ist Guttapercha.
- Guttapercha ist ein Isomer des Naturkautschuks und tropft aus brasilianischen Gummibäumen.
- Es sind viele verschiedene Sealer auf dem Markt, darunter Pasten auf Zinkoxid-Eugenol-Basis, Pasten auf Epoxidharz-Basis, Pasten auf Polydimethylsiloxan-Basis und Pasten auf Trikalziumsilikat-Basis.
- Die früher oft verwendeten Silberstifte werden nicht mehr verwendet, da ihre Korrosionsprodukte akute oder chronische Entzündungsreaktionen im periapikalen Gewebe verursachen können.

8 Keramische Massen

Der Wunsch der Patienten nach möglichst metallfreien, hochästhetischen Versorgungen wird immer größer. Keramische Massen, die die natürliche Transluzenz der Zahnhartsubstanz viel besser nachbilden können als Verblendkunststoffe, rücken also immer mehr in den Fokus. Zwischen 1887 und 1896 wurde in Detroit in den USA von dem Zahnarzt Charles Henry Land die erste Vollkeramikkrone entwickelt (dazu später mehr). Auch hier ist ein wenig Geschichte unumgänglich, um die Entwicklung der dentalen Keramiken besser zu verstehen.

Verwendung und Eigenschaften

Die dentalen Keramikmassen (griech. keramos = gebrannter Stoff, Töpfererde, Ziegel, Tongefäß) entwickelten sich aus dem Porzellan, das erstmals 700 n. Chr. in China hergestellt wurde. Ähnliche Stoffe sind seit 1000 v. Chr. bekannt. In Europa wurde Porzellan erstmals 1709 am sächsischen Königshof von Böttger hergestellt. Die Anfänge der individuellen Dentalkeramik gehen auf Jenkins zurück, der 1889 seine „leichtfließenden Massen" auf Basis von Feldspat-Schmelzen und einem Anteil an Quarz entwickelte. Sie bilden bis heute die Grundlage der silikatischen zahnärztlichen Keramik.

Die oben bereits genannte sog. **Mantel- oder Jacketkrone,** die Ende des 19. Jahrhunderts in den USA entwickelt wurde, war bis zur Entwicklung der metallkeramischen Systeme in den 1960er-Jahren das Mittel der Wahl für keramische Restaurationen im Frontzahngebiet. Der Name leitet sich von dem Umstand ab, dass die Keramik den gesamten Zahnstumpf wie mit einem Mantel umgibt. Ihr größter Nachteil bestand in ihrer Bruchanfälligkeit und dem großen Abtrag von Zahnhartsubstanz, da zirkulär eine Stufe von mindestens 1,2–1,5 mm Breite präpariert werden musste. **Adhäsivtechniken** zur Steigerung der Bruchsicherheit waren noch unbekannt.

Nachdem bereits 1837 in England (Ash) und 1844 in den USA (White) Fabriken zur Herstellung künstlicher Zähne auf Porzellanbasis entstanden waren, folgten in zeitlich größerem Abstand auch Fabriken in Deutschland:

- 1893 Zahnfabrik Wienand (DeTrey)
- 1910 Hoddes (Zahnfabrik Bad Nauheim)
- 1921 Hutschenreuther
- 1922 Dr. Hiltebrandt Zahnfabrik (Vita Zahnfabrik, Säckingen)

Der wesentliche Unterschied zwischen Porzellan und Dentalkeramik besteht in der thermischen Vorbehandlung der Feldspatanteile. Es soll:

- eine homogene Masse entstehen
- der Schmelzbereich der Massen herabgesetzt werden
- eine Transparenz erzeugt werden und
- der Schrumpfungsverlauf beeinflusst werden

Die Grundstoffe der dentalkeramischen Massen und der Industriekeramik (Porzellan: Feldspat, Quarz und Kaolin) sind ähnlich, wobei Dentalkeramik nur sehr wenig oder gar kein Kaolin enthält. Anfang der 1960er-Jahre gelangte die Metallkeramik zur endgültigen Marktreife und verdrängte aufgrund ihres hohen Qualitätsstandards die Vollkeramik. Dennoch traten auch bald Schwachstellen metallkeramischer Restaurationen zutage, wie z. B.:

- ästhetische und perioprothetische Probleme durch freiliegende Metallränder, die besonders bei einer hohen Lachlinie störend sind
- ein Durchscheinen des Metalls durch die Keramikbeschichtung und die damit einhergehende reduzierte ästhetische Wirkung
- Mängel im Verbund Metall-Keramik
- Korrosionserscheinungen und Metallunverträglichkeiten durch falsche Legierungsauswahl und -güte

Diese Nachteile, gepaart mit einer gesteigerten Anspruchshaltung der Patienten im Hinblick auf Ästhetik und Biokompatibilität, gaben den Anstoß zu einer Renaissance der vollkeramischen Restaurationen und zur Entwicklung alternativer Materialien und Technologien.

Um die keramischen Massen auch chemisch einordnen zu können, gibt → Abb. 8.1 zunächst einen Überblick über die Einordnung der Dentalkeramik innerhalb der silikatischen Werkstoffe und die Silikatchemie.

Siliziumdioxid und Silikate

Siliziumdioxid (SiO_2) besteht anders als z. B. CO_2 nicht aus Molekülen, sondern bildet eine stabile kristalline oder amorphe Struktur mit einem dreidimensionalen Raumnetz aus kovalenten Bindungen. Es kommt in kristalliner Form als Quarz in Seesand, Sandstein und Granit vor. Die einzelnen Modifikationen haben wir schon in → Kap. 4 kennengelernt. Silikate (nicht zu verwechseln mit Silikonen) sind Salze der Monokieselsäure (Orthokieselsäure) und der Polykieselsäuren und entstehen beim Zusammenschmelzen von SiO_2 mit Metalloxiden, -hydroxiden oder -karbonaten.

Als Kieselsäuren werden die Sauerstoffsäuren des Siliziums bezeichnet. Die einfachste Kieselsäure ist Monokieselsäure (Orthokieselsäure) $Si(OH)_4$. Durch intermolekulare Abspaltung von Wasser bildet sich über die Dikieselsäure und Polykieselsäuren das Kieselgel (Silicagel), welches als gallertartige Masse ausfällt (→ Abb. 8.2). Getrocknetes Kieselgel ist eine amorphe Form von Siliziumdioxid.

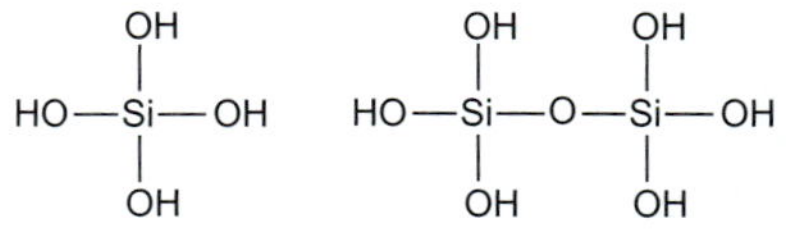

Abb. 8.2 Orthokieselsäure und Orthodikieselsäure [P1607/P1608]

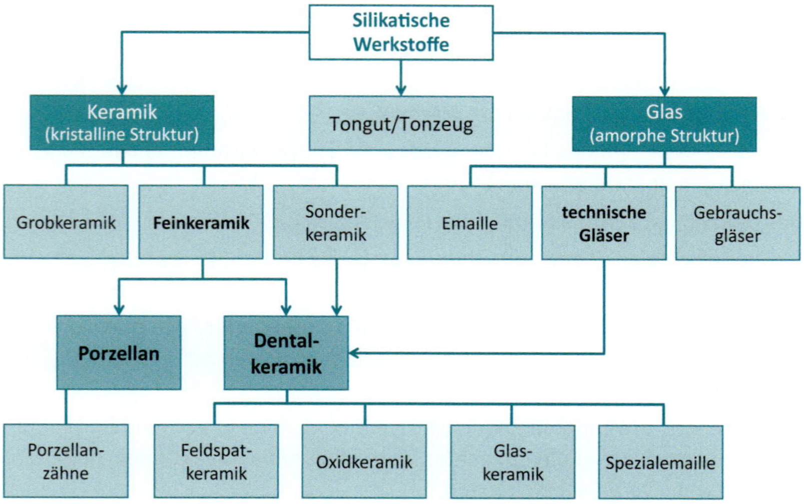

Abb. 8.1 Übersicht zu silikatischen Werkstoffen und Einordnung der Dentalkeramik

Tab. 8.1 Beispiele für natürlich vorkommende Silikate

Typ	Formel des Anions	Beispiele für Mineralien
Inselsilikate	SiO_4^{4-}	*Zirkon* $Zr[\mathbf{SiO_4}]$
Gruppensilikate	$Si_2O_7^{6-}$	*Thorveitit* $Sc_2[\mathbf{Si_2O_7}]$
Ringsilikate	$Si_3O_9^{6-}$	*a – Wollastonit* $Ca_3[\mathbf{Si_3O_9}]$
	$Si_6O_{18}^{12-}$	*Beryll* $Be_3Al_2[\mathbf{Si_6O_{18}}]$
Kettensilikate	$(SiO_3^{2-})n$	*Pyroxene, z. B. Enstatit* $Mg[\mathbf{SiO_3}]$
Schichtsilikate	$(Si_2O_5^{2-})n$	*Kaolinit* $Al_2(OH)_4[\mathbf{Si_2O_5}]$
Gerüstsilikate	$(AlSi_3O_8^{-})n$	*Feldspäte, z. B. Orthoklas* $K[AlSi_3O_8]$

Zurück zu den Silikaten: Ein einfaches Silikat ist z. B. das Natriumsalz der Orthokieselsäure, das Natriumorthosilikat:

$$2\,Na_2CO_3 + SiO_2 \rightarrow Na_4SiO_4 + 2Co_2$$

→ Abb. 8.3 zeigt die Strukturformel des Natriumorthosilikats.

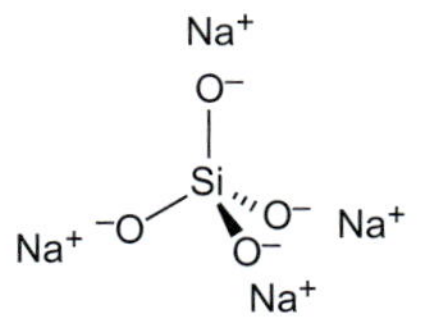

Abb. 8.3 Natriumorthosilikat [P1607/P1608]

Man beachte, dass die Sauerstoffatome nur mit einer Einfachbindung an das Silizium gebunden sind und damit ein vierfacher negativer Ladungsüberschuss entsteht; damit kann das Anion leicht mit positiven Metallionen wie z. B. Natrium wechselwirken. Das einfachste Silikat-Anion haben wir damit schon kennengelernt.

In → Tab. 8.1 sind einige Beispiele für natürlich vorkommende Silikate aufgezählt, von denen uns vor allem das Inselsilikat Zirkon und der Orthoklas (Feldspat) in diesem Kapitel noch oft begegnen werden. → Abb. 8.4 zeigt zudem einige einfache Silikatstrukturen in der räumlichen Ansicht. Bei den Alumosilikaten (Feldspate) sind die Siliziumatome teilweise durch Aluminiumatome ersetzt, die gewöhnlich käfigartig eingeschlossen sind (→ Abb. 8.5). In den tunnelartigen Raumnetzstrukturen können sich Wassermoleküle einlagern.
Von den hier beispielhaft dargestellten natürlichen Silikaten können künstliche Silikate unterschieden werden (→ Abb. 8.6). Wir schauen uns hier zunächst einige natürliche Silikate etwas genauer an; den künstlichen Silikaten widmen wir im Rahmen der dentalen Keramiken und Gläser weiter unten unter „Glaskeramik" eigene Abschnitte.

Tone Tone gehören zu den **Schichtsilikaten.** Man unterscheidet fetten und mageren Ton, Lehm, Salzton und Kaolin als hochreinen Ton (Porzellanerde). Ton ist quellfähig, er nimmt durch Wasseraufnahme an Volumen zu, wird plastisch verformbar und wasserundurchlässig. Das Wasser des Tons ist in erster Linie nicht eingelagert, sondern in Form von OH-Gruppen chemisch gebunden. Eingelagertes Wasser findet sich aber zwischen den Schichtpaketen. Wird der Ton stark erhitzt (ca. 300 °C), wird das eingelagerte Wasser abgespalten und es tritt eine starke Schwindung ein (bis zu 6 %). Zu einer weiteren Schwindung von bis zu 35 % kommt es im Rahmen des Brennens durch den Sintervorgang. Sintern spielt bei den dentalen Keramiken eine große Rolle (dazu mehr unter „Dentale Keramiksysteme").
Feldspate Feldspate sind **Gerüstkristalle** und machen ca. 60 Mass.-% aller Mineralien der Erdkruste aus.
Kaolinit Der Hauptbestandteil des Kaolins ist Kaolinit, das ebenfalls ein Schichtsilikat und in reinem Zustand weiß und feinkristallin ist. Es kann wechselnde Mengen Wasser zwischen den Schichten aufnehmen und dabei aufquellen.
Talkum Speckstein oder Talkum ist sehr weich und teilweise auch dentalen Wachsen als Füllstoff beigemischt, um eine höhere Oberflächenverdichtung zu erzielen und um die Fließ- und Schabeigenschaften zu verbessern. Talkum haben wir schon als Bestandteil der Kompositionsabformmassen (→ Kap. 6) kennengelernt.

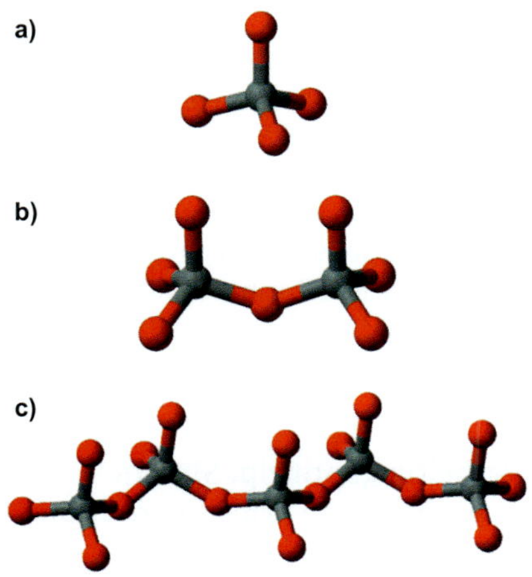

Abb. 8.4 a–c Verschiedene einfache Silikatstrukturen
a) Inselsilikat
b) Gruppensilikat
c) Kettensilikat

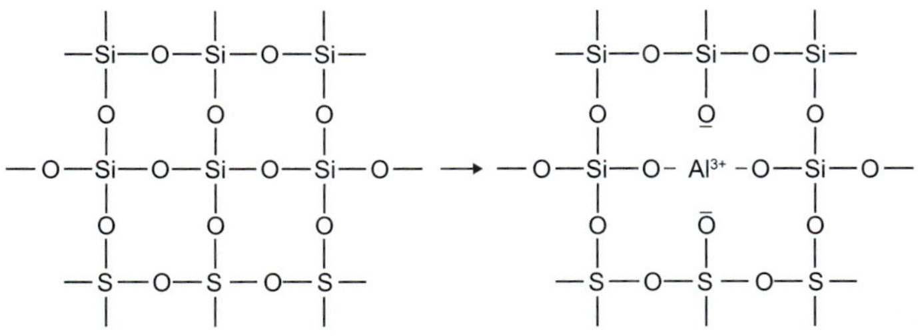

Abb. 8.5 Ladungsverteilung im Alumosilikat

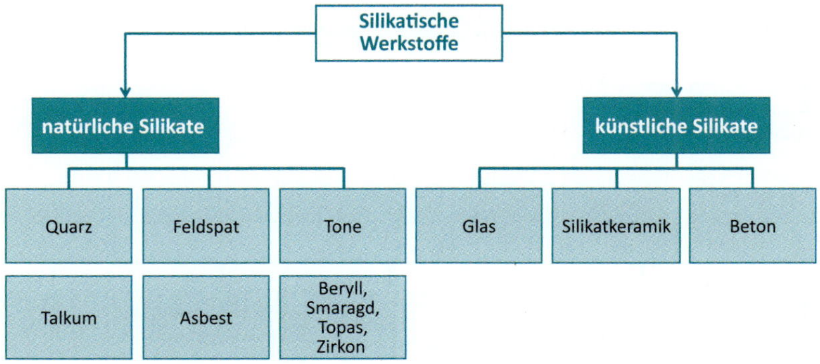

Abb. 8.6 Einteilung der Silikate nach natürlicher und künstlicher Herkunft [P1607/P1608]

Asbest Der Name Asbest ist eine Sammelbezeichnung für verschiedene natürlich vorkommende, faserförmige Silikate. Das „weiße Asbest“ (Chrysotil) wird industriell am häufigsten verwendet. Asbest wird in der Zahntechnik nicht mehr eingesetzt (früher wurde Asbestpappe zur Muffelauskleidung und Isolierung von Öfen eingesetzt), da der Staub der Fasern beim Einatmen **Lungenkarzinome** verursachen kann.

Dentale Keramiksysteme

Innerhalb der Dentalkeramiken kann man folgende Unterteilungen vornehmen:

- nach der Zusammensetzung:
  - feldspathaltige und
  - feldspatfreie Keramiken, die sich weiter aufteilen lassen in
    - synthetische Keramiken
    - hydrothermale Keramiken
    - oxidverstärkte Keramiken, Aluminiumoxid, Zirkoniumdioxid
    - reine Oxidkeramiken
    - Silikat-/Glaskeramiken
- nach der klinischen Anwendung:
  - Kronen und Brücken, die konventionell mit Zementen befestigt werden können. Hier ist der Halt der Krone oder Brücke vor allem von der Präparationsgeometrie wie Präparationswinkel und Größe der Fügefläche sowie der auftretenden Belastung abhängig.
  - Vollkeramiksysteme wie Veneers, Inlays, Onlays, Teilkronen, Kronen, die adhäsiv befestigt werden müssen
- nach dem Herstellungsverfahren (→ Abb. 8.7): sintertechnische, guss- und presstechnische Fertigung keramischer Restaurationen sowie computergestützte maschinelle Formgebung und industrielle Vorfertigung keramischer Formkörper.

Tab. 8.2 Zusammensetzung von Dentalkeramik und Porzellan im Vergleich

	Dentalkeramik (Mass.-%)	Porzellan (Mass.-%)
Feldspat	60–80	25–30
Quarz	15–25	20–25
Kaolin	0–5	50–70

Konventionelle keramische Massen (feldspathaltige Keramik)

Die Hauptbestandteile dentalkeramischer Massen sind Feldspat und Quarz. Kaolin, die wichtigste Komponente der herkömmlichen Porzellane, ist nur in geringen Mengen oder gar nicht vorhanden (→ Tab. 8.2).
Heute wird den keramischen Massen, bezogen auf die Grundsubstanz, bis zu 50 % Aluminiumoxid zugesetzt (zum Teil auch als Ersatz für Quarz), wodurch die Biegefestigkeit erhöht wird. Feldspat und Quarz sind transparent, Aluminiumoxid und Kaolin setzen aufgrund ihrer Opazität die Transparenz herab. Schauen wir uns die Inhaltsstoffe ein wenig genauer an:
Kaolin Der Name leitet sich von dem Fundort, dem Berg Kaoling in China, ab. Kaolin wird auch Porzellanerde genannt und ist ein dichtes, feinerdiges Gestein. Es ist ein Gemisch der wasserhaltigen Tonerde-Silikate Kaolinit, Dickit und Nackrit mit der Summenformel

$$Al_2(OH)_4 \times Si_2O_5$$

Es ist ein Alumosilikat mit Schichtstruktur, das mit Wasser eine modellierfähige Masse bildet, die bei 1600 °C zusammensintert. Das Wasser lagert sich zwischen die Silikatschichten ein, wodurch die Schichten gegeneinander verschiebbar werden, was die Ursache der Plastizität und Formbarkeit der Porzellanmasse ausmacht.

Quarz Das Schmelzintervall des Quarzes liegt zwischen 1400 °C und 1600 °C. Beim Erhitzen kommt es zu Modifikationsänderungen. Die Expansion des Quarzanteils (thermische Expansion) unter Wärmezufuhr lässt sich in eine rein thermische und in eine Umwandlungsexpansion unterteilen. Die Umwandlungsexpansion beruht auf dem Übergang des Quarzes in eine andere Modifikation, wobei es durch Vergrößerung des Gitterabstandes zwischen den Atomen zu einer Volumenerhöhung kommt. α-Quarz hat eine trigonale Gitterstruktur, β-Quarz hat eine hexagonale Gitterstruktur.
Feldspat Feldspate wurden oben bereits vorgestellt. Sie besitzen von allen natürlichen Silikaten die niedrigsten Erweichungstemperaturen. Für uns ist vor allem das Kalifeldspat (Orthoklas) von Bedeutung. Er schmilzt bei etwa 1170 °C inkongruent (ohne zu zerfallen), indem er Leuzit bildet:

$$K_2O \times Al_2O_3 \times 4\ SiO_2$$

Erst bei 1540 °C werden auch Leuzitkristalle aufgelöst. Die Leuzitkristalle verleihen den Dentalkeramiken ihre hohe Viskosität und Standfestigkeit als Voraussetzung dafür, dass während des Brennvorgangs die modellierte Form nicht zerfließt.
Flussmittelzusätze Die untere Erweichungstemperatur von Kalifeldspat liegt bei 1170 °C. Mantelkronen werden jedoch im Allgemeinen bei ca. 1000–1100 °C gebrannt, und bei 980 °C wird Keramik auf Metall aufgebrannt. Die Flussmittel wie z. B. Soda (Na_2CO_3) Borax oder Kaliumkarbonat haben die Aufgabe, die Erweichungstemperatur herabzusetzen. Die Anwendung von Flussmitteln wird teilweise durch deren Toxizität eingeschränkt.
Farbstoffe und Fluoreszenzbildner Die farbliche Angleichung der Keramik an die individuelle Zahnfarbe des Patienten muss mit Farbstoffen erfolgen, die hitzebeständig sind. Bewährt haben sich daher Metalloxide und -salze sowie Silikate seltener Erden (→ Tab. 8.3). Die Metalloxide werden durch gemeinsames Schmelzen im Feldspat gelöst. Die erstarrte Masse ist glasartig und wird als **Farbfritte** bezeichnet. Durch Zermahlen der verschiedenen Farbfritten, Mischung und erneutes Zusammenschmelzen mit der Mineralmasse entsteht deren zahnähnlicher Farbton.

Verarbeitungsprinzip: Sintern

Keramische Massen werden gebrannt und nicht gegossen. Dies bedeutet, dass man das Werkstück aus dem keramischen „Rohstoff“ zunächst vergrößert formen muss. Bei-

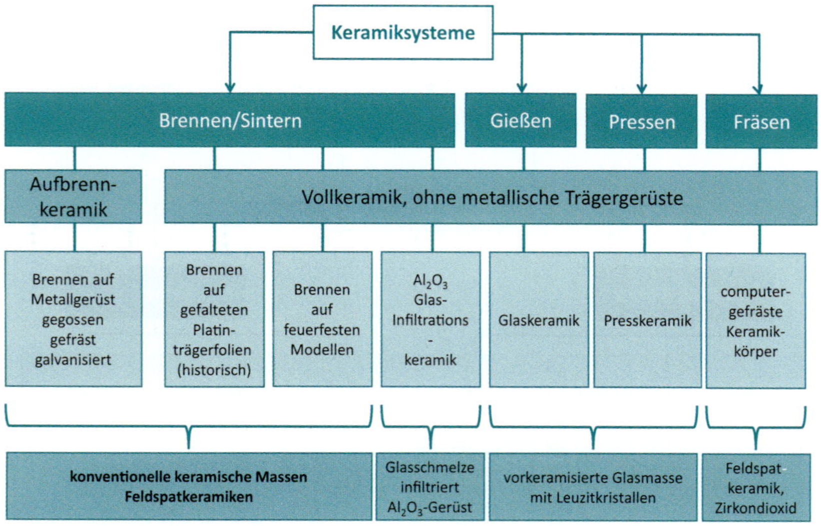

Abb. 8.7 Übersicht zu dentalen Keramiksystemen

Tab. 8.3 Metalloxide und -salze als Farbstoffe für Dentalkeramiken

Metalloxid oder -salz	Farbe
Eisenoxid	Rot/gelb
Kobalt	Blau
Iridium	Schwarz
Silber	Orange
Nickel	Grau
Gold	Purpur
Zinn	Weiß
Titan	Gelblich-braun
Mangan	Violett

spielsweise wird für die Verblendung einer Metallkeramikkrone Keramikpulver mit Modellierflüssigkeit (Wasser mit organischen Zusätzen) zu einem formbaren Brei angemischt und auf das Metallgerüst aufgetragen. Erst durch mehrmaliges Brennen und den Auftrag verschiedener Schichten (Opaker zum Abdecken des Gerüstes, Dentin- und Schmelzmesse und ggf. Schneidekantenmasse) erhält das Werkstück die erforderlichen Festkörpereigenschaften. Wichtig ist, dass die Masse nicht schmilzt, dabei zerfließt und die Modellation z. B. einer Krone oder Brücke zerstört.

Das Grundprinzip des Brennens ist das **Sintern:** Ohne zu schmelzen, reagieren die Oberflächen der Partikel miteinander, wobei sie verschweißen, d. h., die zunächst adhäsiv zusammengehaltenen keramischen Partikel befestigen und verdichten sich (→ Abb. 8.8). In der zahnärztlichen Praxis kommen wir ebenfalls mit dem Sintern in Berührung. Praxen, die Kronen und Brücken aus Zirkoniumdioxid Chair-Side anfertigen, müssen diese nach der Entnahme aus der CNC-Fräse sintern, damit das Zirkoniumdioxid seine definitiven werkstoffkundlichen Eigenschaften erhält. Dabei schrumpfen die Kronen und Brücken, was beim Fräsen durch eine Vergrößerung der Teile berücksichtigt wird. Diese Praxen müssen also einen Sinterofen (oder Speedsinterofen) in ihrem Praxislabor vorhalten.

Um aus den oben genannten Inhaltsstoffen (Keramikmasse, gemischt mit den gemahlenen Farbfritten) eine homogene Masse zu erhalten, den Schmelzpunkt herabzusetzen, die nötige Transparenz zu erzeugen und um die Abkühlungsschrumpfung zu beeinflussen, nutzt man vor allem die **Eigenschaften des Feldspats,** indem man ihn thermisch vorbehandelt.

Kalifeldspat schmilzt bei 1170 °C nicht völlig, sondern teilt sich in Schmelze und Leuzitkristalle auf, die erst bei 1540 °C schmelzen. Der Feldspatanteil für die dentalkeramischen Massen wird gefrittet (Fritte: Scherbe), d. h., dass das Feldspatgemisch zusammengeschmolzen wird, „so dass ein bestimmter Teil (Natronfeldspat) in die schmelzflüssige Glasphase übergeht, während andere Anteile (hauptsächlich Kalifeldspat) in der Kristallphase des Leuzits verbleiben" (Hohmann und Hielscher 2012).

Die abgekühlte Fritte wird zerkleinert, gemahlen und gesiebt.

Während des Brennvorgangs beginnt die Glasphase des Feldspats schon bei 800 bis 900 °C zu erweichen, wovon aber die Leuzitkristalle nicht erfasst werden. Der Schmelzvorgang beginnt an der Oberfläche der Pulverkörner, die zunächst verkleben und immer weiter zusammensintern; die Grenzflächen verschwinden, die Zwischenräume werden kleiner und die geschmolzenen Bereiche bilden eine zusammenhängende Matrix, die die anderen (höherschmelzenden) Komponenten und Hohlräume einschließt.

Durch das Zusammensintern kommt es zum sog. Brennschwund. Der Brennschwund ist damit die Differenz aus den Teilchenzwischenräumen in der unbehandelten Modelliermasse und den nach dem Brennen in der Masse verbliebenen Poren. Poren sind jedoch im Sinne der mechanischen Festigkeit und der optischen Qualität unerwünscht. Auch ein Brennen im Vakuum vergrößert den Brennschwund, weil das Volumen der Hohlräume verkleinert wird oder die Matrix sogar porenfrei wird. Das Vakuum bewirkt aber außerdem eine erhöhte Festigkeit, Transparenz, Farbsicherheit und Polierbarkeit und wird deshalb für Opaker-, Dentin- und Schmelzmassebrand eingesetzt. Wenn die keramischen Verblendungen einige Wochen in der Mundhöhle sind, dringt in die noch vorhandenen Poren in der Keramik Feuchtigkeit ein. Das führt zwar nicht zu Verfärbungen, aber falls für Änderungen die Keramik dann noch einmal aus der Mundhöhle entfernt wird – wie das bei längerem Probetragen einer Restauration vorkommt – und für Korrekturen die Keramik noch einmal gebrannt werden soll, wird diese Feuchtigkeit zum Problem: Die Keramik muss bei niedriger Temperatur im Brennofen erst sorgfältig getrocknet werden, bevor der eigentliche Brennprozess durchgeführt werden darf.

Merke

Der glättende Abschlussbrand, der sog. Glanzbrand, muss unter atmosphärischem Druck stattfinden, damit unter Umständen vorhandene Gasbläschen unter der Oberfläche nicht in diesem späten Stadium der Fertigung noch platzen und kraterartige Vertiefungen entstehen.

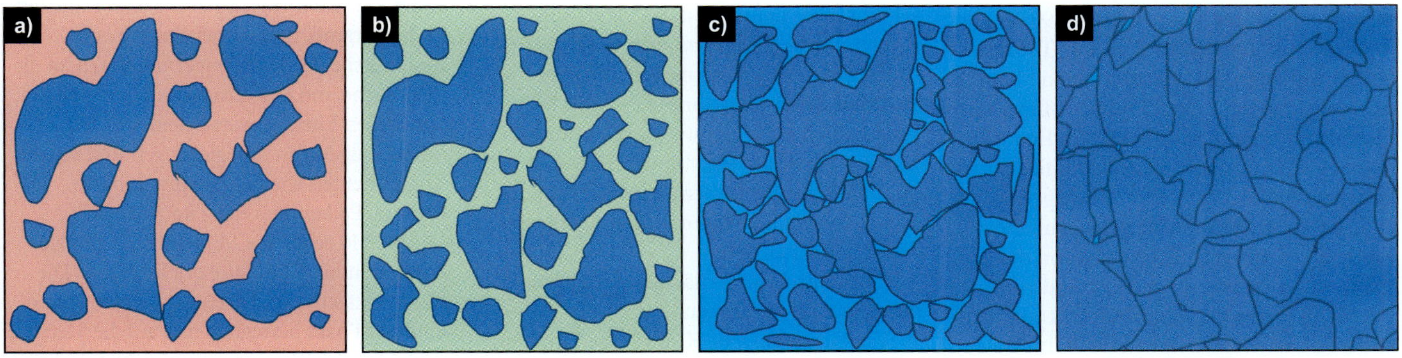

Abb. 8.8 a–d Schematische Darstellung des Sintervorgangs

a) Die mit Modellierflüssigkeit, organischen Bindemitteln und Farbstoffen ausgefüllten Zwischenräume sind noch recht weit und nicht verdichtet.

b) Durch das Verdichten der Masse lagern sich die Partikel dichter zusammen. Die Packungsdichte der Teilchen der keramischen Massen kann erhöht werden, indem eine geeignete Mischung unterschiedlicher Teilchengrößen verwendet wird; die kleinen Teilchen können sich in die Zwischenräume der großen Teilchen einlagern. Das Brennen unter Vakuum verhindert Lufteinschlüsse und Porositäten.

c) Die Masse wird im Ofen getrocknet, die Partikel verdichten sich weiter. Die Raumfüllung beträgt jetzt ca. 75 %.

d) Bei Brenntemperatur schmelzen die Partikeloberflächen und die Teile sintern zusammen.

Der Brennschwund kann zwischen 20 % und 35 % betragen. Heutzutage wird die Schichttechnik weniger zum Aufbau von Mantelkronen als zur Beschichtung und Verblendung von Gerüsten verwendet, z. B. aus Zirkoniumdioxid.

Indikationen für vollkeramische Restaurationen: Inlays, Onlays, Veneers und Implantate

Inlays Inlays sind intrakoronale Restaurationen für Seitenzähne und sind insbesondere dann indiziert, wenn ästhetische Gesichtspunkte wichtig sind. Inlays aus Keramik werden entweder auf einem feuerfesten Stumpf, aus Presskeramik oder mittels CAD/CAM-Technologie hergestellt. Inlays müssen adhäsiv befestigt werden. Mit Inlays lassen sich größere Defekte der Zahnhartsubstanz ersetzen, in der Regel werden aber die Höckerspitzen nicht mit einbezogen, was eher eine Indikation für ein Overlay oder Onlay darstellt (wobei der Übergang zur Teilkrone fließend ist).

Onlays und Overlays Onlays aus Vollkeramik erfassen die gesamte Kaufläche des wiederherzustellenden Zahns einschließlich der Höckerspitzen und meist auch der Approximalflächen, sie sind daher bei tiefen okklusalen Defektanteilen mit drohender Höckerfraktur indiziert. Das Overlay gleicht dem Onlay, hat aber lingual und bukkal eine größere Ausdehnung. Die Herstellung und die Eingliederung gleichen denen der Inlays.

Veneers Veneers sind flache Vollkeramikschalen, die dazu dienen, nur die fazialen und inzisalen Anteile von Frontzähnen zu ersetzen. Meistens sollen so permanente Verfärbungen, unästhetische Zahnformen oder z. B. auch Schmelzdefekte (Schmelzhypoplasien) maskiert werden. Auch sie werden mittels Adhäsivtechnik eingegliedert und können mit den bereits bekannten Verfahren hergestellt werden.

Keramikimplantate Diese wurden 1985 in die Zahnmedizin eingeführt. Das sog. **Tübinger Sofortimplantat** aus Aluminiumoxid konnte sich aufgrund des hohen Frakturrisikos nicht durchsetzen. Nach heutigem Kenntnisstand sind nur Zirkonoxidkeramiken geeignet, den mechanischen Beanspruchungen in der Mundhöhle standzuhalten, wobei deren Eigenschaften stark von der chemischen Zusammensetzung und vom Herstellungsprozess abhängen. Das aufgrund seiner hohen Biegefestigkeit für Implantate geeignete Zirkoniumdioxid hat die Zusammensetzung

$$95\%ZrO_2 + 5\%Y_2O_3\ (\text{Yttriumoxid})$$

Das Yttriumoxid stabilisiert das Zirkonoxid je nach Herstellungsbedingungen in seiner kubischen, tetragonalen oder monoklinischen Modifikation. Zirkonoxidkeramiken zeigen eine gute Biokompatibilität und verfügen über ein weiße, opake Farbe, was besonders im Frontzahnbereich zu ästhetisch hochwertigen Ergebnissen führt. Ein Beispiel für ein keramisches Implantatsystem ist das „ICX-Active White" Keramikimplantat der Fa. medentis (Bad Neuenahr-Ahweiler).

Aufbrennkeramik

Metallkeramikrestaurationen sind noch immer die häufigsten Versorgungen zahnärztlicher Keramikrestaurationen. Hier besprechen wir daher ausführlich die Herstellung von Keramikverblendrestaurationen und Haftmechanismen zwischen Keramik und Metall.

Mehrere Schichten von Keramikmassen werden unter Bildung von physikalischen und chemischen Bindungsmechanismen auf ein gegossenes oder gefrästes Metallgerüst gebrannt. Das Metallgerüst dient als Stütze der Keramik und macht sie widerstandsfähiger gegen die unter Belastung im Mund auftretenden Kräfte, sodass sie problemlos auch bei weit gespannten Brücken eingesetzt werden kann. Die Präparation eines Stumpfes für die Keramikverblendkrone hat so zu erfolgen, dass das Metallgerüst ausreichend stabil gestaltet werden kann. Beim Übergang von Metall zu Keramik ist darauf zu achten, dass eine Hohlkehle entsteht. Am Gerüst wird die zu verblendende Fläche überall in derselben Richtung ausgearbeitet, andernfalls können sich kreuzende Grate zum Einschluss von Luft und Gasbläschen führen, die beim Brennen an die Oberfläche der Keramik gelangen würden. Um eine Oxidschicht für die Haftung der Keramik zu erhalten, wird das Gerüst 10 Minuten lang bei 960–980 °C (Edelmetalllegierungen) geglüht. Dies nennt man das Oxidationsglühen. Dann erfolgt das schichtweise Auftragen der Keramikmassen bis zum abschließenden Glanzbrand (→ Abb. 8.9).

Die Qualität einer Keramikverblendung wird im Wesentlichen von der Festigkeit des physikalischen und chemischen Verbundes Metall-Keramik bestimmt. Man unterscheidet drei Mechanismen:

- mechanische Oberflächenverzahnung durch Mikroretentionen
- Van-der-Waal'sche Kräfte: Überlappung von Molekülorbitalen
- chemische Verbindung über Haftoxide

Mikroretentionen Raut man die Aufbrennoberfläche etwa durch Sandstrahlen vorher

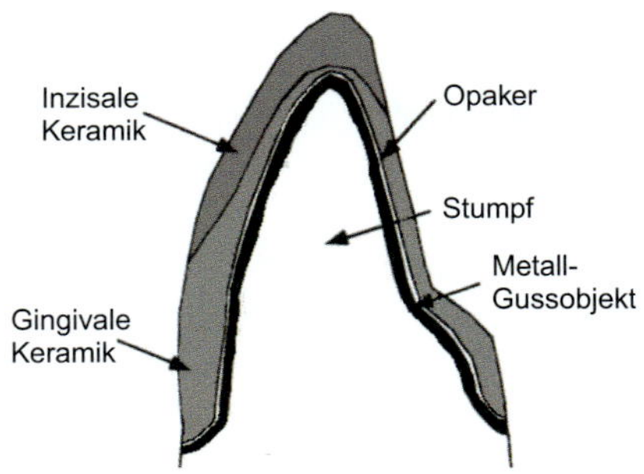

Abb. 8.9 Schematische Darstellung einer Metallkeramikkrone [P1607/P1608]

auf, wird das Benetzen begünstigt. Die Oberflächenspannung des Flüssigkeitstropfens wird herabgesetzt und die Flüssigkeit zerfließt gleichmäßig auf der Oberfläche. Die Rauigkeit bietet der Keramikmasse Mikroretentionen und vergrößert die Oberfläche erheblich. Bei den dentalkeramischen Massen erfolgt die Benetzung während des Brennens. Die keramische Masse schmilzt während des Sinterns und verzahnt sich so mit dem Metall. Die bedeutendste physikalische Größe im Haftverbund von Metall und Keramik ist das thermische Ausdehnungsverhalten beider Verbundwerkstoffe. Günstig ist ein Ausdehnungsverhalten, bei dem das Metall nur sehr geringfügig stärker schrumpft als die Keramik und sich in dieser eine leichte Druckspannung aufbaut, was die Masse gut aufnehmen kann. Empfehlenswert ist eine um ca. 10 % geringere Kontraktion der Keramik.

Van-der-Waal'sche Kräfte Eher von untergeordneter Bedeutung sind die Van-der-Waal'schen Kräfte. Die Oberflächenenergien der Keramik aus der Polarisation von Molekülen sind sehr gering (keramische Massen zeigen zeitweiligen Dipolcharakter).

Bindung über Haftoxide Einen wesentlichen Anteil hat jedoch die chemische Bindung über Haftoxide (Ionenbindung). Bei hohen Temperaturen während des Brennvorgangs kommt es zur Diffusion von Legierungsbestandteilen in die Keramik und umgekehrt. Unedle Bestandteile der Metalllegierung treten an die Oberfläche, um eine Oxidschicht zu bilden. Um diesen Effekt zu verstärken, werden Edelmetall-Aufbrennlegierungen und unedle Komponenten wie Eisen, Zinn, Indium, Iridium, Palladium oder Titan zulegiert. → Abb. 8.10 zeigt eine Modellvorstellung der schmelzenden Glasphase des Feldspats. Die Al_2O_3-Oktaeder und die SiO_3-Tetraeder sind in dieser Phase beweglich und auf die Metalloxide des Metallgerüstes ausgerichtet. Es kann so zu einer Ionenbindung zwischen Keramik und Metall kommen. Besonders bei Nichtedelmetalllegierungen, die die Oxide ohne weitere Zusätze von sich aus ausbilden, besteht die

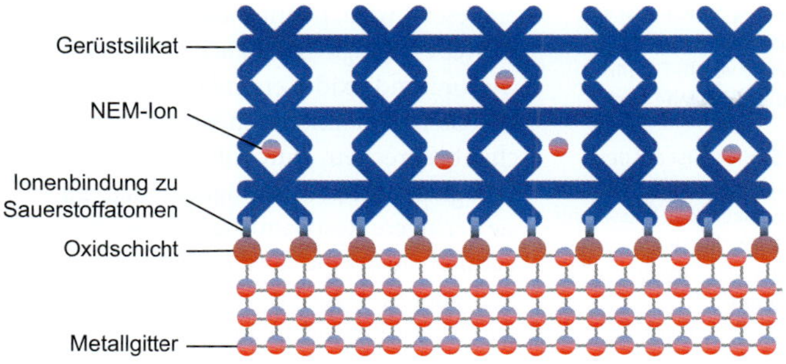

Abb. 8.10 Chemische Bindung zwischen Keramik und Metall

Gefahr, dass die Oxidschicht zu dick wird und so die Keramik vom Metall abreißt. Zu dicke Oxidschichten müssen durch Sandstrahlen ausgedünnt oder abgebeizt werden. Auch bei Edelmetallen kann die Oxidschicht durch zu häufige Korrekturbrände zu dick werden.
Ein Nachteil keramischer Verblendungen liegt in ihrer schlechten Reparaturfähigkeit. Um Abplatzungen beim Eingliedern durch Verspannungen zu vermeiden, ist eine Gerüstanprobe zu empfehlen. Das Aufbrennen spezieller Zwischenzonenmaterialien (Bonding-Agents) anstelle eines Oxidbrandes kann bei Edelmetalllegierungen zu einer Erhöhung der Verbundfestigkeit Metall-Keramik führen.

Merke
Nichtedelmetalllegierungen (NEM-Legierungen) benötigen keinen Oxidbrand, sie bilden die Oxide ohne weitere Zusätze aus.

Diese Bonding-Agents (Haftvermittler) bestehen im Prinzip aus einer Mischung von Edelmetallpartikeln und Keramikpulver. Die Metallpartikel verschweißen mit dem Metallgerüst, binden aber die Keramikpartikel, welche die Verbindung zur aufgebrannten Verblendung herstellen.

Leuzitverstärkte Keramiken

Leuzitverstärkte Keramiken sind eine Weiterentwicklung von Feldspatkeramiken für die Metallkeramik, bei denen in der Glasphase höhere Anteile feinverteilter Leuzitkristalle (Kali-Tonerde-Silikat) zu finden sind. Der WAK der Leuzitkristalle ist höher als der der amorphen Glasphase und kann so an den WAK traditioneller metallener Substrate angepasst werden; dies erhöht die Festigkeit des metallkeramischen Verbundes. Gleichzeitig kontrahieren die Leuzitkristalle beim Abkühlen stärker als ihre Umgebung und verhindern so die Ausbreitung von Mikrorissen. Die Härte von leuzitverstärkten Feldspatkeramiken ist ähnlich der des Zahnschmelzes. Sie besitzen eine gute Transluzenz, wodurch man gute ästhetische Ergebnisse erzielen kann.
Als Hauptindikation ergibt sich unter Nutzung adhäsiver Befestigungstechniken für diese Keramiken die Herstellung von Veneers, Inlays und Onlays. Auch vollkeramische Einzelkronen sind möglich, sofern man bei der Präparation eine Mindeststärke von 1,2 mm für Silikatkeramikkronen berücksichtigt. Ein aktuelles Beispiel für eine leuzitverstärkte Keramik ist das für CNC-Fräsen entwickelte IPS Empress CAD (Fa. Ivoclar Vivadent GmbH, Ellwangen).

Glaskeramik

Unter einem Glas im weitesten Sinne versteht man eine amorph (ohne Kristallisation) erstarrte, beim Erwärmen nur allmählich erweichende unterkühlte Schmelze, deren Atome zwar eine Nahordnung, aber keine gerichtete Fernordnung wie z. B. kristalline Strukturen besitzen. Wird kristalliner Quarz (→ Abb. 8.11a) geschmolzen und kühlt wieder ab, kommt es trotz der normalen Zusammenlagerung der Silizium- und Sauerstoffatome zu Tetraedern in einer amorphen Anordnung, die eher typisch für den flüssigen Zustand des Stoffes ist, nicht aber für den jetzt vorliegenden festen Glaszustand (→ Abb. 8.11b). Daher spricht man von einer „unterkühlten Schmelze", die der eines Glases (→ Abb. 8.11c) ähnelt.

Merke
Als Gläser bezeichnet man aber auch z. B. den uns bekannten Methacrylsäuremethylester (→ Kap. 5), der nach seiner Polymerisation das organische Glas "Plexiglas" bilden kann.

(Glas-)Keramik in der Zahnmedizin

Normale Gläser sind aufgrund ihrer geringen Bruchfestigkeit in der Zahnmedizin nicht anwendbar. Ihre Sprödigkeit macht sie besonders anfällig für Rissbildungen aufgrund von Zugspannungen.

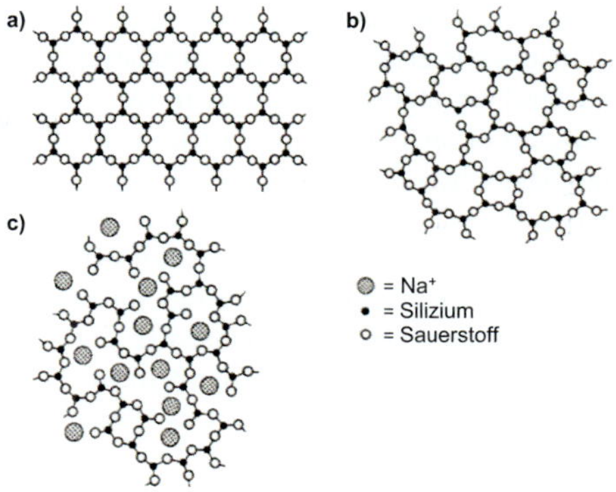

Abb. 8.11 a–c Anordnungen des SiO_2-Gerüstes [P1607/P1608]
a) kristalliner Zustand des Quarzes
b) Glas-Zustand
c) Alkali-Silikat-Glas

Einer der Hauptunterschiede zwischen der bereits vorgestellten Feldspatkeramik und gießfähiger Glaskeramik ist die Tatsache, dass gießfähige Glaskeramiken als nichtkristalline Materialien vergossen und anschließend durch eine gezielte Wärmebehandlung (Tempern) partiell in kristalline Strukturen überführt werden (Keramisieren/Entglasen). Es entstehen in eine Glasmatrix eingebettete Kristalle mit besonderen physikalischen Eigenschaften bezüglich ihrer ästhetischen Optik, ihrer geringen thermischen Ausdehnung, ihrer hohen Bruchfestigkeit und ihrer guten Belastbarkeit gegenüber Temperaturwechselbelastung.
Neben der Verwendung in der Zahnmedizin kommen Glaskeramiken unter anderem auch bei der Herstellung von Kochgeschirr, Kochfeldern oder Hitzeschilden für die Raumfahrt vor.

Glaskeramische Fertigungsverfahren

Gießkeramiken Glaskeramik kann deshalb im Gussverfahren verarbeitet werden, weil zunächst der amorphe Glascharakter überwiegt und sich dieser in einen schmelzflüssigen Zustand versetzen lässt. Der Vorteil gusstechnischer Fertigungsverfahren besteht darin, dass analog zu Gussobjekten aus Metall eine präzise Wachsmodellation angefertigt werden kann. Im Gegensatz zu der oben vorgestellten Schichttechnik wird dazu nur ein einziger Arbeitsgang benötigt. Nachteilig ist auf der anderen Seite, dass hier nur mit einem homogenen Material gearbeitet werden kann; es gibt keine verschiedenen Schichten für Dentin, Schmelz und Glanz. Die Farbgebung ist daher auch nur oberflächlich und kann im schlechtesten Fall sogar im Laufe der Zeit abradiert werden.

Presstechnische Fertigung Wenn glaskeramische Materialien in einen gussfähigen Zustand versetzt werden können, verwundert es nicht, dass diese auch in einem zähplastischen Zustand in Hohlformen gepresst werden können, wobei auch hier das Lost-Wax-Verfahren angewandt wird. Seit Ende der 1980er-Jahre werden hierfür z. B. auch leuzitverstärkte Feldspatkeramiken verwendet, woher auch der Name des IPS-Empress-Systems (Fa. Ivoclar Vivadent GmbH, Ellwangen) kommt.

Das ursprüngliche System besteht aus industriell vorgefertigten zylindrischen Keramikblöcken (Rohlinge), die in verschiedenen Farben mit unterschiedlicher Transluzenz erhältlich sind. Der vorgegebene erhöhte Anteil an Leuzitkristallen liegt in einer hohen Konzentration von 40–50 % vor. Die Leuzitkristalle verbessern die mechanische Festigkeit der Glasmatrix hinsichtlich ihres größeren WAK, der die Glasmatrix beim Abkühlen unter Druckspannung (sog. Misfit-Spannung) setzt, und auch die Opazität. Ein gesonderter Keramisierungsprozess ist nicht erforderlich, was herstellungstechnisch viel Zeit spart und einen gleichbleibenden Qualitätsstandard sichert. Die Rohlinge sind durchgesintert, eine Sinterschrumpfung tritt daher bei der labortechnischen Verarbeitung ebenfalls nicht auf.

Mittlerweile gibt es viele Nachfolgesysteme des Vorreiters IPS Empress, sodass auch die zahnärztliche Praxis mit hauseigenen Desktopfräsen die Rohlinge in Form von Blöcken im subtraktiven CAD/CAM-Systemen verarbeiten kann.

Infiltrationskeramisches System Das schon 1986 von Sadoun entwickelte und mittlerweile in vielen Facetten weiterentwickelte infiltrationskeramische Verfahren wurde im selben Jahr von der Firma Vita (Bad Säckingen) unter dem Namen „In-Ceram" eingeführt. Infiltration heißt in diesem Fall, dass zunächst ein Gerüst aus Aluminiumoxid (Al_2O_3) offenporig vorgesintert wird, in das in einem zweiten Brennprozess die Glasphase infiltriert wird. Man kann sich als Beispiel aus dem Alltag ein Stück Würfelzucker vorstellen, in das Kaffee einsickert, wenn man es eintaucht. Auch wenn das ursprüngliche Infiltrationsverfahren heute labortechnisch nicht mehr oft angewendet wird, sondern eher die Nachfolger (z. B. In ceram Zirconia®) Anwendung finden sollen, werden hier zum Verständnis die Arbeitsschritte kurz beleuchtet:

- 38 g feines Aluminiumoxidpulver (Al_2O_3) mit einer Teilchengröße von 2–5 µm werden als breiig-zähflüssiges Wasser-Mineral-Gemisch (sog. Schlicker) unter Ultraschall mit 5 ml eines flüssigen Additivs angemischt und unter Vakuum verdichtet. Ein Tropfen eines Dispersionsmittels wird zugesetzt, um ein homogenes Gemisch von Aluminiumoxid in Wasser zu erhalten.

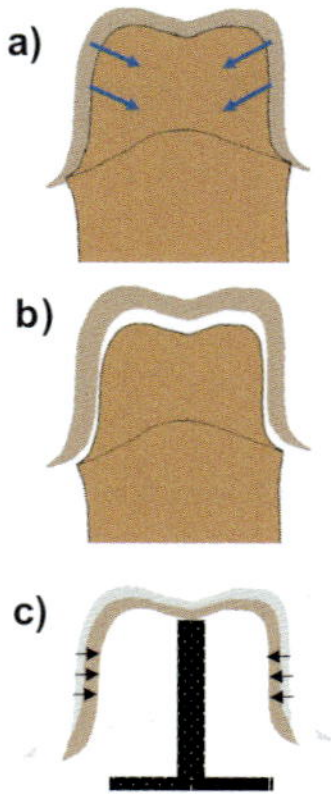

Abb. 8.12 a–c Schematische Darstellung der Herstellungsschritte von In-Ceram-Restaurationen (siehe auch Text)
a) Al_2O_3-Schlicker ist auf den Duplikatstumpf aufgetragen, der Gips saugt das Wasser auf
b) Al_2O_3-Käppchen ist gesintert, der Gipsstumpf ist geschrumpft
c) Auf das offenporige Käppchen ist Glaspulver aufgetragen, das im Ofen schmilzt und in das Al_2O_3-Gerüst durch Kapillarkräfte eindringt.

- Der Schlicker wird auf ein Spezialgipsduplikat des Meistermodells aufgetragen, der Gipsstumpf entzieht dem Schlicker die Flüssigkeit, sodass dieser fast sofort trocken und sehr dicht gepackt ist. Das kreideartige Gerüst kann durch Schaben mit einem Skalpell jetzt noch problemlos korrigiert werden (→ Abb. 8.12a).
- Im speziellen In-Ceram-Ofen (In-Ceramat) wird die Schicht bei 1120 °C trocken gesintert. Die Aluminiumoxidteilchen backen an ihren Grenzflächen zusammen, schmelzen aber nicht (der Schmelzpunkt liegt bei 2040 °C), eine Sinterschrumpfung bleibt daher aus. Ein offenporiges Gerüst aus Aluminiumoxid ist entstanden. Der geschrumpfte Gipsstumpf lässt sich leicht lösen. Die minimale Schrumpfung des Gerüstes kann durch das Auftragen von Distanzlack auf dem Meistermodell ausgeglichen werden (→ Abb. 8.12b).
- Eine Mischung aus Wasser und farblich auszuwählendem Lanthanglas ($LaAl_2O_3SiO_3$) wird mit einem Pinsel auf das offenporige Gerüst aufgetragen und bei 1100 °C gebrannt (Infiltration). Die niedrig visköse Glasschmelze dringt durch Kapillarkräfte in das Aluminiumoxidgerüst ein und umschließt das Feinkorngefüge vollständig. Der Anteil des Aluminiumoxids beträgt 75 %, der Anteil der Glasphase 25 %. Die nahezu porenfreie Masse erreicht Härten von bis zu 600 MPa und ist damit 2- bis 4-mal härter als alle anderen bisher vorgestellten (Glas-)Keramiken (→ Abb. 8.12c).

In ceram Zirconia® auf der Basis von tetragonalem Zirkoniumdioxid stellt eine weitere Entwicklungsstufe dar. Diese Hochleistungskeramik, die z. B. auch in der Medizin für Gehör-, Finger- und Hüftendoprothesen eingesetzt wird, nennt man wegen der guten Gewebeverträglichkeit auch „Biokeramik". Zirkoniumdioxid-Keramiken werden wir im nächsten Abschnitt noch einmal ausführlicher besprechen. Durch ihre deutlich höhere Festigkeit und Bruchzähigkeit erlauben sie geringere Restwandstärken und lassen dadurch auch eine für die Pulpa verträglichere Präparation zu. Ein weiterer Vorteil besteht darin, dass bei weitspannigen Brückenkonstruktionen kein Verzug des Gerüsts beim Aufbrennen der Verblendung auftreten kann.

Computergestützte Frästechnik (CAD/CAM) und ihre Werkstoffe

In den Abschnitten zur digitalen Abformung (→ Kap. 6) und zum 3-D-Druck (→ Kap. 5) haben wir uns schon wenig mit CAD/CAM beschäftigt. In den letzten Jahren ist das Thema so umfangreich geworden und die Systeme und Hersteller so vielfältig, dass bereits entsprechende Bücher vorliegen. Im Folgenden stehen die Systeme daher eher im Hintergrund, die mit der CAD/CAM-Technologie verarbeiteten Werkstoffe dafür im Vordergrund.

Eines der ersten Systeme war das Cerec-System der Firma Sirona (heute Dentsply Sirona, Bensheim). Es ist auch heute noch auf den Markt und wird stetig weiterentwickelt. Es richtet sich in erster Linie an Zahnärzte zur Chair-Side-Herstellung von Zahnersatz. Es besteht aus einem intraoralen Scanner, einem Computer mit Monitor zur Datenerfassung und einer mehrachsigen Schleifmaschine. Die Arbeitsschritte können unterteilt werden in:

- digitale Abformung der Präparation mit dem intraoralen Scanner im Mund des Patienten
- Berechnung und Darstellung des 3-D-Modells der Präparation und des gesamten Kiefers inklusive des Gegenkiefers mit interkuspidaler Okklusion
- Vorschlag des Computers einer idealen Restauration aus einer Datenbank (Inlay, Onlay, Overlay, Veneer, anatomische Vollkrone oder Brücke) und individuelle Anpassung durch den Zahnarzt
- Formschleifen der Restauration aus einem Keramikblock: Nachdem die Software das Design der Restauration vorgeschlagen sowie an die Nachbarzähne angepasst und der Zahnarzt individuelle Vorgaben wie Randspalt oder Antagonistenkontakt eingestellt hat, erfolgt das Formschleifen mit Zylinderdiamanten.
- adhäsives Einsetzen der Restauration durch den Zahnarzt

Silikatische Werkstoffe

Nach ersten fehlgeschlagenen Versuchen, definitive maschinelle Restaurationen aus Kunststoffen oder Kompositen zu fräsen (diese werden heute als temporäre Provisorien gefräst), entschied man sich für Keramik. Diese ist abrasionsfester, farbbeständiger und zudem weniger plaqueaffin.
Mittlerweile gibt es eine große Auswahl an Feldspatkeramiken und (leuzitverstärkten) Glaskeramiken, die in vorgesinterten Blöcken auf dem Markt sind. Der Vorteil dieser Blöcke gegenüber der Schichttechnik ist das Ausbleiben einer Sinterschrumpfung, deren Kompensation bei der klassischen Schichtung mit Pulverkeramiken immer abgeschätzt werden muss und oft erst nach mehreren Korrekturbränden ausgeglichen ist. Die einheitliche Farbe der Blöcke konnte in den Anfängen nur durch das nachträgliche Brennen von Malfarben einer natürlichen Ästhetik angepasst werden.
Seit einigen Jahren gibt es jedoch farblich geschichtete Blöcke, bei denen die virtuelle Restauration mithilfe der Software nur noch so positioniert werden muss, dass die Farbabstufung von zervikal nach inzisal erfolgt.

Lithiumdisilikat

Der Hauptunterschied bezüglich der mechanischen Eigenschaften von Lithiumdisilikat gegenüber einer normalen leuzitverstärkten Keramik ist in einem starken Anstieg der Biegefestigkeit zu sehen. Sind es bei der leuzitverstärkten Glaskeramik 120 MPa, können bei der Lithiumdisilikat-Keramik 350 MPa nachgewiesen werden. Auch die Bruchzähigkeit ist nahezu um das 2,5-Fache gestiegen. Das bekannteste Beispiel für Lithiumdisilikat Blöcke sind die IPS e.max Blöcke der Firma Ivoclar Vivadent GmbH, Ellwangen, welche nach dem Fräsen in der zahnärztlichen Praxis aufgrund ihrer hohen Ästhetik nur noch mit einem Glanzbrand versehen werden müssen. Die ursprünglichen Rohlinge bestehen aus Massivglas. Eine Mischung aus Quarz, Lithiumdioxid, Phosphoroxid und Kaliumoxid als Hauptbestandteile wird bei 1500 °C geschmolzen und in die Metallformen für die Rohlinge gegossen. Sie sind völlig transparent und erlauben eine ausgezeichnete Qualitätskontrolle z. B. auf ihre Transluzenz, Blasen, Poren und Eischlüsse. Das nachfolgende Tempern bei 500–600 °C bildet Keime, die bei einer Steigerung bis zu 850 °C Lithiumdisilikat-Kristalle ($Li_2Si_2O_5$) für 20–30 Minuten wachsen lassen, um die Endfestigkeit von ca. 350 MPa zu erreichen.
Diese extrem hohe Festigkeit, Zähigkeit und Transluzenz sind natürlichem Zahnhartmaterial sehr ähnlich. In diesem endgehärteten Zustand kann Lithiumdisilikat-Keramik aber nicht von CAD/CAM-Systemen in der zahnärztlichen Praxis beschliffen oder gefräst werden. Um die Vorteile dieses Materials aber dennoch nutzen zu können, wird bei den IPS e.max Blöcken ein etwas anderer Weg eingeschlagen:

- Zunächst wird das oben beschriebene Keramikpulver angemischt und zu Glas geschmolzen.
- Das geschmolzene Glas wird in Metallformen gegossen, die bereits die Maße der späteren Blöcke besitzen.
- Nach dem Abkühlen wird zweistufig wärmebehandelt bis maximal 700 °C, um Keimbildungsprozesse und Lithiummetasilikat-Kristalle (Li_2SiO_3) mit einer mittleren Korngröße von 0,5 µm zu erzeugen.
- Es entsteht ein bläuliches Material von nur 130 ± 30 MPa Festigkeit, das durch die Schleifsysteme bearbeitet werden kann. Das Material expandiert durch Bildung von Lithiummetasilikat-Kristallen, weshalb die Restauration beim Aufpassen auf den Stumpf noch etwas zu groß ist.
- Jetzt wird z. B. die Krone für 20 min bei 850 °C wärmebehandelt, die Lithiummetasilikat-Kristalle lösen sich auf und Lithiumdisilikat-Kristalle von 1–2 µm Länge werden gebildet.
- Durch diese Wärmebehandlung wird die Endfestigkeit erreicht und auch die gewünschte Farbe erzielt. Die Expansion des ersten Brennvorganges wird durch eine Schwindung dieses zweiten Vorgangs weitgehend kompensiert; verbleibende Anteile der Dimensionsänderungen wurden bereits durch die Software berücksichtigt.

Zirkoniumoxid

Zirkoniumdioxid (ZrO_2) wurde bereits 1789 durch den deutschen Chemiker Klaproth entdeckt, doch erst in den letzten Jahrzehnten für die Industrie (z. B. für die Automobil- und Luftfahrtindustrie für thermomechanisch stark beanspruchte Teile), Medizin und Zahnmedizin wiederentdeckt.

Merke
Zirkoniumdioxid ist eine Strukturkeramik mit den zur Zeit am besten für die Zahnheilkunde nutzbaren Materialeigenschaften (Biegefestigkeit von 900–1200 MPa).

Je nach Temperatur besitzt ZrO_2 verschiedene Kristallstrukturen (→ Abb. 8.13).
Reines Zirkoniumdioxid existiert in drei verschiedenen Phasen, welche von der Temperatur abhängig sind. Von Raumtemperatur bis 1250 °C ist die monokline Phase stabil. Bei Temperaturen über 1250 °C bis 2370 °C liegt die tetragonale Phase vor. Über 2370 °C ist die kubische Phase stabil. Der Schmelzpunkt von ZrO_2 liegt bei 2680 °C.
Bei der Umwandlung zum monoklinen Baddeleyit kommt es zu einer 3- bis 5%-igen Expansion, was bei reinem ZrO_2 zu hohen inneren Spannungen führt und bei Werkstücken aus Baddeleyit zu spontaner Rissbildung in der Abkühlungsphase führen kann. ZrO_2 wird daher durch Zugaben von 10–15 % MgO, CaO oder Y_2O_3 (Yttriumoxid) stabilisiert, wodurch es eine tetragonale Struktur einnimmt und nun TZP genannt wird („tetragonal zirconia polycrystal“). In dieser Struktur ist es **vollstabilisiert.** Eine für die dentale Verwendung günstigere Teilstabilisierung erreicht man durch Zugaben von lediglich 3–6 % MgO, CaO oder Y_2O_3 (Yttriumoxid), es ist also nur ein gewisser Volumenanteil in der tetragonalen Phase stabilisiert. Der Rest besteht aus kubischem Zirkoniumdioxid. Bei diesem PSZ („partially stabilized zirconia“) macht man sich den oben genannten Volumenzuwachs zur Festigung der Keramik zunutze.

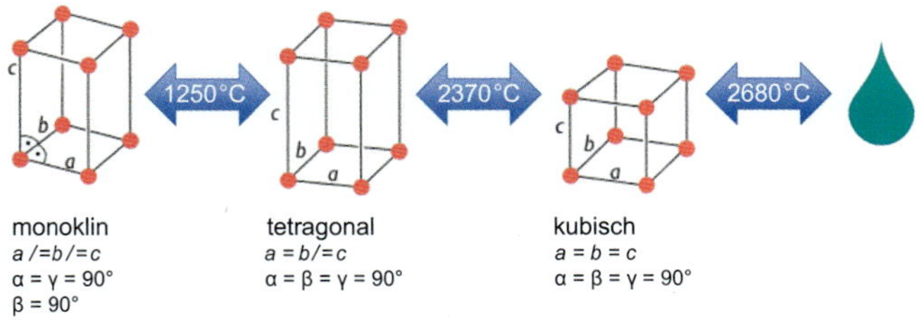

Abb. 8.13 Kristallstruktur von Zirkoniumdioxid

Die fein verteilten Kristalle aus PSZ können unter dem Druck der Matrix auch bei Abkühlung unterhalb der Transformationstemperatur in der metastabilen neuronalen Form verbleiben. Treten Risse in der Keramik auf, z. B. durch Kaubelastung, wandeln sich diese Kristalle in die monokline Form um und der damit verbundenen Volumenzuwachs schwächt das Spannungsfeld der Risse ab. Diesen Vorgang nennt man „Transformationsverstärkung" (→ Abb. 8.14), sodass eine Rissbildung verhindert oder sogar gestoppt werden kann.
Für die Verblendung von Zirkoniumdioxidgerüsten können konventionelle Feldspatkeramiken gewendet werden, die allerdings keine Leuzitkristalle enthalten dürfen, da diese den WAK erhöhen.

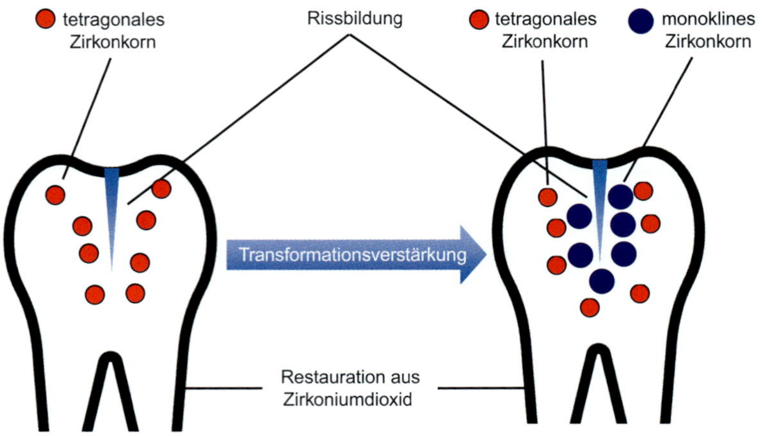

Abb. 8.14 Transformationsverstärkung von PSZ

Zusammenfassung

- Dentalkeramischen Massen können die natürliche Transluzenz der Zahnhartsubstanz besser dauerhaft nachbilden als Verblendkunststoffe.
- Dentale Keramikmassen entwickelten sich aus dem Porzellan, das erstmals 700 n. Chr. in China hergestellt wurde.
- Anfang der 1960er-Jahre gelangte die Metallkeramik zur Marktreife, als nachteilig stellten sich jedoch alsbald ästhetische und perioprothetische Probleme durch freiliegende Metallränder, ein Durchscheinen des Metalls durch die Keramikbeschichtung und einen Mangel im Verbund von Metall und Keramik heraus.
- Dentale keramischen Massen gehören zu den silikatischen Werkstoffen und können grob aufgegliedert werden in Feldspatkeramik, Oxidkeramiken und Glaskeramik.
- Keramische Massen werden gebrannt und nicht gegossen, das Grundprinzip des Brennens ist das Sintern, welches unter Vakuum passiert.
- Der abschließende Glanzbrand muss aber unter atmosphärischem Druck stattfinden.
- Haftoxide haben einen wesentlichen Anteil am Haftungsmechanismus zwischen Metall und Keramik.
- Leuzitverstärkte Keramiken sind eine Weiterentwicklung von Feldspatkeramiken.
- Als Fertigungsverfahren kommen unter anderem das Gussverfahren, das presstechnische Verfahren, das infiltrationskeramische System und das CAD/CAM-Fräsen in Betracht.
- Die festeste Dentalkeramik ist das Zirkoniumdioxid, welches bereits 1789 entdeckt wurde.
- In der Zahnmedizin verwendet man teilstabilisiertes Zirkoniumdioxid.

9 Wachse

Die Verwendung von Wachs in der Zahnmedizin begann vor über 200 Jahren. Damals wurden die Zähne noch mit Bienenwachs abgeformt. Eine eindeutige Definition des Begriffs „Wachs" fällt schwer, da die Stoffpartner chemisch differenziert und im physikalischen Zustand oft unterschiedlich sind. In der zweiten Hälfte des vergangenen Jahrhunderts kamen teil- und vollsynthetische Wachse hinzu und so ergab sich die zwingende Notwendigkeit, eine einheitliche Definition für Wachse festzulegen.

Zusammensetzung und Eigenschaften

Ihrer chemischen Definition nach sind Wachse Ester (besser Estergemische) aus höheren Fettsäuren und einwertigen (also kein Glyzerin wie bei den Fetten) höheren Alkoholen. Als Beispiel sei Cetylpalminat (auch Cetylesterwachs) aus Cetylalkohol und Palmitinsäure genannt. In der Praxis werden jedoch weitere Stoffgruppen (Paraffine, Gemische höherer Alkohole, Fette und synthetische Produkte), die ähnliche physikalische Eigenschaften wie die Estergemische haben, zu den Wachsen gezählt.
Neben der chemischen Definition wurde lange Zeit nach einer Formulierung gesucht, mit der sich wachsähnliche Stoffe definieren lassen. 1954 gab die Deutsche Gesellschaft für Fettwissenschaften e. V. (DGF) eine einheitliche Formulierung bekannt:

„Wachs ist eine technologische Sammelbezeichnung für eine Reihe natürlicher oder künstlicher Stoffe, welche in der Regel die folgenden Eigenschaften haben:

- *bis 20 °C knetbar, fest bis brüchig hart, grob- bis feinkristallin*
- *durchscheinend bis opak, jedoch nicht glasartig*
- *über 40 °C ohne Zersetzung schmelzend*
- *schon oberhalb des Schmelzpunktes verhältnismäßig niedrig viskös*
- *stark temperaturabhängig in Konsistenz und Löslichkeit*
- unter leichtem Druck polierbar" *(List et al. 1977)*

→ Tab. 9.1 zeigt Wachse und wachsähnliche Stoffe. Zwischen der Härte und dem Schmelzbereich besteht kein direkter Zusammenhang; ein hartes Wachs kann einen niedrigeren Schmelzpunkt haben als ein weiches Wachs.
Der thermische Wärmeausdehnungskoeffizient liegt bei dentalen Wachsen zwischen 23 °C und 25 °C bei 200–500 × $10^{-6}/K^{-1}$. Dieser im Vergleich zu anderen Werkstoffen hohe WAK erklärt, dass bei Temperaturänderungen die Passform von Modellationen verloren gehen kann.

Einteilung nach Herkunft

Nach ihrer Herkunft unterscheidet man tierische, pflanzliche, mineralische und synthetische Wachse.

Tierische Wachse

Zu den tierischen Wachsen gehören Bienenwachs, chinesisches Wachs (auch Pelawachs genannt), Wollwachs und Walrat. Bienenwachs ist ein weiches, bei Zimmertemperatur knetbares Wachs von charakteristischem Honiggeruch. Chinesisches Wachs ist das Ausscheidungsprodukt der chinesischen Schildlaus und besitzt ähnliche Eigenschaften wie Bienenwachs. Wollwachs (Lanolin) wird aus Schafswolle gewonnen. Walrat stammt aus der Stirnhöhle des Pottwals und wurde früher als Schmiermittel für Präzisionsgeräte genutzt. Heute wird es durch Jojobaöl ersetzt, welches ebenfalls ein Wachs ist und anders als andere Pflanzenöle weder verharzt noch oxidiert.

Pflanzliche Wachse

Zu den pflanzlichen Wachsen gehören z. B. Carnaubawachs, Candellilawachs und Japanwachs. Carnaubawachs ist ein Ausscheidungsprodukt der brasilianischen Fächerpalme. Es ist sehr hart und hochschmelzend, physiologisch unbedenklich und hat eine sehr gute Glanzwirkung. Candellilawachs wird von der kaktusartigen Euphorbia (Wolfsmilchgewächse) und Pedilanthus-Arten in Nordmexiko gewonnen. Es hat ähnliche Eigenschaften wie Carnaubawachs, haftet jedoch weniger. Japanwachs ist ein Gemisch aus Pflanzenfett und freien Fettsäuren, das aus den Früchten verschiedener Pflanzen wie z. B. dem Japanischen Wachsbaum, dem Lackbaum oder dem Japanischen Zimt hergestellt wird.

Mineralische Wachse

Mineralwachse werden aus Erdöl oder Kohle gewonnen. Montanwachs wird aus bitumenhaltiger Braunkohle gewonnen, es kann als fossiles Pflanzenwachs bezeichnet werden. Ozekerite (Erdwachse) sind reine, neutrale und feste Kohlenwasserstoffwachse und Bestandteil einiger Erdöle. Paraffine werden bei der Destillation von Erdöl gewonnen (z. B. nach Abdestillation der niedrigschmelzenden Komponenten zur Herstellung von Benzin).

Tab. 9.1 Wachse und wachsähnliche Stoffe, geordnet nach ihrer Härte

Name	Dichte + Härte [g/cm^3]	Schmelzbereich [°C]	Herkunft	Eigenschaft
Carnaubawachs	0,99	83–86	Pflanzlich	Polierfähig
Candellilawachs	0,96	69	Pflanzlich	Klebend
Japanwachs	0,97	52–54	Pflanzlich	Zäh
Schellackwachs	0,975	68–75	Tierisch	Spröde
Montanwachs	1	75–85	Mineralisch	Spröde, fräsbar
Stearin	1	70	Fettprodukt	Modellierfähig
Paraffin	0,91	45–72	Erdölprodukt	Standfest
Ozekerit	0,95	50–100	Mineralisch	Knetbar, elastisch
Ceresin	0,96	60–80	Mineralisch	Farblos/gelb
Bienenwachs	0,967	63–65	Tierisch	Knetbar, geschmeidig
Lanettewachs	0,91	35–45	Synthetisch	Salbenartig

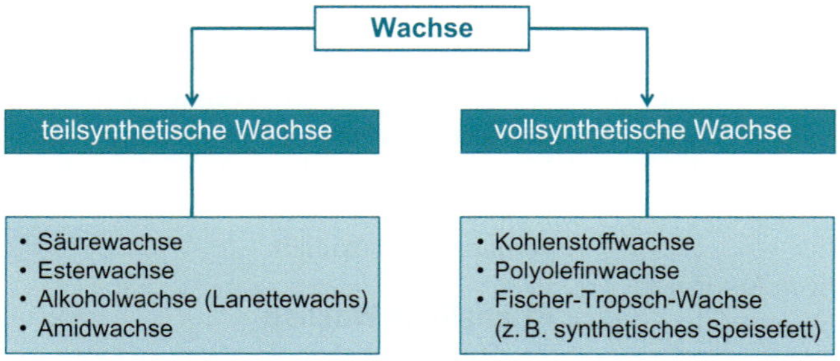

Abb. 9.1 Teil- und vollsynthetische Wachse

Synthetische Wachse

Zu den synthetischen Wachsen gehören Lanettewachse und Chemiewachse. Lanettewachse sind ein Gemisch höherer Alkohole mit mindestens 12 C-Atomen. Man unterscheidet voll- und teilsynthetische Wachse (→ Abb. 9.1).

Einteilung nach Verarbeitung in der Zahntechnik

Nach der Verwendung in der Zahnmedizin und Zahntechnik unterscheidet man Modellierwachse, Klebewachse, Gusswachse und Spezialwachse (→ Abb. 9.2).

Modellierwachse

Diese Wachse werden sehr universell eingesetzt, z. B. für das Aufstellen von Zähnen, für das Ausmodellieren von Prothesen, zur Unterfütterung von Bissschablonen und auch zum Ausblocken von Modellen mit unter sich gehenden Bereichen. Modellierwachse werden mit rotem Bolus aus ästhetischen Gründen rosa eingefärbt und sind als rechteckige Platten in verschiedenen Stärken beziehbar. Modellierwachse sollen:

- gut auszubrühen sein
- gut plastifizierbar und adaptierbar sein
- eine gute schabende und schneidende Verarbeitung erlauben
- gut am Modell haften und ein gutes thermovolumetrisches Verhalten zeigen.

Bei Abkühlung von Mundtemperatur auf Raumtemperatur sollte sich die Stellung der Prothesenzähne nicht durch die Kontraktion des Wachses verändern. Es gibt Modellierwachse in weicher, mittelharter und harter Ausführung; meistens setzen sie sich aus Paraffin, Stearin (auch Bienenwachs), Japanwachs und Füllstoffen zusammen. Die Füllstoffe, die Wachsen zugemischt werden, können organischer oder anorganischer Art sein, z. B. Talkum, Aerosole, Kieselkreide oder feine Polystyrole. Der Schmelzbereich liegt bei 57–63 °C, der Tropfpunkt bei 63–65 °C. Bei Abkühlung versteiften sie rasch bei einem mittleren WAK zwischen 20–40 °C bei einer mittleren Kontraktion von etwa 0,8 % linear.

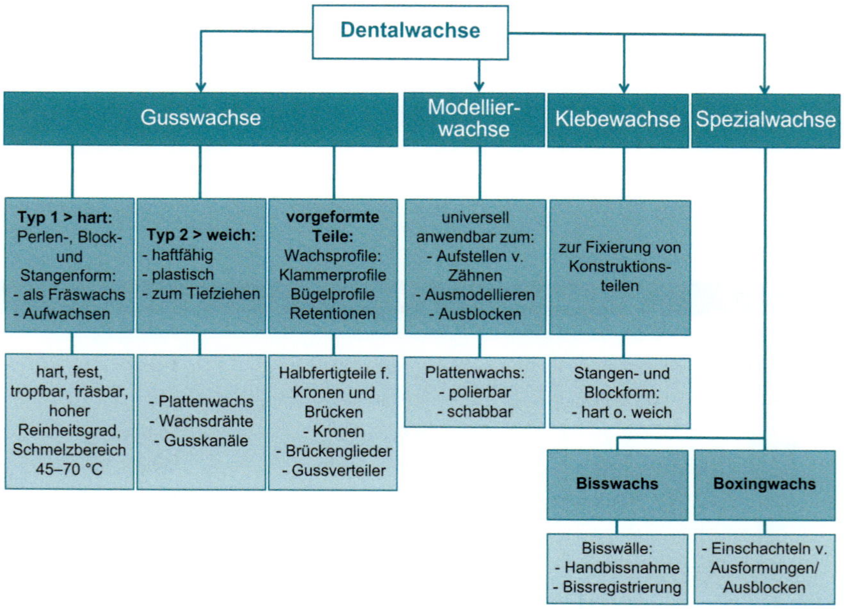

Abb. 9.2 Einteilung der Dentalwachse nach ihrer Verwendung

> **Merke**
> Da Modellierwachse aufgrund von Zugaben wie Zinkoxid nicht rückstandsfrei verbrennen, dürfen sie nicht als Gusswachse verwendet werden.

Klebewachse

Klebewachse bestehen aus einer Wachs-Harz-Mischung aus synthetischen Wachsen und Harzen, Dammharz und Carnaubawachsen, Kolophonium und rotem Farbstoff. Wegen des hohen Schmelzpunktes zwischen 70 und 90 °C kommt es zu starken Volumenänderungen Sie haben stark klebende Eigenschaften und sind in festem Zustand hart und spröde. Sie müssen rückstandsfrei verbrennen und ausbrühfähig sein. Sie dienen z. B. zum Fixieren von Bruchreparaturteilen oder zur Positionierung von gebogenen Drahtelementen vor dem Löten.

Spezialwachse

Unter dem Begriff Spezialwachse seien hier Biss-bzw. Bisswallwachse, Registrier- und Boxingwachse genannt, die variable Härten, Plastizitäten und Schmelzpunkte haben. Bisswachs ist ein rosa oder gelb eingefärbtes Wachs in Stangen- oder Plattenform oder bereits vorgefertigt als Bisswall. Bei Mundtemperatur muss es fest sein, damit eine Bissschablone angefertigt werden kann. Die vorgefertigten Bisswälle gibt es in unterschiedlichen Härtegraden und Geschmacksrichtungen, damit sie dem Patienten angenehm auf dem Kieferkamm aufliegen. Registrierwachs wird für die intraorale Bissregistrierung genutzt. Es ist mit Aluminiumpulver vermischt, damit es eine hohe Wärmekapazität aufweist und in einer dünnen Schicht auf der Registrierplatte aufgetragen werden kann. Auch dieses Wachs muss bei Mundtemperatur fest sein. Boxingwachs wird genutzt, um Abdrücke vor dem Ausgießen mit Gips mit einem Wall zu ummanteln. Durch das Einschachteln wird der Funktionsrand gesichert und die Sockelhöhe festgelegt. Diese Wachse bestehen meist aus Bienenwachs, Paraffin und anderen weichen Wachsen.
In der Praxis kann Boxingwachs auch dafür verwendet werden, vor der Abdrucknahme mit einem sehr hart werdenden Polyether unter sich gehende Bereiche und Brückenglieder auszublocken, damit das Abformmaterial nicht unter die Brückenglieder läuft und eine Herausnahme des Abdrucklöffels aus dem Mund so stark erschwert oder in seltenen Fällen auch unmöglich gemacht wird.

Gusswachse

Gusswachse sind spezielle Modellierwachse zur Herstellung von Formteilen (z. B. ein Teilprothesengerüst, Vollgusskronen, Kronen - und Brückengerüste), die nach dem Wachsausschmelzverfahren in Metall gegossen oder in Keramik gepresst werden. Sie bestehen aus Paraffin und synthetischen Wachsen oder nur aus synthetischen Wachsen.Es gibt sie in Plattenform und Stangenform, als vorgefertigte Klammern, Bügel, Retentionsteile (z. B. Perlenform) und Profile.

Gusswachse müssen sich rückstandslos austreiben lassen und einen hohen Reinheitsgrad besitzen. Der Tropfpunkt muss niedrig sein, damit die Abkühlungskontraktion so gering wie möglich ausfällt. Man kann zwei Typen von Gusswachsen unterscheiden:

- Typ 1 ist hart und wird z. B. auch für die Aufwachstechnik genutzt. Er wird tropfförmig aufgetragen und splittert und schmiert beim Abschaben oder Fräsen nicht. Er muss so hart sein, dass es sich gut vom Modell abheben lässt, ohne sich zu verziehen. Außerdem muss Typ 1 so zugfest sein, dass er beim Abheben nicht bricht.
- Typ 2 ist ein weiches Material für das Modellgussverfahren, welches in Platten, vorgefertigten Formteilen und Profilen geliefert wird. Zwischen 20 und 30 °C ist Typ 2 sehr flexibel und leicht klebrig, ohne jedoch plastisch zu sein. Ein gutes Beispiel hierfür ist der „Wachsdraht“ für die Gusskanäle.

Zusammenfassung

- Man unterscheidet tierische, pflanzliche, mineralische und synthetische Wachse.
- Ein Beispiel für ein tierisches Wachs ist Bienenwachs. Carnaubawachs ist ein pflanzliches Wachs als Ausscheidungsprodukt der brasilianischen Fächerpalme. Mineralwachse werden aus Erdöl oder Kohle gewonnen. Ein Beispiel für ein synthetisches Wachs ist Lanettewachse als Gemisch höherer Alkohole mit mindestens 12 C-Atomen.
- In der Zahnmedizin unterscheiden wir Modellierwachse, Klebewachse, Spezialwachse und Gusswachse.
- Modellierwachse dürfen nicht als Gusswachse verwendet werden, da sie nicht rückstandsfrei verbrennen.
- Boxingwachse können nicht nur in der Zahntechnik, sondern auch am Patienten genutzt werden, um vor einem Abdruck unter sich gehende Bereiche auszublocken. So lässt sich der Abdruck besser aus dem Patientenmund lösen.
- Ein gutes Beispiel für ein Gusswachs ist der sog. Wachsdraht für Gusskanäle. Gusswachse müssen rückstandslos verbrennen.

Werkstoffkunde der Metalle

DENTICS

Werkstoffkunde der Metalle

10 Metalle: Definition und Eigenschaften 56
11 Metallgefüge. 57
12 Metalllegierungen im Allgemeinen 59
13 Dentallegierungen. 62
14 Amalgame 68
15 Korrosion 72
16 Metallverarbeitung 78
17 Zahnärztliches Gussverfahren 82

10 Metalle: Definition und Eigenschaften

Bevor wir uns damit beschäftigen, in welchen zahnmedizinischen Disziplinen Metalle eine Rolle spielen, müssen wir uns zunächst mit der Physik und der Chemie der Metalle befassen; immerhin sind mehr als drei Viertel aller bekannten Elemente Metalle.
Mehrere physikalische und chemische Eigenschaften unter Normalbedingungen (1 bar/20 °C) sind charakteristisch für Metalle:

- Metalle sind fest (Ausnahme: Quecksilber)
- Metalle haben eine Kristallstruktur
- Metalle lassen sich plastisch verformen
- Metalle sind undurchsichtig
- Metalle zeigen Glanz
- Metalle haben keine Eigenfarbe
- Metalle sind gute Wärmeleiter (sie leiten Wärme besser als der Zahnschmelz)
- Metalle sind gute Elektrizitätsleiter
- Metalle können Legierungen bilden
- Metalldämpfe sind einatomig
- Metalle neigen zur Bildung von Kationen durch Abgabe von Elektronen
- Metalloxide und Metallhydroxide sind basisch

Die Nichtmetalle (z. B. alle Gase), die im Periodensystem der Elemente in der rechten oberen Ecke angesiedelt sind, haben diese Eigenschaften nicht. Die Abgrenzung zu den Metallen ist unscharf, den Übergang repräsentieren die Halbmetalle (z. B. Germanium, Bor, Silizium) und Elemente, die sowohl in metallischer als auch in nichtmetallischer Modifikation auftreten, z. B. Arsen (As) und Zinn (Sn). Innerhalb der Metalle können weitere Einteilungen vorgenommen werden (→ Abb. 10.1).
Für die zahnmedizinische Betrachtungsweise genügt uns zunächst die Unterscheidung zwischen Edelmetallen und Nichtedelmetallen (NEM). Edelmetalle sind chemisch beständig und unter den extremen Bedingungen der Mundhöhle widerstandsfähig gegen Korrosion. Die häufigsten Edelmetalle in der Zahnmedizin sind Gold (Au), Platin (Pt) und Palladium (Pd). Platin und Palladium sind Metalle der Platingruppe (→ Abb. 10.2).
Nichtedelmetalle in zahnärztlichen Gusslegierungen sind z. B. Titan (Ti), Nickel (Ni), Kupfer (Cu), Silber (Ag), Zink (Zn) und viele andere. Die Nichtedelmetalle werden in Legierungen zur Steigerung der Festigkeit, Flexibilität und Abnutzungsbeständigkeit eingesetzt. In ihrer reinen Form zeigen NEM im aggressiven Mundmilieu in der Regel eine deutliche Korrosionsneigung und können daher nur in Legierungen mit Edelmetallen eingesetzt werden. Auch hier bestätigen die Ausnahmen die Regel. NEM wie Chrom oder Titan reagieren sehr schnell

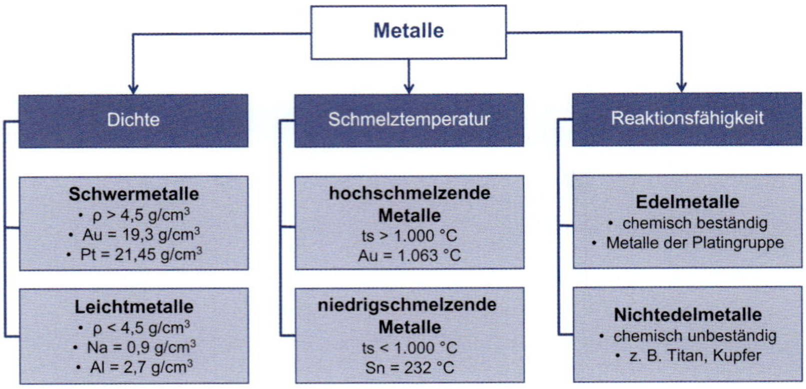

Abb. 10.1 Einteilung der Metalle

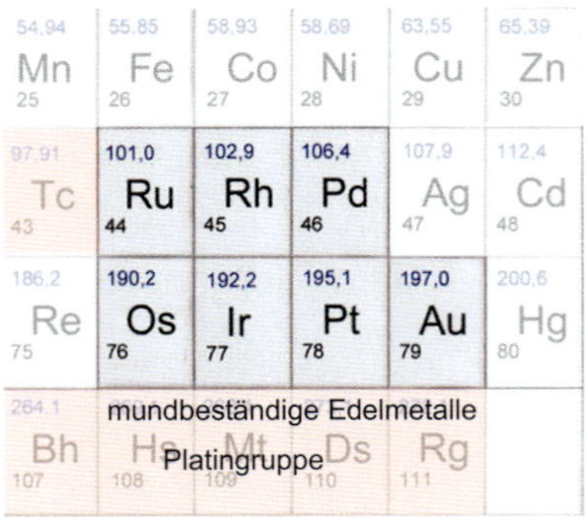

Abb. 10.2 Die Platingruppe und Gold als Edelmetalle in der Zahnmedizin. Zur Platingruppe gehören: Ruthenium (Ru), Rhodium (Rh), Palladium (Pd), Osmium (Os), Iridium (Ir), Platin (Pt) [P1607/P1608]

mit Sauerstoff und bilden auf ihrer Oberfläche eine Deckschicht **(Passivschicht)** aus ihren Oxiden (Cr_2O_3 und TiO_2). Dies hat zur Folge, dass ihre Korrosionsgeschwindigkeit erheblich reduziert wird und die Metalle gegen Zersetzung durch die meisten Säuren und Chloride immun sind. Die wichtigsten NEM-Metalle, die für dentale Restaurationen hinzulegiert werden, sind Chrom, Kobalt, Molybdän und Wolfram. Wird die Passivschicht infolge von Kaueinwirkungen mechanisch verletzt, bildet sie sich bei den in der Zahnmedizin verwendeten NEM schnell neu (Repassivierung).
Titan ist sehr gut gewebeverträglich und wird als Material für Implantate und Legierungskomponente von EMF-Legierungen (edelmetallfreie Legierungen) genutzt. Es bildet durch Passivierung eine harte und fest haftende Oxidschicht, die so korrosionsbeständig ist, dass z. B. auch chemische Apparate oder dem Seewasser ausgesetzte Schiffsschrauben daraus gefertigt werden. In Dentallegierungen verbessert es ebenfalls die Korrosions- und Anlaufbeständigkeit und macht die Legierung fließfähiger durch eine höhere Löslichkeit der Legierungskomponenten. Mit dem Thema Korrosion werden wir uns in → Kap. 15 noch ausführlich beschäftigen.

Merke
Silber ist aufgrund seiner Korrosionsneigung kein Edelmetall im zahnmedizinischen Sinne!

Zusammenfassung

- Mehr als drei Viertel aller bekannten Elemente sind Metalle.
- Metalle haben viele charakteristische Eigenschaften: Sie sind fest, haben eine Kristallstruktur, lassen sich plastisch verformen, sind undurchsichtig, zeigen Glanz, sind gute Leiter (Wärme und Elektrizität), können Legierungen bilden etc.
- In der Zahnmedizin unterscheiden wir lediglich zwischen Edelmetallen und Nichtedelmetallen (NEM).
- Die am häufigsten verwendeten Edelmetalle sind Gold, Platin und Palladium.
- Die am häufigsten verwendeten Nichtedelmetalle sind Titan, Chrom, Kobalt, Molybdän und Wolfram.
- Titan ist sehr gut gewebeverträglich und wird u. a. als Material für Implantate eingesetzt.
- Silber ist aufgrund seiner Korrosionsneigung kein Edelmetall im zahnmedizinischen Sinne.

11 Metallgefüge

Unter „Gefüge“ versteht man die Kornstruktur eines erstarrten Metallstücks. Die Grenzflächen zwischen den auch als Körner bezeichneten Kristalliten erscheinen im Schliffbild als Korngrenzlinien. Allgemein kann man sagen, dass ein feinkörniges Gefüge hinsichtlich seiner Elastizitätsgrenze und Festigkeit höhere Härte aufweist als ein grobkörniges Gefüge. Feinkörnige Gefüge sind damit erstrebenswerter.

Um ein Schliffbild zu erhalten, das man mit dem Mikroskop sehen kann, wird die Schnittfläche eines Metallstücks beschliffen, poliert und geätzt. Man kann die Körner zum einen durch Helligkeitsunterschiede unterscheiden, zum anderen zeichnen sich die Korngrenzen scharf gegeneinander ab. Die Helligkeitsunterschiede bei der Aufsicht des geätzten Schliffs im Mikroskop entstehen durch die unterschiedlichen Orientierungen der Körner im Gitter. Durch die Ätzung sind die Korngrenzen als dunkle Linien sichtbar (Korngrenzenätzung) (→ Abb. 11.1). Im Abschnitt über die verschiedenen Korrosionsformen in → Kap. 15 werden wir sehen, dass die Korngrenzen immer eine **Schwachstelle im Gefüge** darstellen.

Die Korngröße hängt von verschiedenen Faktoren ab:

- Anzahl der Kristallisationskeime (je mehr Keime, desto feinkörniger ist das Gefüge)
- Geschwindigkeit der Kristallisation
- Geschwindigkeit der Abkühlung der Schmelze

Man kann sich das Erstarren der Schmelze wie die Bildung von Eis vorstellen. Das Wachstum der Kristalle erfolgt unregelmäßig von allen Seiten über ein Kristallskelett (Stichwort Eisblumen). Die wachsenden Kristalle zehren dabei die Schmelze auf, die Erstarrungsfronten der verschiedenen Kristalle treffen aufeinander, wobei **unregelmäßige Grenzflächen entstehen.**

Von feinkörnigen Legierungen spricht man bei Korngrößen von maximal 0,1–0,2 mm, z. B. bei feinkörnigen Goldlegierungen, deren Goldbasis Kornfeinerer wie Iridium und Ruthenium hinzugefügt werden. Grobkörnige Legierungen können Korngrenzen bis zu 3 mm haben. NEM-Legierungen haben generell größere Körner als Edelmetalllegierungen; Kornfeinerer wie Iridium können hier nicht eingesetzt werden.

Kristallstrukturen von Metallen

Um sich die Struktur der Kristalle besser vorstellen zu können, betrachtet man die Metallatome im Kristall als einander berührende Kugeln. Die Art der Zusammenlagerung der Atome bezeichnet man daher als **Kugelpackung**. Die Mehrzahl aller Metalle bildet Kristalle, die einem der folgenden drei Kristallstrukturtypen angehören, es gibt aber noch weitere Systeme (→ Abb. 11.2):

- kubisch-flächenzentrierte Kugelpackung (auch kubisch-dichteste Raumpackung genannt)
- kubisch-raumzentrierte Kugelpackung
- hexagonal-dichteste Kugelpackung

Bei der **kubisch-raumzentrierten Kugelpackung** befindet sich ein Atom in der Mitte der würfelförmigen Elementarzelle; es ist von 8 Atomen in der Ecken der Zelle umgeben. Damit hat dieses Atom die Koordinationszahl 8. Die jeweiligen Atome an den Ecken sind wiederum der Würfelmittelpunkt anderer Elementarzellen und ebenfalls von 8 Atomen umgeben. D. h., dass ein Eckenatom einer derartigen Elementarzelle gleichzeitig 8 Elementarzellen zu je 1/8 angehört. **Doch was ist eigentlich eine Elementarzelle?**

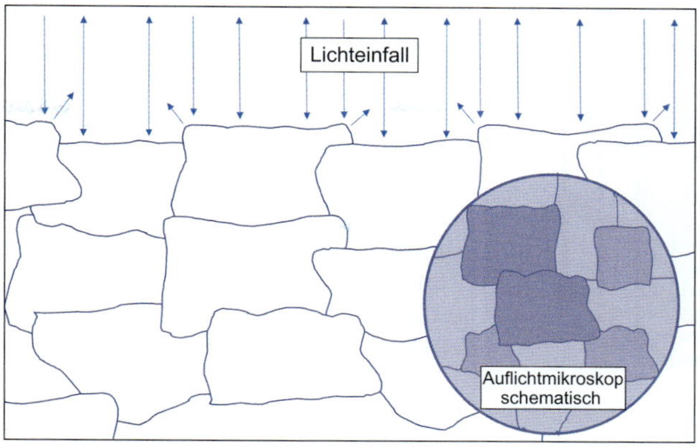

Abb. 11.1 Korn und Korngrenzen im Schnitt und unter dem Auflichtmikroskop, schematisch. Je nach Größe des Einfallswinkels entstehen unterschiedliche Reflexionen, wodurch sich hellere und dunklere Flächen ergeben. Ausgehend von Kristallisationskeimen, an die sich immer mehr Atome zum typischen Metallgitter zusammenlagern, bilden sich unregelmäßige Körner mit scharfen Korngrenzen. [P1607/P1608]

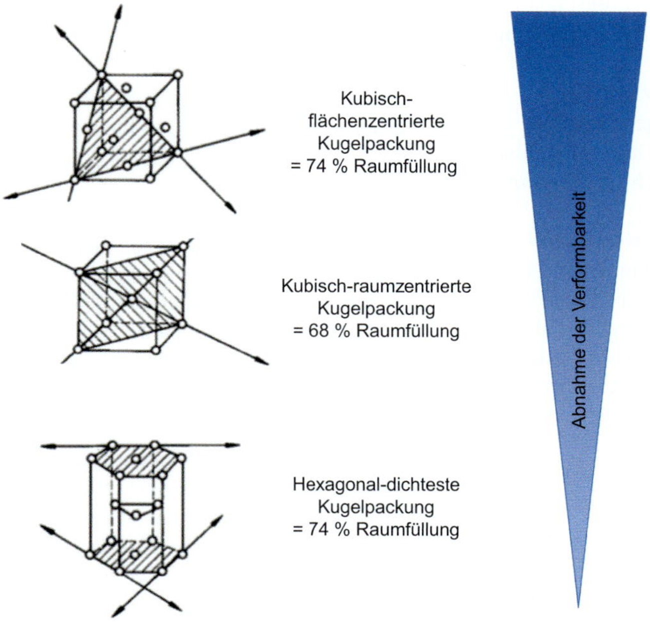

Abb. 11.2 Aufbau der Kristallstrukturen, Gleitebenen und -richtungen von Metallstrukturen [P1607/P1608]

> **Exkurs**
>
> **Elementarzellen**
>
> In einem Kristall wiederholen sich die Teilchen (Moleküle, Atome und Ionen) periodisch und sind in einem dreidimensionalen Muster angeordnet. Dieses Muster der Teilchen ist die Kristallstruktur. Von der **Kristallstruktur** kann man ein Kristallgitter ableiten. Ein **Kristallgitter** ist eine dreidimensionale Anordnung von Punkten, die Orte gleicher Umgebung und Orientierung repräsentieren. Man muss sich den Aufbau eines Kristalls als eine Wiederholung der Kristallstruktur, der **Elementarzelle,** in jede Richtung vorstellen (→ Abb. 11.3).
> Die chemische Zusammensetzung der Elementarzelle muss dabei der des gesamten Kristalls entsprechen!

Bei diesem System mit „Wolframstruktur“ ist eine Raumfüllung von 68 % möglich. NEM wie Wolfram, Chrom, Molybdän, Tantal, Vanadium und Eisen unterhalb von 906 °C

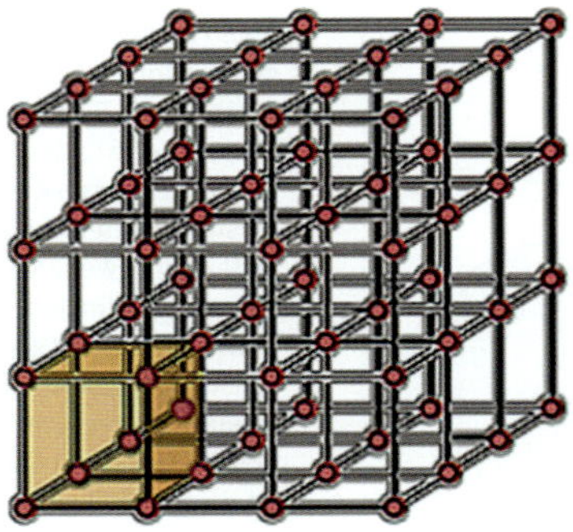

Abb. 11.3 Kubisch-primitives Gitter mit hervorgehobener Elementarzelle [P1607/P1608]

und oberhalb von 1410 °C (α-Eisen) nehmen eine kubisch-raumzentrierte Kugelpackungsstruktur an.
Einige Metalle wie z. B. Kalzium, Eisen, Kobalt oder auch Titan zeigen bei unterschiedlichen Temperaturen unterschiedliche Kristallstrukturen, die man **Modifikationen** nennt.
Bei den sogenannten **dichtesten Kugelpackungen** ist eine Raumfüllung von 74 % möglich, sie erklären die relativ hohe Dichte der Metalle. Die Koordinatenzahl ist hier jeweils 12. Der Unterschied dieser beiden Gitterformen besteht hier nicht in ihrer Packungsdichte, sondern in ihrer Verformbarkeit.
Bei der **kubisch-flächenzentrierten Kugelpackung** (→ Abb. 11.2 oben) gibt es außer den 8 Atomen an den Würfelecken weitere 6 jeweils auf den Seitenflächen des Würfels. Dieses 14-Punkt-Gitter der „Goldstruktur" zeigen z. B. γ-Eisen, Aluminium, Kupfer, Nickel, Gold, Iridium, Platin, Silber und β-Chrom. Metalle dieser Struktur weisen eine hohe Duktilität (gute Verformbarkeit unter Druck) auf.
Die **hexagonal-dichteste Kugelpackung** (→ Abb. 11.2 unten) stellt die dichteste Packungsart dar. Zwei baugleiche Ebenen mit je 7 Atomen (eines davon im Zentrum) werden nach dem Schema ABABABABA… von einer Schicht aus 3 Atomen unterbrochen, von denen sich jedes einzelne in eine Lücke einlagert, die 3 Atome der „7er-Schicht in ihrer Mitte" freilassen (→ Abb. 11.2, Mitte der Elementarzelle). Sowohl die beiden A-Schichten als auch die B-Schicht in ihrer Mitte sind dichtest möglich gepackt. Beispiele für diese **„Magnesiumstruktur"** sind Osmium, Ruthenium, Zink, Kadmium, Magnesium, Titan und α-Chrom. Die hexagonale Gitterstruktur ist vergleichsweise schwer verformbar.

Plastische Verformbarkeit und Defektstrukturen

Physikalische und technische Eigenschaften von Metallen sind nicht nur durch die Gitterstruktur bestimmt, sondern auch durch die Anzahl, Anordnung und Art der Gitterfehler und gitterfremden Bausteine.

Merke
Gitterstruktur und Fehlordnung beeinflussen die Leitfähigkeit für Wärme und Elektrizität, die Wärmedehnung, die Verformbarkeit (Fließverhalten), Festigkeitseigenschaften und Diffusionsvorgänge.

Versetzungen sind verantwortlich für die plastische Verformbarkeit der Metalle entlang von bevorzugten Gleitebenen und Gleitrichtungen. Ein Einkristall kann sich in der einen Richtung leicht, in einer anderen Richtung schwer verformen lassen. → Abb. 11.2 zeigt die Gleitebenen und Gleitrichtungen der zuvor besprochenen Kristallstrukturen. Man kann erkennen, dass die Diagonale im kubisch-raumzentrierten Gitterwürfel eine bevorzugte Gleitebene ist, auf der sich die Atome leicht gegeneinander verschieben lassen. Die waagerechte Ebene stellt eine weniger gute Gleitebene dar. Metalle mit kubisch-flächenzentriertem Gitter besitzen 4 Gleitebenen mit jeweils 3 Gleitrichtungen, sodass bei kubisch-flächenzentrierten Metallen in jedem Korn 12 voneinander unabhängige Gleitmöglichkeiten für Versetzungsbewegungen bestehen. Es ist nun zu verstehen, warum Metalle mit kubisch-flächenzentrierten Elementarzellen besser verformbar sind als Metalle mit hexagonal-dichtester Raumpackung, obwohl die Packungsdichte bei beiden Systemen übereinstimmt.
Kein Kristall hat eine perfekte Struktur. Es treten immer – auch abhängig von der Temperatur – verschiedene Arten von Fehlern im Kristallgefüge auf. Gitterdeformationen, die z. B. durch Gitterdefekte wie Leerstellen oder Fremdatome entstehen können, behindern die Versetzungsbewegung in den jeweiligen Gleitebenen (→ Abb. 11.4). Teilweise ist dies sogar gewollt, da diese Fehler einen Widerstand gegen Verformungen darstellen, also festigkeitssteigernd wirken.

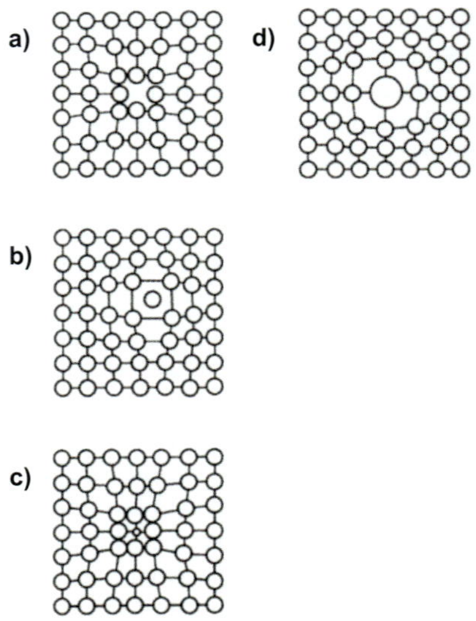

Abb. 11.4 Überblick über die verschiedenen Typen von Punktfehlern. Punktfehler werden auch als nulldimensional bezeichnet, da sie nur einzelne Atome betreffen. [P1607/P1608]
a) Leerstelle
b) größeres Fremdatom
c) Zwischengitteratom
d) kleineres Fremdatom

Zusammenfassung

- Metalle haben ein Gefüge. Darunter versteht man die Kornstruktur eines erstarrten Metallstücks.
- Korngrenzen stellen immer eine Schwachstelle im Gefüge dar.
- Metalle haben eine Kristallstruktur, die als Kugelpackung bezeichnet wird.
- Die Kristallstruktur wird durch die Elementarzellen beschrieben.
- Die hexagonal-dichteste Kugelpackung ist die dichteste Packungsart. Man nennt sie auch „Magnesiumstruktur".
- Metalle mit kubisch-flächenzentrierten Elementarzellen sind besser verformbar als Metalle mit hexagonal-dichtester Raumpackung.

12 Metalllegierungen im Allgemeinen

Bis jetzt haben wir größtenteils nur über reine Metalle gesprochen, d. h., dass alle Punkte des Gitters mit Atomen desselben Metalls besetzt sind. Bei Legierungen ist das anders. Reine Metalle sind in der Zahnmedizin die absolute Ausnahme, was hauptsächlich daran liegt, dass die mechanischen und/oder chemischen Fähigkeiten reiner Metalle oft unzureichend sind und dem aggressiven Milieu der Mundhöhle nicht standhalten. Ausnahmen für Werkstücke aus reinem Metall sind z. B. Zinnfolien zum Hohllegen von Modellteilen, Implantate und Zahnersatz aus Titan. Historisch kann man noch die Goldhämmerfüllungen erwähnen, bei denen hochreines Gold direkt in der Kavität des Zahns verdichtet wurde.

Legierungen sind ein metallisches Material aus einer Mischung von **mindestens 2 Metallen** oder auch einem Metall und einem Nichtmetall, solange der metallische Zustand dadurch nicht verändert wird. Im Allgemeinen werden mit einem Basismetall ein oder mehrere andere Metalle gemischt, die je nach Anzahl der zugemischten Legierungskomponenten Zwei-, Drei- oder Vierstoffsysteme bilden.

Merke
Im Normalfall werden Legierungen zusammengeschmolzen. Werden Pulver verschiedener Metalle gemischt und erst anschließend zusammengesintert, nennt man diese Verbindungen **Pseudolegierungen.**

An Legierungen beteiligte Atome ändern ihre chemischen Eigenschaften nicht. Dennoch können Legierungen ganz andere Eigenschaften haben als die Metalle, aus denen sie aufgebaut sind.

Struktur

Vermischt man Metalle miteinander, ist es wichtig zu wissen, ob diese Mischung auch nach dem Erstarren in festem Zustand erhalten bleibt oder ob sich die Metalle beim Erstarren wieder **entmischen.** Die Frage nach der Löslichkeit eines Metalls ist eng mit der Frage nach der Stabilität der jeweiligen Kristallstruktur verbunden. Maßgeblich für die Art der Kristallbildungen bei Legierungen ist die Atomradiendifferenz der beteiligten Metalle (→ Abb. 12.1).

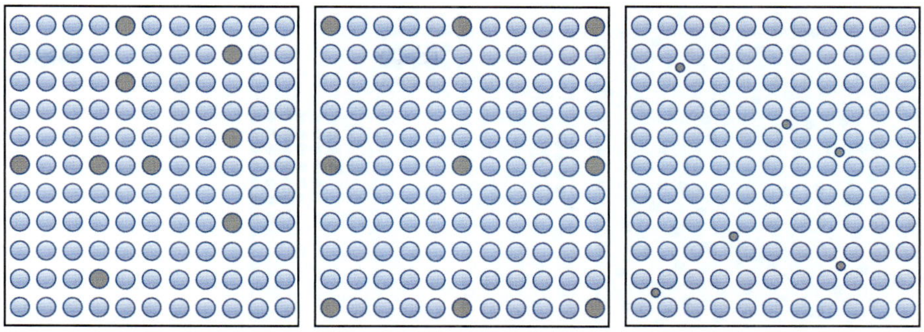

Abb. 12.1 Mischkristalltypen [P1607/P1608]
a) Substitutionsmischkristall, ungeordnet
b) Substitutionsmischkristall, geordnet
c) Einlagerungsmischkristall, ungeordnet

Ungeordneter Substitutionsmischkristall Die Atomradiendifferenz beträgt weniger als 15 %. Die Struktur des Atomgitters ändert sich nicht (Beispiele: Ag-Au oder Cu-Ni). Der entstehende Mischkristall wird als homogen bezeichnet, wenn die Atome statistisch ungeordnet, aber gleichmäßig verteilt sind. Ein Teil der Atome der einen Legierungskomponente wird durch die Atome einer anderen Legierungskomponente ersetzt. Eine lückenlose Mischkristallbildung kommt dann zustande, wenn sich zwei oder mehr Atomsorten in jedem Verhältnis gegenseitig ersetzen können.

Geordneter Substitutionsmischkristall In bestimmten Konzentrationsbereichen mit lückenloser Mischkristallbildung kann bei tiefer Temperatur eine geordnete Verteilung der Atome erfolgen (Beispiel Cu-Au); hier geht die Grundstruktur über in eine Überstruktur.

Intermetallische Verbindungen Ist die Atomradiendifferenz größer als 15 % oder sind die Komponenten in ihrem atomaren Aufbau sehr verschieden, bilden sich keine Mischkristalle, sondern intermetallische Verbindungen mit annähernd stöchiometrischer Zusammensetzung und einer eigenen, oft komplizierten Struktur (Beispiele: Pd-Ga oder Ag-Sn).

Einlagerungsmischkristall Ist die Atomradiendifferenz viel größer als 15 %, können sich die Atome nicht mehr gegenseitig ersetzen, da die Verzerrung des Atomgitters zu groß wäre. In diesem Fällen lagert sich die kleinere Atomsorte des einen zwischen die größeren Atome des anderen Metalls. Ein Beispiel ist die Einlagerung von Kohlenstoff und Stickstoff in NEM-Legierungen, daher spricht man von Einlagerungsmischkristallen.

Gefüge

Jedes Einzelkorn eines Legierungsgefüges besitzt eine bestimmte Kristallstruktur mit einheitlicher **Gitterkonstante**. Eine Gitterkonstante ist z. B. eine Seitenlänge der **Elementarzelle**. Dieses Einzelkorn ist zwangsläufig einphasig. In einem Legierungsgefüge können verschiedene Körner aber unterschiedliche Phasen aufweisen. Bei diesen mehrphasigen Systemen unterscheidet man vier Gefügearten (→ Abb. 12.2).

Homogenes Gefüge Das homogene Legierungsgefüge besteht nur aus Körnern einer Phase (→ Abb. 12.2a). Die Komponenten sind statistisch verteilt.

Heterogenes Gefüge (keine Löslichkeit) Das heterogene Legierungsgefüge weist Körner verschiedener Phasen auf und besteht in → Abb. 12.2b aus zwei Komponenten ohne gegenseitige Löslichkeit.

Heterogenes Gefüge (verschiedene Löslichkeit) Auch in → Abb. 12.2c sieht man ein heterogenes Legierungsgefüge, die Komponenten sind aber in unterschiedlichem Maße ineinander löslich.

Inhomogenes Gefüge, Zonenmischkristall Das inhomogene Legierungsgefüge weist innerhalb der Körner Konzentrationsunterschiede auf, man nennt dies **Kornseigerungen** (→ Abb. 12.2d).

→ Abb. 12.3 gibt einen Überblick über das Löslichkeitsverhalten von binären Metallschmelzen.

Wir schauen uns einmal genauer an, wie es zu einem inhomogenen Legierungsgefüge kommen kann:

In → Abb. 12.4 wird ein Mischungsverhältnis von 50 % Metall A und 50 % Metall B angenommen. Beobachtet wird der Erstarrungsvorgang dieser fiktiven Legierung, anhand derer die Kornseigerung erklärt werden soll:

1. Die Temperatur der Schmelze sinkt bis zum **Punkt 1.** Dieser Punkt entspricht dem Schmelzpunkt des Metalls A. Hier besteht bereits eine Neigung, dass einzelne Atome von A zu zufälligen Anordnungen eines rudimentären Gitters zusammenfinden.
2. Sinkt jetzt die Temperatur weiter ab bis zum **Punkt 2,** dann bildet diese Anordnung des hochschmelzenden Metalls A die Kristallisationskeime, die ein dreidimensionales Kristallskelett gleich einem Geäst (Dendrit) bilden. Anteile der niedrigschmelzenden Legierungskomponente B werden hier schon mit einbezogen.
3. Doch welche prozentuale Zusammensetzung von A und B ist an Punkt 2 vorhanden?

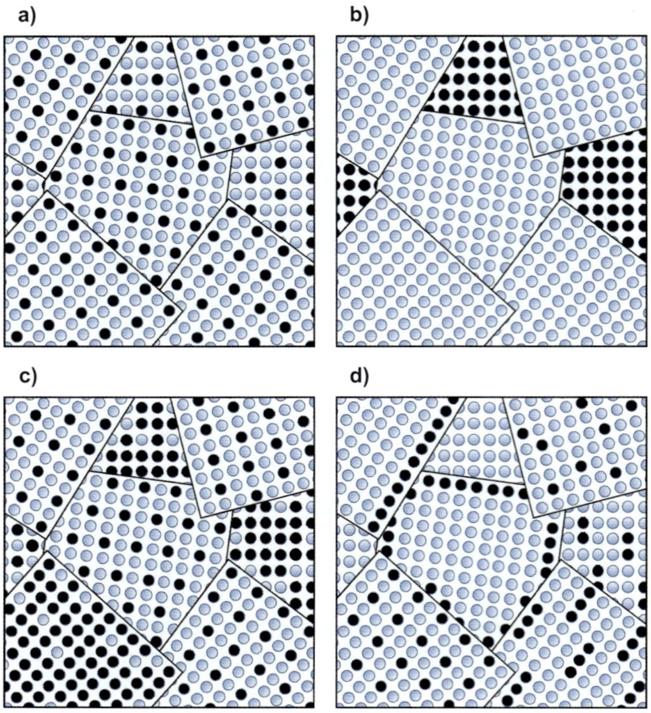

Abb. 12.2 Polykristalline Gefüge
a) homogenes Gefüge
b) heterogenes Gefüge (keine Löslichkeit)
c) heterogenes Gefüge (verschiedene Löslichkeit)
d) inhomogenes Gefüge, Zonenmischkristall

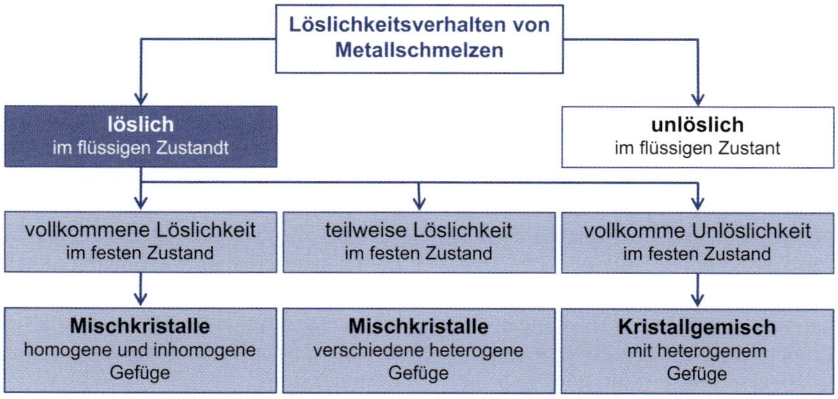

Abb. 12.3 Löslichkeitsverhalten von binären Metallschmelzen [P1607/P1608]

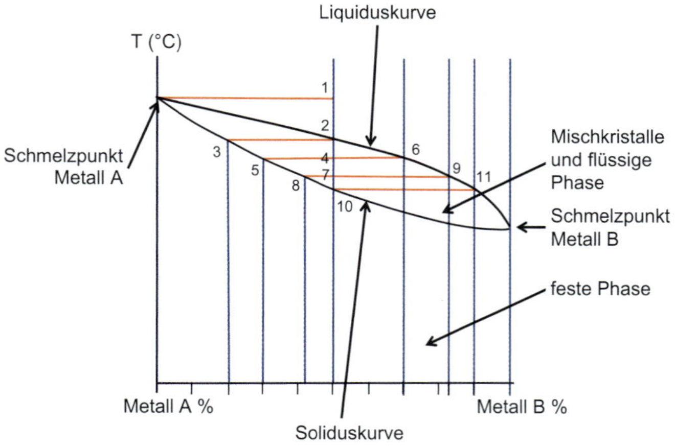

Abb. 12.4 Zustandsschaubild einer binären Legierung, Entstehung von Mischkristallen

Zieht man eine waagerechte Linie zur Soliduskurve zu **Punkt 3,** dann kann man auf der X-Achse ablesen, dass 80 % A und 20 % B in der erstarrenden Schmelze vorhanden sein müssen.

4. Schmelze und Mischkristallbildung stehen immer im Gleichgewicht. Zieht man die Temperaturhorizontale von **Punkt 4** nach **Punkt 5** und **Punkt 6,** kann man ablesen, dass das Verhältnis der Mischkristalle jetzt 70 % A und 30 % B, das Verhältnis der Schmelze genau andersherum 70 % B und 30 % A beträgt. An den **Punkten 7, 8 und 9** ist dieser Prozess bereit weiter fortgeschritten. Mehr und mehr Atome der niedrigschmelzenden Komponente B lagern sich an, obwohl deren Schmelzpunkt nicht einmal erreicht ist.

5. **Punkt 10** markiert den Soliduspunkt dieser fiktiven Legierung, die jetzt schon erstarrt ist. Interessant ist hier die Linie zu **Punkt 11,** der angibt, dass noch eine Restschmelze vorhanden sein muss, die aus 90 % B und 10 % A besteht. Die Mischkristalle sind hier schon so weit zusammengerückt, dass sie sich nicht mehr verschieben lassen, die Schmelze ist erstarrt.

Zusammenfassend kann man sagen:

- Die Legierung kristallisiert zu einzelnen Mischkristallen aus.
- Absolut gesehen haben diese die gleiche Zusammensetzung wie die gesamte Legierung.
- Aber: Innerhalb der Kristalle gibt es Konzentrationsunterschiede, während des Abkühlens vollzieht sich sozusagen eine beschränkte Entmischung der Metallkomponenten.
- Dieser inhomogene Mischkristall wird auch Zonenmischkristall genannt, da es Zonen unterschiedlicher Zusammensetzungen von A und B gibt.
- Das Schliffbild zeigt die tannenzweigartige Struktur, die als Dendritenstruktur oder innerkristalline Seigerung bezeichnet wird. Die Dendriten haben eine andere Zusammensetzung der Komponenten als die später erstarrten Zwischenräume. In unserem Beispiel wurden die Dendriten mehrheitlich von Metall A gebildet
- Je gröber die Körnung des Gefüges, desto höher die Konzentrationsunterschiede der Seigerung; ein völlig homogener Mischkristall kommt praktisch nicht vor.
- Je langsamer die Abkühlung abläuft, umso homogener wird der Kristall.
- Feinkörnige Legierungen haben bessere mechanische und elektrochemische Eigenschaften. So sind inhomogene Legierungen z. B. korrosionsanfälliger, insbesondere bilden sich **Lokalelemente** zwischen den Orten unterschiedlicher Zusammensetzung. Die

anodische Reaktion läuft dann in Gegenwart des Elektrolyten (Speichel) an den Bereichen ab, wo das unedlere Metall in höherer Konzentration vorliegt (z. B. Kupfer in einer Goldlegierung). Dem Thema Korrosion widmen wir ein eigenes Kapitel (→ Kap. 15), dort wird auch auf die Lokalelemente eingegangen.

Merke
Mischkristall: In einem Kristall schließen sich mehrere Arten von Atomen zu einem Gitter zusammen (Kristall mit Fremdatomen).
Kristallgemisch: Körner mit unterschiedlicher Zusammensetzung, also zwei völlig verschiedene Kristallarten, bilden ein Gefüge; das können sowohl verschiedene reine Kristalle nebeneinander sein oder auch Mischkristalle unterschiedlicher Mischung.

Homogenisieren von Metallen

Auch wenn gegossener Zahnersatz aus einer generell tauglichen Dentallegierung hergestellt wurde, kann er aus oben genannten Gründen eine nicht ausreichende Mundbeständigkeit aufweisen. Inhomogene Legierungen werden daher homogenisiert. Der Konzentrationsausgleich kann durch Glühen, Anlassen, Tempern, d. h. die **Erwärmung der Legierung über eine ausreichend lange Zeitspanne,** erreicht werden. Bei der Wahl der Homogenisierungstemperatur ist ein ausreichend hoher **Sicherheitsabstand** zur **Solidustemperatur** einzuhalten. In festem Zustand erfolgt der Konzentrationsausgleich über Diffusion der Legierungskomponenten gegeneinander, da die Atome auch in festem Zustand beweglich sind. Das liegt darin begründet, dass sie durch die Erwärmung des Homogenisierungsprozesses genügend Bewegungsenergie erhalten, um in Richtung des Konzentrationsgefälles an leere Gitterplätze zu springen. Dabei hinterlassen sie selbst ebenfalls Leerstellen, an die wiederum ein Atom der anderen Legierungskomponente springen kann. Zu den Leerstellen siehe auch → Abb. 11.4.

Zusammenfassung

- Legierungen sind ein metallisches Material aus einer Mischung von mindestens zwei Metallen oder auch einem Metall und einem Nichtmetall, solange der metallische Zustand dadurch nicht verändert wird.
- Man unterscheidet verschiedene Metallgefüge: homogenes Gefüge, heterogenes Gefüge (keine Löslichkeit), heterogenes Gefüge (verschiedene Löslichkeit), inhomogenes Gefüge (Zonenmischkristall).
- Bei einem **Mischkristall** schließen sich mehrere Arten von Atomen zu einem Gitter zusammen.
- Körner mit unterschiedlicher Zusammensetzung, also zwei völlig verschiedene Kristallarten, bilden ein Gefüge; das nennt man **Kristallgemisch.**
- Inhomogene Legierungen werden durch Erwärmung homogenisiert, d. h., es wird ein Konzentrationsausgleich dadurch erreicht, dass durch die Hitze die Atome genügend Bewegungsenergie erhalten, um in Richtung des Konzentrationsgefälles an leere Gitterplätze zu springen.

13 Dentallegierungen

Moderne Dentallegierungen müssen eine Vielzahl von Anforderungen erfüllen, um den Bedingungen der Mundhöhle über möglichst viele Jahre standhalten zu können (→ Abb. 13.1). Immer höhere Ansprüche der Gesellschaft an die Ästhetik haben neben ausreichenden physikalischen und chemischen Eigenschaften und einer guten Biokompatibilität ein hohen Stellenwert.

Legierungseigenschaften

Legierungen werden im Allgemeinen nach ihrer Zusammensetzung oder ihren chemisch-physikalischen Eigenschaften klassifiziert. Für die Beurteilung ihrer Qualität werden bestimmte Parameter herangezogen, die hier kurz angesprochen werden. In → Kap. 2 wurden bereits Prüfungsmethoden erläutert, mittels derer physikalische Kenngrößen für die verschiedenen Werkstoffe ermittelt werden.

0,2 %-Dehngrenze

- stellt den gebräuchlichsten Wert zum Vergleich der Festigkeit der Legierungen dar
- Kraft pro Flächeneinheit, die erforderlich ist, um einen Werkstoff um einen bestimmten Wert, nämlich 0,2 %, zu verformen
- Je höher dieser Wert ist, desto fester ist die Legierung.

E-Modul (Elastizitätsmodul) [N/MM]

- stellt den Zusammenhang zwischen Spannung und Dehnung bei der Verformung eines festen Körpers bei linear elastischem Verhalten her.
- Der Betrag ist umso größer, je mehr Widerstand ein Material seiner elastischen Verformung entgegensetzt.
- Ein Werkstück aus Stahl hat demnach einen hohen E-Modul und ist viel steifer als ein Werkstück aus Gummi mit niedrigem E-Modul bei gleichen geometrischen Abmessungen.

WAK (Wärmeausdehnungskoeffizient) [10^{-6} K^{-1}]

- beschreibt das Verhalten eines Stoffes bezüglich der Veränderung seiner Abmessungen bei Temperaturänderungen (Wärmeausdehnung)
- ist eine stoffspezifische Materialkonstante
- Meistens erfolgt die Wärmeausdehnung eines Stoffes nicht gleichmäßig über alle Temperaturbereiche, daher ist auch der WAK selbst temperaturabhängig und wird für einen bestimmten Temperaturbereich angegeben (für kleine Temperaturspannen kann α allerdings als linear angesehen werden).
- Der WAK α entspricht der Längenänderung Δl pro Ausgangslänge l_0 und 1 Kelvin Temperaturänderung.
- Die hier angegebenen Werte entsprechen damit der Längenänderung in Mikrometer pro Zentimeter (= 10.000 µm) Ausgangslänge bei einer Temperaturänderung von 100 °C.

Vickershärte (HV) Auf die Vickershärte wurde in → Kap. 2 schon eingegangen:

- Zur Ermittlung der Vickershärte wird eine gleichseitige Diamantpyramide mit einem Spitzenwinkel von 136° unter einer festgelegten Prüfkraft in das Werkstück eingedrückt.
- Unter dem Mikroskop wird die Länge der Diagonalen des bleibenden Eindrucks vermessen und daraus die Oberfläche des Eindrucks berechnet. Das Verhältnis von Prüfkraft in Newton zum Quadrat der Eindruckdiagonalen (d in Millimeter) ergibt mit dem Faktor 0,1891 multipliziert die Vickershärte HV (engl. VHN = Vickers Hardness Number).
- Zahntechnische Metalle werden bei Edelmetalllegierungen mit der Prüfkraft HV5 (5 = Prüfkraft in Kilopond, entspricht 49,03 Newton) und bei Nichtedelmetalllegierungen mit HV10 gemessen; die Haltezeit der Prüfkraft beträgt 10–15 Sekunden.
- 3 Härtegrade werden bei Dentallegierungen unterschieden:
  - w = weich, nach dem Weichglühen
  - a = ausgehärtet, Härte nach einer gezielten Wärmebehandlung = „Vergüten“
  - g/b = Härte der Legierung, die durch langsames Abkühlen nach dem Guss erreicht werden kann

Einteilung

Es gibt verschiedene Möglichkeiten für die Einteilung von Dentallegierungen, z. B. nach der in seit 1975 bestehenden DIN 13 906 geregelten Gruppenzugehörigkeit (→ Abb. 13.2) oder auch nach ihren Zusammensetzungen, bei der das Element mit dem höchsten Massenanteil der Legierung ihren Namen verleiht.

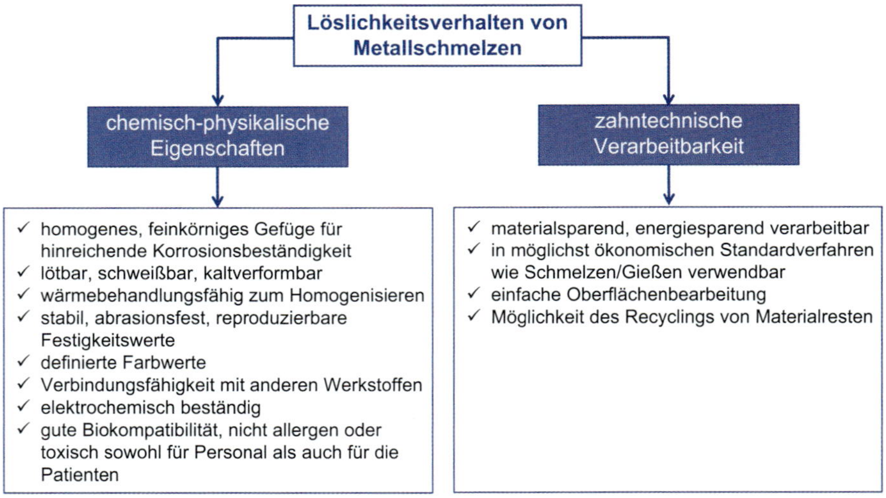

Abb. 13.1 Anforderungen an Dentallegierungen [P1607/P1608]

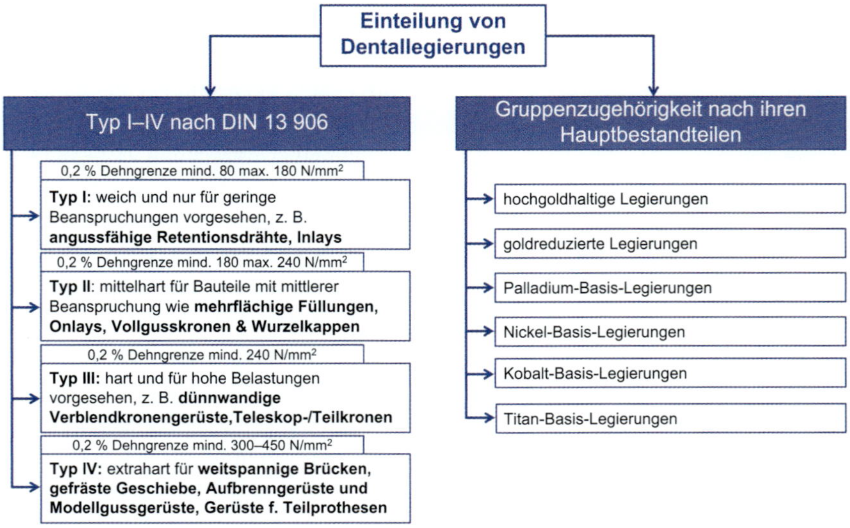

Abb. 13.2 Einteilung der Dentallegierungen nach DIN 13 906

In der Einteilung der Legierungen nach ihren Bestandteilen wird die Zusammensetzung in Gewichtsprozent angegeben.

Edelmetalllegierungen

Hochgoldhaltige Legierungen

Hochgoldhaltige Legierungen (→ Abb. 13.3, → Tab. 13.1) enthalten mindestens 75 Mass.-% Gold und Platinmetalle. Als Haftoxidbildner dienen geringe Anteile an In, Fe, Zn und Sn. Diese Legierungen sind sehr korrosionsbeständig, was sich aber nicht dadurch weiter verbessern lässt, dass man den Goldgehalt immer weiter erhöht. Das elektrochemische Verhalten und die daraus resultierende Korrosionsbeständigkeit haben ihre Ursache im jeweiligen Gesamtanteil von Gold, Platin und Palladium.
Seit einiger Zeit gibt es Diskussionen über die Biokompatibilität von Palladium. Bekannt ist, dass Palladiumionen (Pd^{2+}) in ausreichend hoher Konzentration toxisch sind. Des Weiteren ergab eine Langzeitstudie an Mäusen bereits Anfang der 1970er-Jahre, dass Palladiumchlorid in hoher Konzentration ein leichtes karzinogenes Potenzial hat. Insgesamt wird eine Kreuzreaktion mit einer allergischen Reaktion auf Nickel vermutet, sodass in diesen Fällen Palladiumionen tatsächlich Auslöser für eine allergische Reaktion im Mund sein können. Da Palladiumionen aber aufgrund der hohen Korrosionsbeständigkeit dieser Legierungen in nur sehr geringem Ausmaß freigesetzt werden, sehen neuere Studien kein größeres Risiko in der Verwendung von Palladium als in der Verwendung von Gold.
Dennoch hat die Dentalindustrie auf diese öffentlichen Diskussionen reagiert und bietet seit den frühen 1990er-Jahren auch gezielt palladiumfreie Legierungen an. Gold-Platin-Legierungen ohne Palladium zeigen dabei kein anderes elektrochemisches Verhalten als Legierungen mit Palladium.
Nach den jeweiligen Anteilen von Platin, Gold und Palladium kann man heute drei Untertypen hochgoldhaltiger Dentallegierungen unterscheiden: palladiumfreie, aufbrennfähige und nicht aufbrennfähige Legierungen.
Die mechanischen Eigenschaften hochgoldhaltiger, aufbrennfähiger Dentallegierungen werden hauptsächlich durch die Metalle der Platingruppe bestimmt, sodass im Falle einer nur geringen Beimischung von Palladium oder von dessen Fehlen Metallgerüste stabiler gestaltet werden müssen. Eine Kronenwandstärke von mindestens 0,3 mm wird empfohlen, bei Brücken sollten die approximalen Verbindungen eine Fläche von 4 mm² haben.

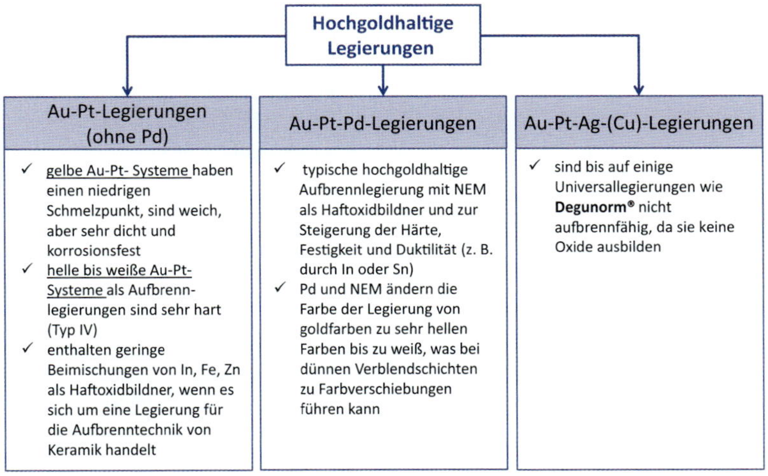

Abb. 13.3 Hochgoldhaltige Legierungen [P1607/P1608]

Tab. 13.1 Beispiel einer hochgoldhaltigen Legierung

Legierungsprodukt	Schmelzbereich [°C]	Dichte [g/cm³]	WAK [10^{-6} K^{-1}] 25–600 °C	E-Modul [N/mm]	0,2 % Dehngrenze [MPa]	HV
PontoStar® (Bego) Farbe: gelb Typ IV	1040–1150	18,8	14,4	Ca. 100	380/550/560*	160/225/235*
Zusammensetzung			**Mass.-%**			
Gold (Au)			87			
Platin (Pt)			10,6			
Zink (Zn)			1,5			
Rest: In, Rh, Mn, Ta						

* weich/nach Brand/vergütet

Goldreduzierte Legierungen

Diese oft als „Spargold" bezeichneten Legierungen haben aus Kostengründen Edelmetallgehalte zwischen 60 und 70 Mass.-%, davon mindestens 50 Mass.-% Gold. Das im Vergleich zu den hochgoldhaltigen Legierungen fehlende Gold wird hier oft durch Silber, weniger durch Palladium oder Kupfer ersetzt. Als Kornverfeinerer werden verschiedene Metalle der Platingruppe wie Platin, Iridium und auch Ruthenium eingesetzt. Die Farbe lässt sich mit hellgelb bis weiß beschreiben. Die Materialkosten lassen sich je nach Goldpreis um bis zu 50 % senken und auch das Gewicht der Restaurationen sinkt um bis zu 20 %.
Solange der Anteil der unedlen Komponenten gering bleibt, ist die Korrosionsbeständigkeit mit der von hochgoldhaltigen Legierungen zu vergleichen, sie ist deutlich besser als die palladiumbasierter Legierungen. Die Anfälligkeit für Korrosion steigt mit ansteigendem Silber- und Kupferanteil. Ein hoher Anteil an Palladium erzeugt statt der sattgelben Farbe von Gold eine helle Farbe, die oft Dentingold oder Blassgold genannt wird. → Tab. 13.2 gibt ein Beispiel für die Zusammensetzung einer goldreduzierten Legierung.
Die Keramikbeschichtung von Metallgerüsten aus goldreduzierten Legierungen ist sowohl bei einem hohen Palladiumanteil als auch bei hohem Silberanteil nicht ganz unproblematisch. Im Falle des hohen Palladiumanteils müssen die Metalle in einem Keramiktiegel geschmolzen und in Einbettmassen ohne Graphitbeimengungen gegossen werden. Der Grund: Palladium kann beim Gießen und Schmelzen Kohlenstoff lösen, der sich in der Abkühlungsphase in das Kristallgitter des Palladiums einlagern oder an den Korngrenzen abscheiden kann. Dieser Vorgang erhöht zwar die Zugfestigkeit, die 0,2 %-Dehngrenze und auch die Härte, kann aber dazu führen, dass beim Ausbilden der Oxidschicht auf der Metalloberfläche das entstehende CO_2 nicht aus der Keramik entweichen kann und an der Grenzfläche zwischen Metall und Keramik Blasen ausbildet.
Im Falle eines hohen Silberanteils kommt es zu negativen Farbeinflüssen auf die Keramik nach gelb/grün, da die Opakerschicht mit

den Silberoxiden reagiert. Mischt man der Legierung andere Nichtedelmetalle zu, die während des Brennvorgangs schnell eine dicke Oxidschicht ausbilden, kann kein Silber verdampfen.

Tab. 13.2 Beispiel einer goldreduzierten Legierung

Legierungsprodukt	Schmelzbereich [°C]	Dichte [g/cm³]	WAK [10^{-6} K^{-1}] 25–600 °C	E-Modul [N/mm]	0,2 % Dehngrenze [MPa]	HV
Heraloy® G (Heraeus Kulzer) Farbe: weiß Typ IV	1130–1280	14,5	13,9	Ca. 132000	550 (w/k)/600 (v)*	250 (w/k)/260 (v)/210 (s)*
Zusammensetzung			**Mass.-%**			
Gold (Au)			51,5			
Palladium (Pd)			37,9			
Indium (In)			8,5			
Rest: Ir, Ru, Ga**			Ga = 2 %			

* w = weichgeglüht; k = Aufbrennkeramiklegierung: Zustand nach dem Keramikbrand; v = vergütet; s= Selbstaushärtung durch Abkühlen in der Gießform
** Massenanteile unter 2 Mass.-% müssen vom Hersteller nicht angegeben werden

Palladium-Basis-Legierungen

Palladium-Basis-Legierungen können 50–77 Gew.-% Palladium, mehr als 20 % NEM und so gut wie kein Gold enthalten. Sie sind eine kostengünstige Alternative zu Goldlegierungen (bis zu 80 % Kostenersparnis je nach Goldpreis) und sind aufbrennfähig. Zusätze von Zn, Sn, In, Ga und Cu ermöglichen die Bildung von Haftoxiden und senken die Schmelztemperatur. Palladium-Basis-Legierungen sind weitaus weniger fehlertolerant als z. B. Goldlegierungen. Problematisch sind auch hier die beschriebenen Probleme mit Silber als Legierungskomponente (Farbverfälschungen der Keramik) und die Probleme, die das Palladium selbst durch die Aufnahme von Kohlenstoff und Gas beim Schmelzen verursacht.
Bei gleicher mechanischer Stabilität sind Palladium-Basis-Legierungen weniger korrosionsfest als Legierungen mit Gold als Basiskomponente, was durch Verarbeitungsfehler wie Blasenbildung und der anschließenden Bildung von Lokalelementen (dazu mehr in → Kap. 15), weiter herabgesetzt werden kann.
Grundsätzlich können fast alle dentalen Bauteile aus Palladium-Basis-Legierungen der Typen II, III und IV hergestellt werden, lediglich auf die Herstellung hoch biegebeanspruchter Teile sollte wegen ihrer Neigung zur Sprödbrüchigkeit verzichtet werden. Je nach Zusammensetzung ihrer Komponenten kann man bei den Palladium-Basis-Legierungen hinsichtlich ihrer Korrosionsbeständigkeit verschiedene Subtypen unterscheiden (→ Abb. 13.4).
Auch wenn ihre Korrosionsbeständigkeit nicht an goldreduzierte oder gar hochgoldhaltige Legierungen heranreicht, finden Palladium-Basis-Legierungen mit ihren hinreichenden mechanischen und elektrochemischen Eigenschaften nicht zuletzt wegen des niedrigen Preises ihre Indikation. Ein Beispiel für die Eigenschaften und Zusammensetzung gibt → Tab. 13.3.

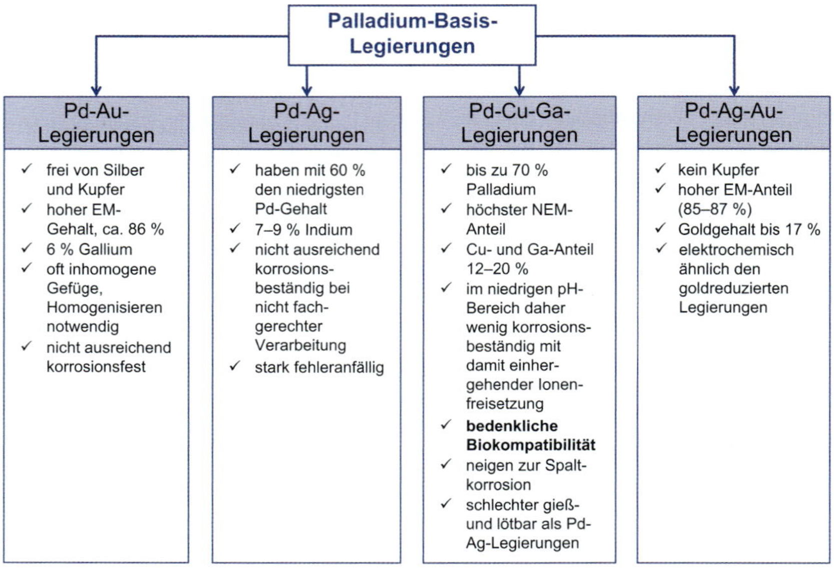

Abb. 13.4 Subtypen von Palladium-Basis-Legierungen hinsichtlich ihrer Korrosionsbeständigkeit [P1607/P1608]

Tab. 13.3 Beispiel einer Palladium-Basis-Legierung

Legierungsprodukt	Schmelzbereich [°C]	Dichte [g/cm³]	WAK [10^{-6} K^{-1}] 25–600 °C	E-Modul [N/mm]	0,2 % Dehngrenze [MPa]	HV
Degulight® (Degudent) Farbe: weiß Typ IV	1050–1130	10,9	16,9	125000	330 (b)/510 (a)	170 (b)/230 (a)
Zusammensetzung			**Mass.-%**			
Palladium (Pd)			36,9			
Silber (Ag)			56			
Zinn (Sn)			3			
Zink (Zn)			4			
Iridium (Ir)			0,1			

(a) ausgehärtet 15 min/950 °C
(b) erreichbare Eigenschaften nach der keramischen Verblendung

Mundbeständige NEM-Legierungen

Die meisten Lehrbücher schlagen vor, Legierungen aus unedlen Metallen besser als edelmetallfreie Legierungen (EMF) zu bezeichnen:

- Die Abkürzung NEM ist in der Metallkunde bereits durch „Nichteisenmetalle" besetzt.
- Der Begriff erweckt unbegründet einen negativen Eindruck von den Eigenschaften der Legierungen aus unedlen Metallen.
- NEM-Legierungen können durchaus geringe Mengen an Edelmetallen enthalten.

Mit Rücksicht darauf, dass wir den Begriff NEM und NEM-Legierungen auch bisher genutzt haben, bleiben wir in der weiteren Darstellung bei diesem Begriff, in dem Wissen, dass dieser nicht völlig korrekt ist.

Schon 1860 stellte man Basisplatten aus Aluminium her. 1919 führte die Firma Krupp den Edelstahl ein, mit dem Klammern, Bügel und Basisplatten hergestellt wurden. NEM-Legierungen – vornehmlich auf Co-Cr-Basis oder Ni-Cr-Basis – haben gegenüber EM-Legierungen einen höheren Elastizitätsmodul und eine höhere Warmfestigkeit (Widerstand gegen Deformationen des Metallgerüsts bei thermischer Belastung, z. B. Aufbrennen von Keramik). In der Literatur ist hinreichend beschrieben, dass heute alle denkbaren zahnärztlich-prothetischen Arbeiten aus NEM-Legierungen hergestellt werden können.
In → Tab. 13.4 sind Vor- und Nachteile der NEM-Legierungen aufgelistet.
Weitspannige Brücken sind nur ein Beispiel dafür, dass NEM-Restaurationen bei gleicher Stabilität graziler gestaltet werden können als vergleichbare Konstruktionen aus Edelmetallen. Darüber hinaus sind NEM aus ökonomischer Sicht den EM weit überlegen. In den USA haben Restaurationen aus NEM auch für Kronen und Brücken schon lange einen Marktanteil von über 70 %. Gegen NEM spricht aus zahnmedizinischer Sicht ihre schwierigere Verarbeitung und aus zahnärztlicher Sicht die teilweise kritische Betrachtung ihrer Biokompatibilität, insbesondere im Hinblick auf Legierungen mit Nickelgehalt. → Abb. 13.5 zeigt die Einteilung der gegenwärtig auf dem Markt verfügbaren NEM-Legierungen.

Nickel-Chrom-Basis-Legierungen

Die Gruppe der Ni-Cr-Legierungen weist eine Vielzahl an Legierungskomponenten auf, eine einheitliche Zusammensetzung gibt es nicht. Wie alle NEM-Legierungen lassen sich auch hier aufbrennfähige und nicht aufbrennfähige Legierungen unterscheiden, wobei nahezu alle modernen Systeme aufbrennfähig sind. Sie unterscheiden sich von den nicht aufbrennfähigen Systemen in der Zusammensetzung der Nebenelemente, um die Bildung der Haftoxide zu steuern und um den WAK der Legierung an den WAK der Keramik anzupassen. Um ausreichend korrosionsfest zu sein, sollten die Substituenten Chrom und Molybdän in ausreichender Menge beigemischt werden, Gleiches gilt auch für die mechanischen Fähigkeiten. Chrom sorgt mit seinen Chromoxiden darüber hinaus für eine gute Haftung an der Keramik, Molybdän beeinflusst die Wärmedehnung.
Wegen der bedenklichen Biokompatibilität von Beryllium (insbesondere auch wegen der Gefährlichkeit von Berylliumdämpfen in zahntechnischen Laboren während des Gießens und der Stäube beim Bearbeiten) werden seit Mitte der 1980er-Jahre berylliumfreie Ni-Cr-Legierungen hergestellt.
Ni-Cr-Legierungen haben ein eher heterogenes Gefüge. Die Legierungskomponenten sind ungleich verteilt, was die Legierung für interkristalline Korrosion anfällig macht. Vorteilhaft sind die hohe Festigkeit und Härte sowie ein doppelt so großer E-Modul wie bei den Edelmetalllegierungen aus Gold oder Platin. Weitspannige, dünnwandige Brückengerüste für die Verblendung mit Kunststoff oder Keramik sind möglich.
Die Biokompatibilität von Nickel ist immer wieder Gegenstand öffentlicher Diskussionen, da Nickelionen in ausreichend hoher Konzentration eine toxische Wirkung auf Zellen haben können. Studien zufolge sollen ca. 10 % der Frauen allergisch auf Nickel reagieren, was aber auch auf das Tragen von Modeschmuck wie Ohrringen und Piercings zurückgeführt wird. Im Gegensatz zu Palladium wird Nickel aus nickelhaltigen Dentallegierungen in größeren Mengen freigesetzt. Nachweislich ist Nickel ein potentes Allergen. Nickelionen können auch karzinogen wirken, besonders wenn sie in bestimmten Formen auftreten, z. B. als Nickelsubsulfid. Schließlich konnte nachgewiesen werden, dass Nickelionen eine ausgeprägte, anhaltende Entzündung im Gewebe hervorrufen, die nicht durch eine Allergie vermittelt wird. Wie hoch das Risiko der unerwünschten Nebenwirkungen bei der Verwendung von Nickel in der Mundhöhle ist, ist immer noch Gegenstand intensiver Forschung. Generell wird empfohlen, bei Ausweichmöglichkeiten auf andere Legierungstypen (etwa Co-Cr-Basis-Legierungen) zurückzugreifen. → Tab. 13.5 gibt ein Beispiel

Tab. 13.4 Vor- und Nachteile der NEM-Legierungen

Vorteile	Nachteile
• Müssen nicht ausgehärtet werden • Geringe Wärmeleitfähigkeit (Schutz der Pulpa vor Temperaturreizen) • Guter Metall-Keramik-Verbund durch Haftoxide • Hoher Schmelzbereich für hohen Sicherheitsabstand zwischen Solidus- und Brenntemperatur, daher höhere Warmfestigkeit beim Aufbrennen • Höherer E-Modul	• Biokompatibilität ausreichend, aber Korrosionsprodukte teilweise gewebsschädigend oder giftig • Verarbeitungskomplikationen beim Gießen und Schmelzen möglich; NEM neigen zur Gas- und Kohlenstoffaufnahme, langsames Erhitzen erforderlich • Für den Haftoxidbrand müssen Glühdauer und -temperatur exakt eingehalten werden. • Sehr hart, zeitaufwendige und schwierige Ausarbeitung, sorgfältiges Vormodellieren ist erforderlich

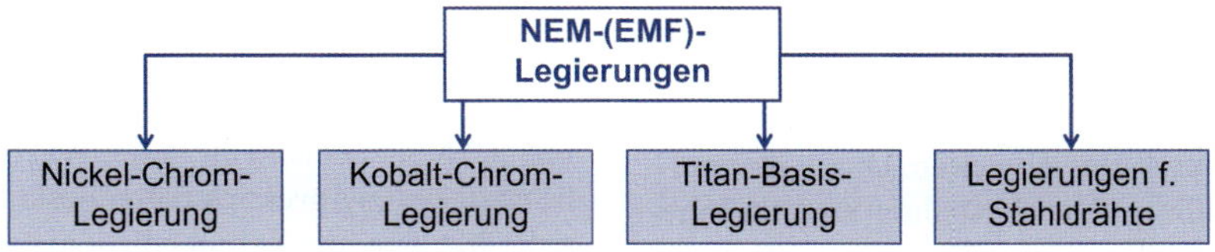

Abb. 13.5 Einteilung der NEM-Legierungen [P1607/P1608]

Tab. 13.5 Beispiel einer Nickel-Chrom-Basis-Legierung

Legierungsprodukt	Schmelzbereich [°C]	Dichte [g/cm³]	WAK [10^{-6} K^{-1}] 25–600 °C	E-Modul [N/mm]	0,2 % Dehngrenze [MPa]	HV
Wiron® light (Bego, Bremen) Farbe: silberweiß Typ IV	1200–1280	8,2	14,1	200000	470*	260*
Zusammensetzung			**Mass.-%**			
Nickel (Ni)**			64,5			
Chrom (Cr)			22			
Molybdän (Mo)			10			
Kobalt (Co)			2,5			
Silizium (Si)			2,1			
Niob (Nb)			<1			
Mangan (Mn)			<1			
Bor (B)			<1			

* Wolfram (W) ersetzt in diesem Produktbeispiel das häufiger anzutreffende Molybdän (Mo).
** Der WAK ist hier gegenüber nicht aufbrennbaren Co-Cr-Legierungen reduziert, um sich dem WAK der Keramik anzupassen.

für die Zusammensetzung und die Eigenschaften einer Nickel-Chrom-Legierung.

Kobalt-Chrom-Basis-Legierungen

Vergießbare Co-Cr-Legierungen wurden mit dem Produkt Vitallium bereits 1937 in die Zahnmedizin eingeführt. Das Grundwissen für diese Entwicklung geht auf Tammann (1919) zurück, nach dem bis heute beispielsweise die Co-Cr-Ni-Legierung für Klammerdrähte „Wiptam“ (= wippende Tammann-Legierung) benannt ist.
Bis heute bildet die Entwicklung der gießfähigen Co-Cr-Legierungen die Basis auch moderner Co-Cr-Legierungssysteme, die zumeist auf dem Dreistoffsystem Kobalt, Chrom und Molybdän beruhen, wobei Molybdän auch durch Wolfram ersetzt werden kann. Co-Cr-Mo-Legierungen sind recht einheitlich zusammengesetzt. Die drei Hauptkomponenten Kobald, Chrom und Molybdän bestimmen die charakteristischen Eigenschaften wie Festigkeit, Härte und Korrosionsbeständigkeit. Die zulegierten Nebenelemente wie Mangan, Silizium, Kohlenstoff, Stickstoff und auch Titan verbessern je nach Zweck der Restauration die Verarbeitbarkeit. Als Kornfeinerer dienen Platin oder die unedlen Metalle Vanadium und Wolfram. Bei Drahtlegierungen werden 30 % des Kobalts durch Nickel ersetzt (Wiptam). Sie zeichnen sich durch eine hohe Dehngrenze und Bruchdehnung aus und werden z. B. in der Kieferorthopädie eingesetzt.
In der CAD/CAM-Technik werden Frässcheiben (sog. Runden) aus Kobalt-Chrom-Legierungen verwendet, die eine Korngröße von unter 40 µm aufweisen. Durch ihre pulvermetallurgische Herstellung sind sie nahezu vollständig frei von Lunkern und weisen sehr gute Fräseigenschaften auf. Derart gefräste Gerüste lassen sich ohne Oxidbrand mit Keramik verblenden. Die Zusammensetzung einer typischen Kobalt-Chrom-Legierung ist in → Tab. 13.6 dargestellt, → Abb. 13.6 nennt die Aufgaben der zulegierten Nebenelemente von Co-Cr-Legierungen.

Tab. 13.6 Beispiel einer Kobalt-Chrom-Basis-Legierung

Legierungsprodukt	Schmelzbereich [°C]	Dichte [g/cm³]	WAK [10^{-6} K^{-1}] 25–500 °C	E-Modul [N/mm]	0,2 % Dehngrenze [MPa]	HV
remanium® Star (Dentaurum, Ispringen) Farbe: silberweiß Typ IV	1320–1420	8,6	14,1**	190000	620	280
Zusammensetzung			**Mass.-%**			
Kobalt (Co)			60,5			
Chrom (Cr)			28,0			
Wolfram (W)*			9,0			
Silizium (Si)			1,5			
Niob (Nb)			<1			
Mangan (Mn)			<1			
Stickstoff (N)			<1			

* Wolfram (W) ersetzt in diesem Produktbeispiel das häufiger anzutreffende Molybdän (Mo).
** Der WAK ist hier gegenüber nicht aufbrennbaren Co-Cr-Legierungen reduziert, um sich dem WAK der Keramik anzupassen.

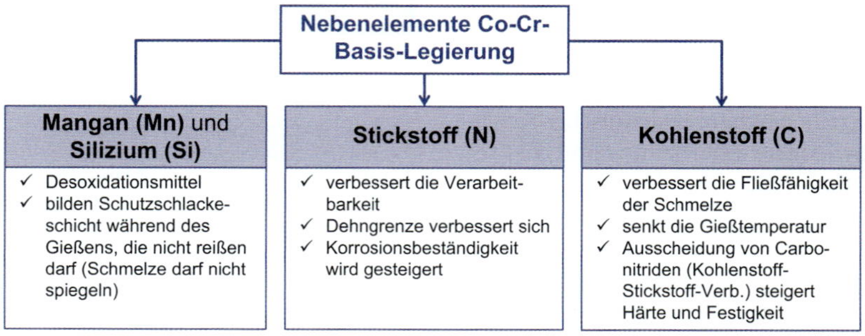

Abb. 13.6 Aufgaben der zulegierten Nebenelemente von Co-Cr-Legierungen [P1607/P1608]

Titan-Basis-Legierungen

Merke
Titan hat eine starke Oxidationsfähigkeit. Eine komplexe Mischung anhaftender Oxide sorgt dafür, dass nach einer Beschädigung der Oberfläche sich in weniger als 1 Millisekunde eine neue Passivierungsschicht bildet. Titan ist zu reaktiv, um in einer O_2-haltigen Atmosphäre in einem nativen Zustand zu bleiben.

Titan (Dichte 4,49 g/cm³; Schmelzpunkt 1668 °C) besitzt eine Reihe von Eigenschaften, die es zu einem unverzichtbaren Bestandteil in der Medizin und Zahnmedizin machen:

- Es überzieht sich in Gegenwart von Sauerstoff innerhalb weniger Millisekunden mit einer passivierenden Oxidhaut aus TiO_2 (α-Case) und wird in dieser Eigenschaft nur von Zirkonium, Kalzium, Magnesium und Aluminium übertroffen.
- Diese Oxidschicht bildet sich nicht nur schnell, sie ist auch dicht, sodass nun selbst Sauerstoff ausgeschlossen wird und eine weitere Oxidation unterbleibt.
- Durch die stabile Oxidschicht ist Titan extrem korrosionsbeständig gegenüber Luft, Meerwasser, Alkalilaugen, Säuren und Alkohol und in hohem Maße biokompatibel.
- Lediglich Flusssäure (F^--Ionen) und heiße Säuren greifen Titan an.
- geringe Wärmeleitfähigkeit (15-mal geringer als Gold)
- hoher Schmelzpunkt und damit hohe Warmfestigkeit
- niedrige Wärmeausdehnung und daher sehr passgenau

Bei Titanlegierungen (z. B. rematitan®, Fa. Dentaurum, Ispringen) muss man zwischen solchen unterscheiden, die deutliche Anteile anderer Metalle (meist Al, Mo, V, Sn) enthalten, und solchen, die weniger als 1 Mass.-% Begleitelemente wie Eisen (Fe), Sauerstoff (O), Stickstoff (N), Kohlenstoff (C) und Wasserstoff (H) enthalten. Oft werden diese Titanlegierungen als Reintitan bezeichnet, der Begriff „unlegiertes Titan“ ist aber zutreffender. Unlegiertes Titan liegt nach DIN 17850 in vier Reinheitsgraden vor (→ Tab. 13.7).
Der Reinheitsgrad hat einen starken Einfluss auf die mechanischen Fähigkeiten, insbesondere der Gehalt an Sauerstoff. Titan des Reinheitsgrades 1 (Ti 1) hat einen Sauerstoffgehalt von 0,12 Mass.-%. Steigt dieser Gehalt auf 0,3 Mass.-% bei Titan des Reinheitsgrades 4 (Ti 4), steigt der Wert der 0,2 %-Dehngrenze um mehr als das Doppelte auf 400 N/mm² und damit auf einen den Goldlegierungen vergleichbaren Wert. Ausgangsmaterial für zahnmedizinische Zwecke ist meistens Ti 2. Von über 100 Titanlegierungen wird Ti-6Al-4V am häufigsten eingesetzt.

Tab. 13.7 Reinheitsgrade von Titan

Reinheitsgrad	Fe	O	N	C	H	Ti
Ti 1	0,15	0,12	0,05	0,06	0,013	Rest
Ti 2	0,20	0,20	0,05	0,06	0,013	Rest
Ti 3	0,25	0,25	0,05	0,06	0,013	Rest
Ti 4	0,30	0,35	0,05	0,06	0,013	Rest

Obwohl Titan in der CAD/CAM-Technik als computergestützt gefräster Standardwerkstoff für **Implantate** in der Zahnmedizin oder der Unfallchirurgie **nicht mehr wegzudenken ist,** ist seine gusstechnische Verarbeitung sehr aufwendig, kompliziert und fehlerbehaftet. Die Eigenschaften, die Titan seine herausragenden Eigenschaften hinsichtlich seiner Korrosionsbeständigkeit und Biokompatibilität verleihen, werden gusstechnisch zum Problem. Wegen der starken Reaktivität des Titans bezüglich seiner hohen Affinität zu Sauerstoff, Stickstoff, Wasserstoff und Kohlenstoff muss ein hoher technischer Aufwand betrieben werden:

- Titan hat eine sehr hohe Schmelztemperatur und muss z. B. im Lichtbogen geschmolzen werden.
- Der Schmelzvorgang muss unter Hochvakuum oder Schutzgas (Argon) erfolgen.
- Die Einbettmasse muss reaktionsträge sein und enthält MgO, ZiO_2, Al_2O_3, sodass die Grenzflächenreaktion mit der Titanschmelze verringert wird, da sonst eine als α-Case bezeichnete Gusshaut entsteht, die hart und spröde ist und Ursprungsbereich für Risse sein kann.
- Eine 70 μm dicke kontaminierte, aufgehärtete Oberflächenzone ist bisher allerdings unvermeidbar.
- Kein Löten möglich, Laserschweißen ist unverzichtbar.
- Spezielle Keramiken zum Verblenden sind erforderlich, die an den niedrigen WAK des Titans angepasst sind und bei niedrigen Temperaturen versintern, was ihre Eigenschaften herabsetzt.

Langzeituntersuchungen zeigen, dass an mit Keramik verblendeten Titangerüsten Defekte schneller auftreten als an Hochgold- oder EMF-Legierungen.

Stähle

Merke
Unter Stahl versteht man nach DIN 1600 Legierungen aus Eisen und Kohlenstoff bis zu 1,7 % (1,7 Mass.-% entspricht 8 Atom-%), die ohne Nachbearbeitung schmiedbar sind. Ist der Kohlenstoffgehalt höher, ist eine Kaltbearbeitung nicht mehr möglich.

Bei den in der Zahnmedizin verwendeten Cr-Ni-Stählen handelt es sich um Abkömmlinge des 1912 bei Krupp entwickelten V2A-Stahls (Abkürzung für: **V**ersuch **2** mit **A**ustenitgefüge). Wegen seiner unzureichenden Korrosionsbeständigkeit werden Stähle in der Zahnmedizin heute nur noch als

- Wurzelstifte (nicht empfehlenswert)
- Brackets
- Drähte und Bänder (meist bei kieferorthopädischen Apparaten)

eingesetzt. Eisen kommt sowohl im kubisch-flächenzentrierten (kfz) als auch im kubisch-raumzentrierten (krz) Gitter vor. Das krz-Gitter kann nur wenig Kohlenstoff lösen (max. 0,02 %). Das kfz-Gitter hingegen löst Kohlenstoff sehr gut und bildet einen Mischkristall aus, der **Austenit (γ-Eisen)** genannt wird. Beim langsamen Abkühlen erfährt das Austenit eine Gitterumwandlung und scheidet dabei Kohlenstoff aus. Erstarrt der Austenit-Mischkristall zu schnell, etwa durch Abschreckung, entsteht eine an Kohlenstoff übersättigte Modifikation des Eisens, die ein kubisch-raumzentriertes Gitter aufweist und **Martensit (α-Eisen)** genannt wird. Der im kfz-Gitter des Austenits gelöste Kohlenstoff konnte nicht schnell genug ausgeschieden werden.

Die nadelförmigen Martensitausscheidungen verleihen dem abgeschreckten Stahl eine außerordentlich hohe Härte und Sprödigkeit. Durch die „Anlassen“ genannte Wärmebehandlung bei 230–350 °C kann die Sprödigkeit gezielt vermindert werden.

Um die Korrosionsbeständigkeit des Stahls zu erhöhen, werden Chrom, Nickel, Molybdän, Vanadium und Kobalt zugemischt, es entsteht **Edelstahl**. Anhand der Kristallstruktur unterscheidet man dabei zwischen dem austenitischen und dem martensitischen Stahl.

Vorgefertigte Klammerkreuze, aus denen Klammern für Interimsprothesen gebogen werden können, bestehen z. B. aus:

- 18/8 Stahl mit einem **Chromgehalt von 18 %** (sorgt für die Passivschicht)
- **8 % Nickel** (sorgt dafür, dass das kfz-Gitter auch bei Raumtemperatur stabil bleibt)
- 75 % **Eisen** und
- 0,06–0,08 % **Kohlenstoff**

Für kieferorthopädische Drähte wird duktiler Austenit-Stahl gem. DIN 17440 eingesetzt.

Biokompatibilität aus zahnmedizinischer Sicht

Da Korrosion eine der Hauptursachen von Unverträglichkeitsreaktionen ist, sollte der Zahnarzt eine geringe Neigung zur Korrosion als Primärkriterium ansehen. Um die Korrosionsneigung und damit die Unverträglichkeitsreaktionen zu minimieren, ist eine sorgfältige Ver- und Bearbeitung der Restaurationen erforderlich (Lunker, ungeeignete Lote, nicht entfernte Reste von Haftoxiden auf den nicht von Keramik bedeckten Anteilen des Metallgerüstes, Vermeiden von Spaltkorrosion etc.). Bei Unverträglichkeitsreaktionen gegen Metall sollten die Restaurationen gegen metallfreie Arbeiten ausgetauscht werden, z. B. durch Komposite oder Keramiken. Um mögliche Kreuzreaktionen von **Nickel und Palladium** zu vermeiden, sollte bei Patienten mit Nickelallergie sorgfältig abgewogen werden, ob eine palladiumhaltige Restauration indiziert ist.

Zusammenfassung

- Dentallegierungen müssen neben einer ausreichenden physikalischen und chemischen Beständigkeit eine gute Biokompatibilität aufweisen.
- Grob kann man Dentallegierungen in Edelmetalllegierungen und Nichtedelmetalllegierungen unterteilen.
- Bei den Edelmetalllegierungen unterscheidet man hochgoldhaltige Legierungen, goldreduzierte Legierungen und Palladium-Basis-Legierungen.
- Nichtedelmetalllegierungen sind weitaus günstiger als Edelmetalllegierungen und können mit einer sehr geringen Materialstärke verarbeitet werden.
- Bei den Nichtedelmetalllegierungen unterscheidet man Nickel-Chrom-Legierungen, Kobalt-Chrom-Legierungen, Titanbasislegierungen und Stähle.

Obwohl die Verwendung von Amalgamen seit dem 1. Januar 2025 EU-weit verboten ist, werden Zahnärzte noch viele Jahre mit dem Entfernen von Amalgamfüllungen zu tun haben. Wir gehen hier daher nur auf die Grundlagen ein.

Merke
Amalgame (arabisch: al-malgam = erweichende Salbe, griechisch: malagma = das Erweichende) sind flüssige, knetbare oder feste Legierungen des Quecksilbers mit anderen Metallen.

Bereits 600 v. Chr. befassten sich die Chinesen mit der Herstellung einer Silber-Zinn-Quecksilber-Paste. Berichte des chinesischen Arztes Liu Wen-T`Al aus dem Jahre 1505 und Manuskripte des Ulmer Arztes Johannes Stocker (1513) weisen auf die Verwendung von Quecksilber und des daraus gewonnenen Amalgams zur „Reparatur zerstörter Zähne“ hin.
Hört man das Wort „Amalgam“ im Zusammenhang mit Zahnfüllungen, schrillen in den Ohren der Allgemeinheit und vielleicht auch bei dem einen oder anderen Zahnarzt die Alarmglocken. Sucht man in der bekanntesten medizinischen Datenbank PubMed nach dem Begriff „Mercury“ (engl. Quecksilber), findet man ca. 19.000 Veröffentlichungen.
Im Folgenden beleuchten wir die gängigen Vorurteile ausschließlich auf wissenschaftlich fundierter Basis der angegebenen Werkstoffkundeliteratur. Zur Belastung des Körpers wurden in den letzten Jahrzehnten vielen Untersuchungen vorgelegt, u. a. mit werkstoffkundlichem Ansatz in-vitro mittels der ICP („inductively coupled plasma“)-Atom-Emissionsspektroskopie.
Das Bundesgesundheitsamt (BGA) und das Bundesinstitut für Arzneimittel und Medizinprodukte (BfArM) definierten die Indikation von Amalgamfüllungen 1992 wie folgt: *„Nur für okklusionstragende Füllungen im Seitenzahnbereich (BLACK Klasse I und II), und nur dann, wenn andere plastische Füllungswerkstoffe nicht indiziert sind und andere Restaurationstechniken nicht in Frage kommen.“*

Aus heutiger Sicht erscheint diese Vorgabe etwas veraltet, da heutige Komposite ebenfalls abrasionsfest genug sind, um auch für große Füllungen im Seitenzahngebiet infrage zu kommen. Auf die Vorgaben bei den Kontraindikationen gehen wir weiter unten im Abschnitt der Biokompatibilität ein. Man kann vorwegnehmen, dass sich die Wissenschaft grundsätzlich einig ist, dass zahnärztliche Amalgame anerkannte Materialien zur Versorgung kariöser Defekte im Seitenzahnbereich sind (waren), wo Ästhetik zwar wünschenswert, aber nicht zwingend erforderlich ist.
Quecksilber (Hg) als Hauptlegierungskomponente der Amalgame hat folgende Eigenschaften:

- als einziges Metall bei Raumtemperatur flüssig
- erstarrt bei -39 °C und siedet bei +357 °C
- bei 0 °C wenig, bei Raumtemperatur aber schon sehr flüchtig
- Dichte: 13,546 g/cm^3 (bei +20 °C), Atommasse 200,6
- legiert sich **nicht** mit: Fe, Ni, Co
- legiert sich **schwer** mit: Cu, Sb, As, Pt
- legiert sich **leicht** mit: Au, Ag, Sn, Pb, Bi, Cd und Alkalimetallen der 1. Hauptgruppe: Li, Na, K, Rb, Cs, Fr

Nur zwei der im Laufe der Jahrhunderte erprobten Legierungen, die den Anforderungen der Zahnmedizin genügt haben, wurden auch systematisch weltweit eingesetzt: **Kupfer-Amalgam** (wird schon lange nicht mehr verwendet und ist als historisch zu betrachten) und **Zinn-Silber-Amalgam.** Erst die Beimischung von zerriebenem **Zinn** zu gefeiltem Silber und flüssigem Quecksilber (Silbermünzen wurden gefeilt und die Feilung – **Alloy** – mit Hg vermischt) brachte im späten 19. Jahrhundert ein volumenstabiles und farbbeständiges Amalgam hervor. Dies führte zur weiteren Entwicklung durch verschiedene Hersteller und zur Verbreitung in den Zahnarztpraxen.

Zusammensetzung von Silber-Zinn-Amalgamen

Bei Silber-Zinn-Amalgamen werden verschiedene Typen unterschieden. Zunächst unterscheidet man danach, ob eine γ2-Phase (Gamma-2-Phase) enthalten ist oder nicht (→ Abb. 14.1).
Aus Sicht der Biokompatibilität ist die γ2-Phase des Amalgams, die auch Auslöser der Amalgamdiskussion der vergangenen Jahrzehnte war, von besonderem Interesse, da diese Phase – im Gegensatz zur γ1-Phase und zur η´-Phase (Eta-Phase) – am korrosionsanfälligsten ist.

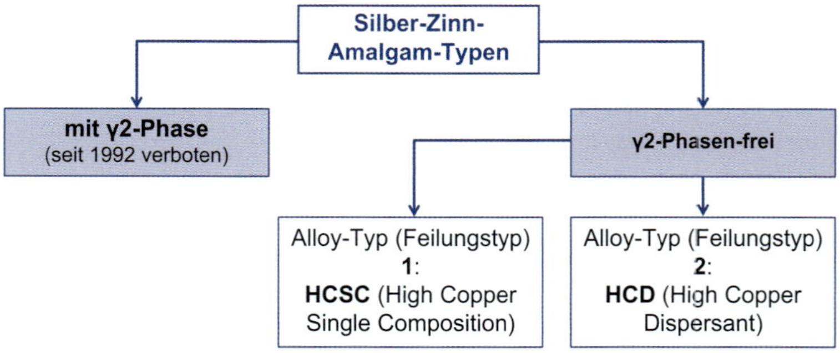

Abb. 14.1 Amalgamtypen [P1607/P1608]

Innerhalb der γ2-Phasen-freien Amalgame (→ Tab. 14.1) unterscheidet man weiter nach der Art der enthaltenen Feilungsart. **HCD-Amalgame (High Copper Dispersant,** Dispersionsamalgame) sind γ2-Phasen-freie Amalgame mit hohem Kupferanteil der sphärischen Partikelart. **HCSC-Amalgame (High Copper Single Composition)** sind Amalgame mit einem hohen Kupferanteil sowohl in den sphärischen Partikeln als auch in den Splittern der Feilung.
Je nach Anteil der enthaltenden Metalle spricht man von binären, ternären, quaternären Amalgamen. Die binären stellen die einfachen, alle anderen Amalgame die zusammengesetzten Amalgame dar. Oralloy® ist demnach ein ternäres Amalgam, Dispersalloy® ein quaternäres Amalgam.

Reaktionsmechanismen des Abbindeprozesses

Im Folgenden werden sehr vereinfacht die ansonsten sehr komplexen Reaktionsmechanismen beim Abbindeprozess des HCD-Amalgams, des HCSC-Amalgams (beide γ2-Phasen-frei) und des herkömmlichen Amalgams (seit 1992 verboten) dargestellt.
Das jeweilige Legierungspulver und das flüssige Quecksilber werden **trituriert** (miteinander verrieben, **Trituration**). Die Legierungspartikel werden so mit Hg benetzt, dass dieses in die Partikel diffundiert. Durch Kristallisation bindet das entstandene Amalgam zu einer **plastischen Masse** ab, die in diesem Zustand in die Kavität des defekten Zahns im Überschuss gestopft werden kann. Durch das Stopfen wird das Amalgam **kondensiert,** an der Oberfläche entsteht eine weiche, quecksilberhaltige Schicht. Diese besonders quecksilberhaltige Schicht wird bei der Ausarbeitung der Füllungsoberfläche, dem **Schnitzen,** entfernt. Die Präparation des Zahns muss dabei unter sich gehend sein, da sich das Amalgam nicht mit der Zahnhartsubstanz verbindet, wie es z. B. ein Komposit mit seinem Adhäsivsystem tun würde.
→ Abb. 14.2 zeigt die Abbindereaktionen der verschiedenen Amalgamtypen:

- **HCD-Amalgam:** Zunächst wird eine γ2-Phase gebildet, die unmittelbar nach der Zugabe des Quecksilbers zum Alloy entsteht; sie wird durch die Reaktion mit Kupfer innerhalb eines Jahres in eine γ1- und eine η′-Phase umgewandelt. Diese Reaktion findet in der äußeren Zone der im Alloy enthaltenen Ag-Cu-Eutektika-Kugeln statt. Die Reaktionszone in der äußeren Kugelschicht aus Cu_6Sn_5 und γ1-Phase wird als **Asgar-Mahler-Zone** bezeichnet.
- **HCSC-Amalgam:** Es wird gar keine γ2-Phase gebildet.
- **Frühere Amalgame:** Es wurden Kupferanteile unter 5 % verwendet, die γ2-Phase bildete sich als durchgängiges Netzwerk aus, das vor allem bei unzureichend kondensierten Füllungen leicht korrodierte. Die Korrosion der γ2-Phase setzte das Hg frei, welches mit der ungebundenen γ-Phase reagierte und verdampfte.

Tab. 14.1 Generelle Zusammensetzung „moderner" γ2-Phasen-freier Amalgame; Zusammensetzung des γ2-Phasen-freien HDC-Amalgams Dispersalloy® der Firma Dentsply DeTrey, Konstanz; Zusammensetzung des γ2-Phasen-freien HCSC-Amalgams Oralloy® der Firma coltène whaledent, Langenau

γ2-freie Amalgame	Ag	Sn	Cu	Zn
Gew.-%	45–70	12–30	15–30	0–2
Dispersalloy®	**Ag**	**Sn**	**Cu**	**Zn**
Gew.-%	69,50	17,70	11,80	1,00
Oralloy®	**Ag**	**Sn**	**Cu**	
Gew.-%	59,00	28,00	13,00	

Eigenschaften

Wir haben bereits gelernt, dass das Alloy in verschiedenen Formen vorliegen kann. HDC-Alloy mit kugelförmigen (sphärischen) Legierungspartikel und HCSC-Alloy mit einer Mischung aus kugel- und splitterförmigen Partikeln. Durch die unterschiedliche Form der Partikel müssen im Fall des HCSC höhere **Stopf- oder Kondensationskräfte** aufgebracht werden.
HDC-Alloys benötigen dagegen eine geringere Menge an Hg, um vollständig benetzt zu sein, und binden etwas schneller ab.

Festigkeit

Auch bei der Festigkeit kommt es auf die Partikelart des Alloys an. Im Mund treten Druck- und Zugkräfte auf. → Tab. 14.2 zeigt für beides entsprechende Werte an. Auffällig ist, dass die Zugfestigkeit nach 24 Stunden lediglich 1/8 der Druckfestigkeit erreicht. Andererseits zeigt die Tabelle auch, dass Amalgamfüllungen anders als Füllungen aus Komposit nicht direkt nach dem Legen voll belastet werden dürfen. Die mechanischen Fähigkeiten einer Amalgamfüllung, sei sie nun aus HCD-Alloy oder aus HCSC-Alloy, steigern sich *„mit der Dauer und Intensität ihrer Kondensation, zum einen weil dann mehr Quecksilber ausgepresst werden kann,*

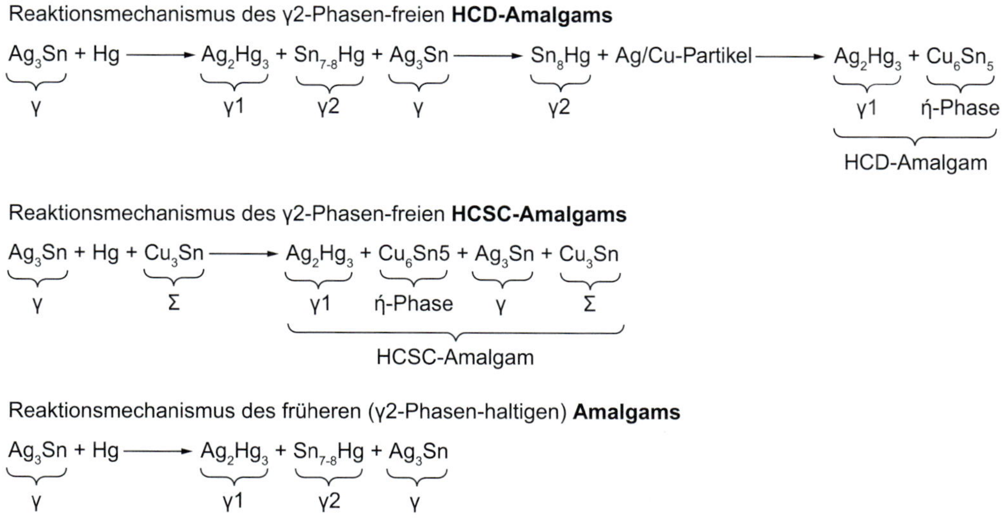

Abb. 14.2 Abbindereaktionen der verschiedenen Amalgamtypen [P1607/P1608]

Tab. 14.2 Eigenschaften von HCD- und HCSD-Amalgam

Eigenschaft	HCSD-Alloy	HCD-Alloy
Zugfestigkeit (MPa)	50	54
Druckfestigkeit nach 30 min (MPa)	67	111
Druckfestigkeit nach 1 h (MPa)	109	188
Druckfestigkeit nach 24 h (MPa)	402	451
Creep (%)	0,44	0,15
Dimensionsänderung nach 24 h (µm/cm)	-3	-5
Knoop-Härte* (kg/mm²)	143	166

* Die Knoop-Härte ist eine abgewandelte Form der Vickers-Härteprüfung (→ Kap. 2).

zum andern weil dadurch in der Mischung vorhandene Poren geschlossen werden und der Entstehung von Mikroporen vorgebeugt wird" (Marxkors et al. 2008).
Bei den kupferreichen Amalgamen hat sich das mechanische Stopfen mit vibrierenden, pneumatisch betriebenen Hilfsinstrumenten als hilfreich erwiesen.

Dimensionsänderung

Während der Trituration treten Expansion und Kontraktion gleichzeitig auf, da das Gemisch während des Lösungsprozesses zunächst kontrahiert, bei einsetzendem Kristallwachstum der verschiedenen Reaktionsphasen aber auch expandiert. Zusätzlich entstehen Mikroporen, die ebenfalls für eine leichte Expansion sorgen. Um einer Randspaltbildung vorzubeugen, ist nach dem vollständigen Aushärten eine leichte Expansion von 0,2 % lin. wünschenswert. Während der Aushärtungsphase dauert die Expansion mehrere Stunden lang an. Im Anschluss kontrahiert die Legierung noch einmal leicht, was auf das **Zusammenrücken der Matrixkristalle** zurückgeführt wird. Dieses Zusammenrücken erklärt die Literatur so, dass an den Korngrenzflächen verbliebenes Hg zu den verbliebenen, noch nicht kristallisierten Pulverpartikel diffundiert.
Da das Volumenverhalten sowohl von Partikelform, Korngröße, Hg-Gehalt, Ag-Gehalt und auch von der fachgerechten Kondensation abhängt, lässt sich schwer vorhersagen, wie positiv oder negativ die Dimensionsänderung nach dem vollständigen Aushärten der Legierung ausfallen wird. Generell kann man sagen, dass **spanförmige Pulver** eher zu einer **Expansion** und **sphärische Pulverpartikel** eher zu einer **Kontraktion** neigen, was man auch in → Tab. 14.2 bestätigt sieht. Kann beim Legen der Füllung eine **vollständige Trockenlegung** nicht sichergestellt werden, sollten in der Vergangenheit (vor dem 1. Januar 2025) nur **zinkfreie Amalgame** verwendet werden. Durch die Feuchtigkeit können sich im Inneren der Füllung Lokalelemente (→ Kap. 15) ausbilden, mit der Folge, dass Zink unter Wasserstoffbildung in Lösung geht. Der Druck des Wasserstoffs bewirkt eine starke Expansion, die wenige Tage nach Behandlungsende beginnt und monatelang andauern kann. Die Füllung kann sich in diesen Fällen Richtung Pulpa ausdehnen, da sie okklusal von dem absichtlich unter sich gehend präparierten Bereich begrenzt wird; daraus resultierend kann die Expansion für den Patienten sehr **schmerzhaft** sein.

Amalgam-Creep

Der sog. Creep ist eine allmähliche Dimensionsänderung der Füllung unter der Belastung durch okklusale Kaukräfte. Bei den gängigen werkstoffkundlichen Prüfverfahren für Amalgame hat der „Creep-Test" den älteren „Flow-Test" verdrängt. Den „Creep"-Effekt muss man sich so vorstellen, dass über Monate und Jahre hinweg okklusal Kräfte auf die Füllung einwirken, die dadurch langsam ihre Form verändert und sich an ihren Rändern aufwölbt und schließlich bricht. Ein spaltfreier Randschluss ist damit nicht mehr gewährleistet.
Im Testverfahren wird dieses Kriechverhalten mit einem 7 Tage lang ausgehärteten Prüfzylinder (4 mm Durchmesser und 8 mm Höhe) aus Amalgam nachgestellt, der über eine Dauer von 4 Stunden bei 37 °C mit 36 N/mm^2 belastet wird, wobei die Stauchung der ersten Stunde nicht berücksichtigt wird. Die Längenabnahme des Zylinders darf in den verbleibenden 3 Stunden nach DIN 13904 maximal 3 % gegenüber der Ausgangslänge betragen. Beim älteren Flow-Test wurde ein lediglich 3 Stunden ausgehärteter Zylinder gleicher Größe 21 Stunden mit 10 N/mm^2 belastet.
Hochkupferamalgame haben einen weitaus geringeren Creep als Niedrigkupferamalgame, was mit ein Grund für den Erfolg der Hochkupferamalgame im zahnärztlichen Praxisalltag war und bei vielen Patienten immer noch ist.

Anlaufen und Korrosion

Amalgam reagiert mit im Speichel gelösten Chloriden und Sulfiden in der Mundhöhle. Auch auf Hochglanz polierte Amalgamfüllungen werden im Laufe der Zeit stumpf und verfärben sich. Das Anlaufen einer Amalgamoberfläche ist allerdings selten ein Grund für den Misserfolg einer Füllung. Eine Korrosion des Metalls kann zwar durchaus von der Oberfläche des Metalls ausgehen, dringt aber im Zeitablauf in den Füllungskörper ein, was dann eine Zerstörung des

Metalls und damit auch den Verlust von Dichtigkeit und Schutz der verbliebenen Zahnhartsubstanz bedeutet. Auch Amalgame bilden eine Passivierungsschicht, die sie vor elektrolytischer Auflösung schützt. Wird diese Schicht durch das Zähneputzen oder beim Essen zerstört, baut sie sich anschließend erneut auf. Eine Grundvoraussetzung für eine Minimierung des Korrosionsrisikos ist neben einer ausreichenden Kondensation und einem perfekten Randschluss eine gute Politur. Korrosion tritt deutlich häufiger an Füllungen auf, die eine raue und damit größere Oberfläche haben und so auch die Anlagerung von Plaque begünstigen. Plaque senkt den pH-Wert in der Mundhöhle (oder auch nur lokal an Zahnhartsubstanz oder Restaurationen aus Metall) und wirkt korrosionsfördernd. Zum Problem der Korrosion siehe → Kap. 15.

Biokompatibilität aus zahnmedizinischer Sicht

Merke

Gasförmiges Quecksilber (Hg-Dampf) und organische Quecksilberverbindungen sind besonders gesundheitsschädlich. 80 % des Quecksilberdampfes aus Amalgamfüllungen werden in den Lungen und 5–10 % des anorganischen Quecksilbers (Speichel) im Magen-Darm-Trakt resorbiert. Eine stets angenommene Aufnahme von Quecksilber durch die Mukosa oder via Pulpa scheint demgegenüber vernachlässigbar zu sein.

In zahlreichen Studien und über viele Jahre hinweg wurde in der Wissenschaft diskutiert, ob die Amalgamexposition von zahnmedizinischem Personal zu kognitiven Funktionsstörungen und neuropsychologischen Symptomen führen könnte. Derlei Effekte wurden in jüngeren Veröffentlichungen zweier Langzeitstudien allerdings nicht bestätigt. Auch für Schwangerschaften zahnmedizinischen Personals oder angeborene Fehlbildungen von dessen Kindern gibt es keine Nachweise.

Zusammenfassung

- Seit dem 1. Januar 2025 ist die Verarbeitung von Amalgam in der Mundhöhle in der EU verboten.
- Amalgame sind flüssige, knetbare oder feste Legierungen des Quecksilbers mit anderen Metallen.
- In den letzten Jahrzehnten wurden Silber-Zinn-Amalgame verarbeitet.
- Das Hauptproblem der seit 1992 verbotenen sog. $\gamma 2$-Amalgame war deren Korrosionsanfälligkeit und das damit einhergehende In-Lösung-Gehen von Legierungsbestandteilen inklusive Quecksilber.
- Der sog. Amalgam-Creep bezeichnet eine allmähliche Dimensionsänderung der Füllung unter Kaudruck; die Ränder der Füllung biegen sich auf und ein spaltfreier Randschluss ist nicht mehr gewährleistet.
- 80 % des Quecksilberdampfes aus Amalgamfüllungen werden in den Lungen und 5–10 % des anorganischen Quecksilbers (Speichel) im Magen-Darm-Trakt resorbiert.
- Eine Aufnahme von Quecksilber durch die Mundschleimhaut oder über die Pulpa ist sehr gering.

15 Korrosion

> **Merke**
> Als Korrosion wird die Reaktion eines metallischen Werkstoffs mit seiner Umgebung bezeichnet, die eine messbare Veränderung des Werkstoffs bewirkt und zu einer Beeinträchtigung der Funktion des metallischen Bauteils oder eines ganzen Systems führt. Der Begriff Korrosion stammt aus dem Lateinischen (corrodere = zernagen).

Die **Korrosion** (→ Abb. 15.1) ist einer von drei Mechanismen, durch die die glatte Oberfläche der Zähne oder auch von zahnärztlichen Restaurationen angegriffen und/oder zerstört werden kann. Sie begegnet uns täglich in der Praxis, z. B. in Form von gebrochenen Klammern oder Prothesenbasen und -verbindern.
Eine **Abrasion** der Zähne tritt etwa beim Bruxismus (dem meist nächtlichen, unbewussten Pressen und Knirschen der Zahnreihen aufeinander), durch feste Nahrung und falsche Putztechniken auf. **Erosionen** treten in der Mundhöhle beispielsweise dann auf, wenn das Zähneputzen nach dem Genuss von sauren Getränken oder Speisen einen erhöhten Abrieb des Zahnschmelzes nach sich zieht.
Chemische und elektrochemische Reaktionen können zahntechnisch beabsichtigt sein, etwa beim Ätzen, Beizen (z. B. durch heiße 20%-ige H_2SO_4), Glänzen oder Vergolden. Tatsächlich werden zahnärztliche Restaurationen selten durch Korrosion zerstört. Viel häufiger ist eine Veränderung der Oberfläche etwa durch Verfärbungen.

> **Merke**
> Für die aus werkstoffkundlicher Sicht äußerst aggressiven Bedingungen in der Mundhöhle gibt es *keine* absolut mundbeständigen Materialien. *Alle* zahnärztlichen Werkstoffe geben permanent Spurenelemente in den Speichel oder das benachbarte Gewebe ab!

Chemische Korrosion

Die chemische Korrosion ist im Gegensatz zur elektrochemischen Korrosion nicht auf eine Elektrolytlösung angewiesen, sondern passiert beispielsweise bei der Überhitzung der Schmelze im Zahnlabor. Die überhitzte Schmelze reagiert mit der Einbettmasse; Bestandteile der Einbettmasse und Sauerstoff werden in der Oberfläche des Metalls eingelagert. Diese so unerwünscht modifizierte Gusshaut muss entfernt werden, da die Restaurationen ansonsten zu Sprödbruch neigen und ein eventueller Verbund zu einer Verblendkeramik geschwächt würde.
Da heutzutage kaum noch gipshaltige Einbettmassen verwendet werden, ist dieses Problem zunehmend in den Hintergrund getreten. Auch die in → Kap. 8 angesprochene Oxidschicht bei den Aufbrennkeramiken ist eine Art von chemischer Korrosion, die ebenso wie Ätzen oder Beizen zur zahntechnischen Oberflächenbehandlung gehört. **Ätzen** bedeutet das Auflösen der Legierung oder Legierungsbestandteile zur Aufrauhung der Oberfläche, vergleichbar mit der Erzeugung eines Ätzmusters im Zahnschmelz (→ Abb. 5.29). Durch das **Beizen** sollen verunreinigte Werkstoffoberflächen gesäubert werden (z. B. Entfernung von Einbettmasseresten, Oxide, Keramikreste durch Flusssäure, HF).

Elektrochemische Korrosion

Die elektrochemische Korrosion spielt eine ungleich größere Rolle in der Zahnmedizin. Jeder Patient mit einer Metallrestauration in der Mundhöhle – seien es Kronen, Brücken, feste oder herausnehmbare Prothesen, Implantate und Amalgamfüllungen oder auch kieferorthopädische Apparaturen – kommt mit ihr in Berührung, jeden Tag und zu jeder Zeit. Bevor wir verstehen können, warum und wodurch die elektrochemische Korrosion Metall in der Mundhöhle zusetzen kann, müssen wir uns zunächst mit den Grundlagen der Elektrochemie beschäftigen. Wir beginnen mit den Elektrolyten, denn davon gibt es in der Mundhöhle reichlich, nämlich den Speichel.

Der Speichel als Elektrolyt

Speichel besteht zu 99 % aus Wasser mit **Elektrolyten wie Na^+, K^+, HCO_3^-** (der jeweilige Gehalt variiert in Abhängigkeit von der Sekretionsrate des Speichels), Muzinen (Grundsubstanz des Schleims), Enzymen (z. B. Amylase, Lipase, Lysozym) und Immunglobinen (v. a. IgA). Elektrolyte sind Flüssigkeiten, die elektrischen Strom leiten können. Das wichtigste Elektrolyt ist dabei Wasser, in dem Salze, Säuren oder Basen in Form von Ionen gelöst sind. Elektrolyte sind Leiter *zweiter Klasse*, was bedeutet, dass die unterschiedlich geladenen Ionen beim Stromdurchgang getrennt werden. Die positiven (metallischen) Kationen wandern im Spannungsgefälle immer zur Kathode (negative Elektrode), die negativen Anionen zur Anode (positive Elektrode). Ein Hauptmerkmal für Leiter zweiter Klasse ist, dass der Widerstand bei zunehmender Temperatur abnimmt, die Stromstärke also bei gleichbleibender Spannung ansteigt (gegenteilig: Ohm'sche Widerstände = Leiter erster Klasse).
An der Kathode scheiden sich Metalle oder Wasserstoff ab (kathodischer Niederschlag). An der Anode scheiden sich Nichtmetalle, z. B. Chlor und Sauerstoff, ab und entweichen als Gas. Wichtiger ist aber, dass die metallische Anode in Lösung geht (anodische Korrosion) und damit oxidiert wird (Redox-Reaktion); sie liefert in diesem Prozess Elektronen, die wiederum an der Kathode verbraucht werden:
Reaktion 1 an der Anode (anodische Korrosion):

$$Me \rightarrow M^{2+} + 2\,e^-$$

Reaktion 2 an der Kathode (Sauerstoffreaktion in neutralem Milieu):

$$O_2 + 2\,H_2O + 4\,e^- \rightarrow 4\,OH^-$$

Reaktion 3 (Wasserstoffabscheidung in saurem Milieu):

$$2\,H^+ + 2\,e^- \rightarrow 2\,H$$

Diese Reaktion der Elektrolyse macht man sich in der Zahntechnik z. B. auch bei der galvanoplastischen Beschichtung oder dem Galvanisieren zunutze.

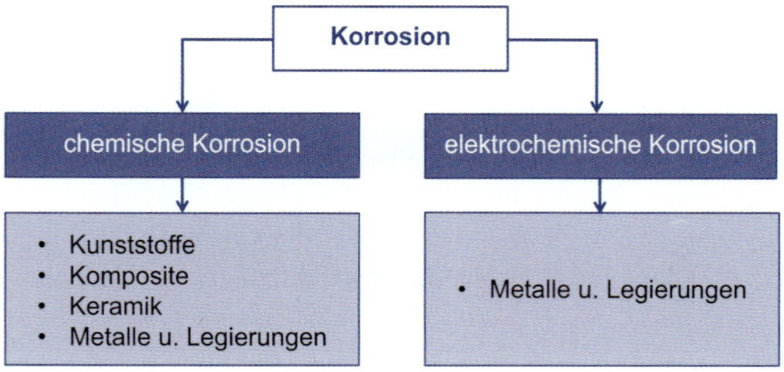

Abb. 15.1 Korrosionsursachen bei dentalen Werkstoffen [P1607/P1608]

Galvanische Elemente und elektrochemische Spannungsreihe

Schüttet man Kochsalz in Wasser, löst es sich so lange in Na^+- und Cl^-- Ionen auf, bis der Sättigungszustand erreicht ist und es ausfällt. Genauso haben Metalle in einem Elektrolyt (unter Speichel in der Mundhöhle) das Bestreben, in Lösung zu gehen. Man darf nicht die Vorstellung haben, dass Anode und Kathode zwangsläufig an zwei verschiedenen Zähnen mit metallenen Restaurationen zu finden sein müssen. Wir müssen wissen, dass anodische und kathodische Reaktion an der **gleichen Elektrode** im Mund stattfinden können (Füllung, Krone, Metallbasis). Die Reaktionsorte können gleichmäßig und in kleinsten Bezirken benachbart über die gesamte Oberfläche verteilt sein.
Wo diese makroskopischen Bereiche liegen können, zeigen wir später in diesem Kapitel unter „Formen von Korrosionen". Zunächst besprechen wir, was mit Metall in einem Elektrolyten im Allgemeinen passiert.
Generell ist das In-Lösung-Gehen des Metalls kein Problem, solange es sich um ein neutrales Milieu handelt, siehe **Reaktion 2** oben: Der im Elektrolyt gelöste Sauerstoff kann in kathodischer (Elektronen verbrauchender) Reaktion zu Hydroxyionen reduziert werden, es stellt sich ein Gleichgewicht mit der anodischen Korrosion ein. Grund: Die bis zum Erreichen des Gleichgewichts umgesetzte Metallmenge ist vernachlässigbar klein, danach sind Auflösungs- und Abscheidungsreaktion gleich groß.

Merke
Ein Metallobjekt, das in einen Elektrolyten eintaucht, nennt man galvanisches Halbelement (→ Abb. 15.2). Es hat das Bestreben, Metallionen an die Flüssigkeit abzugeben.

Bei einem kompakten Gegenstand aus Metall können nur die Kationen das Metallgitter verlassen; die Anionen können sich nur bis zur Phasengrenze von Elektrode/Elektrolyt bewegen. Das Metallobjekt lädt sich durch den Elektronenüberschuss negativ auf, bis ein metallspezifischer Grenzwert erreicht ist, der das weitere Abwandern von Kationen in die Lösung verhindert. In diesem Gleichgewicht gehen genauso viele Ionen in Lösung, wie sich wieder an der Metalloberfläche abscheiden.

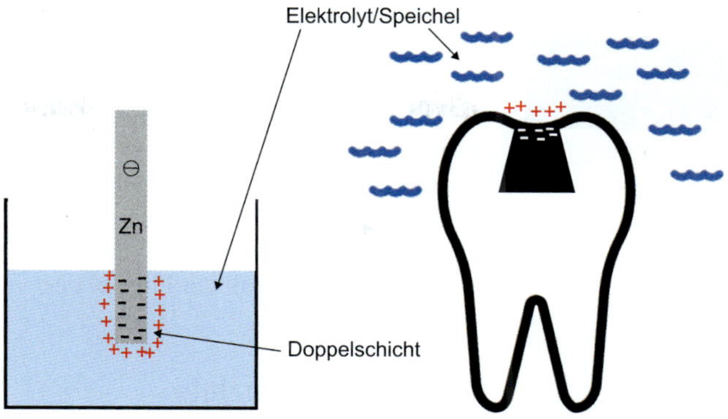

Abb. 15.2 Galvanisches Halbelement

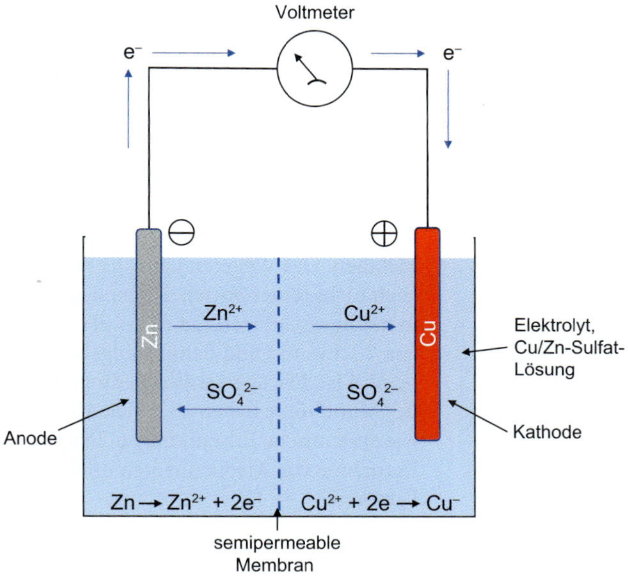

Abb. 15.3 Daniell-Element/ galvanische Zelle. [P1607/ P1608]

Es kommt allerdings zu einer elektrischen Potenzialdifferenz zwischen dem Elektrolyt und dem Metallobjekt. Die Potenzialdifferenz ist abhängig vom Metall, dem Elektrolyten, dessen Konzentration und von der Temperatur. Je nach Metall kann es Minuten oder auch Stunden dauern, bis das Gleichgewicht erreicht ist. Die messbare Potenzialdifferenz wird Normalpotenzial oder auch Ruhepotenzial genannt (E^0). Die Spannung des Normalpotenzials kann man nicht direkt messen. Man braucht eine zweite Elektrode, die Bezugselektrode, deren Elektrolyt mit dem Elektrolyten, der das zu untersuchende Metallobjekt umgibt, in Kontakt steht (d. h. über eine „Ionenbrücke" wie in → Abb. 15.3 verbunden ist). Als Bezugselektrode dient die **Norm-Wasserstoffelektrode,** deren Normalpotenzial willkürlich auf $E^0 = 0$ V festgelegt ist. Sie besteht aus einem Platinblech, das bei 25 °C in eine Säurelösung von 1 molarer H_3O^+ (pH = 0) eintaucht und von H_2 bei 1013 hPa Druck umspült wird.
Die entsprechende Redox-Reaktion dieses Halbelements lautet:

$$2\,H_3O^+ + 2\,e^- \rightleftharpoons H_2 + 2\,H_2O \left(E^0 = 0\,V\right)$$

Bringt man dieses Halbelement mit anderen Halbelementen in Kontakt, dann kann die Potenzialdifferenz zwischen den beiden Halbelementen gemessen werden. Als Ergebnis der Messungen in Bezug auf die Norm-Wasserstoffelektrode ist die **elektrochemische Spannungsreihe** entstanden, wobei Wasserstoff die Position bei 0 Volt einnimmt (→ Tab. 15.1).

Tab. 15.1 Elektrochemische Spannungsreihe

Metall		Normalpotenzial (E_0)
Lithium		-3,00
Calcium		-2,84
Natrium		-2,713
Magnesium		-2,38
Aluminium		-1,66
Titan		-1,63
Mangan		-1,05
Zink		-0,763
Chrom		-0,71
Eisen		-0,441
Cadmium		-0,4
Kobalt		-0,283
Nickel		-0,236
Zinn		-0,136
Blei		-0,126
Eisen		-0,045
Wasserstoff		**0**
Wismut		+0,2
Arsen		+0,3
Kupfer		+0,345
Silber		+0,799
Quecksilber		+0,854
Platin		+1,2
Gold		+1,7

Wir können jetzt auch die Begriffe **Edelmetall** und **Nichtedelmetall** besser einordnen. Chemisch passive Metalle, die sich schwer ionisieren lassen, sind edel und haben ein positives Normalpotenzial gegenüber der Norm-Wasserstoffelektrode. Chemisch aktive Metalle, die leicht in Lösung gehen, sind unedel und haben ein negatives Normalpotenzial. Kombiniert man z. B. ein Halbelement eines unedlen Metalls wie Zink (Zn) und ein Halbelement eines edleren Metalls wie Kupfer (Cu), erhält man ein sog. **galvanisches Element** (→ Abb. 15.3). Taucht man also einen Kupferstab und einen Zinkstab in ihre jeweilige Cu/Zn-Sulfatlösung und trennt sie durch eine halbdurchlässige Membran, dann wird diese Anordnung auch als Daniell-Element bezeichnet. Es ergibt sich eine Spannungsdifferenz zwischen Kupfer (+0,345 V) und Zink (-0,763 V) von 1,1 Volt zwischen den Metallen. Das unedlere Zink geht in Lösung und wird allmählich zerstört. Die Cu^{2+}-Ionen scheiden sich am Kupferstab ab und nehmen Elektronen auf, sobald eine äußere Verbindung zwischen den Elektroden hergestellt wird. Das unedlere Metall ist imstande, das edlere Metall aus seiner Salzlösung auszufällen.
Dieser Prozess macht die elektrochemische Korrosion aus. Befinden sich die Metalle in einem beliebigen Elektrolyten wie dem Speichel, stellt sich natürlich nicht die gleiche Potenzialdifferenz wie unter standardisierten Laborbedingungen ein; dennoch bleibt das edlere Metall der Pluspol des Elements.

Korrosionspotenziale

Mit den vorangegangen Ausführungen kann man zwar theoretisch gut erklären, was mit metallischen Werkstücken in einem Elektrolyt passiert, mit der tatsächlichen klinischen Situation sind sie aber nur bedingt vergleichbar. Dentale Werkstücke liegen weder in einem Elektrolyt des eigenen Salzes vor, noch sind dentale Restaurationen nur aus einem einzigen Metall hergestellt. Es handelt sich vielmehr um Legierungen aus verschiedenen Metallen. Des Weiteren kann als Elektrolyt auch nicht reiner Speichel dienen, da dieser in mäßigen Grenzen um einen pH-Wert von 7 schwankt und damit weitgehend neutral ist. Die aggressiven Bedingungen der Mundhöhle haben aber viele Ursachen wie systemische Erkrankungen, Plaque, die Einnahme von Medikamenten und andere Faktoren.

Merke
Unter Plaques können sich pH-Werte bis 4,5 einstellen; im Wurzelkanal sind sogar pH-Werte bis 1,5 nachgewiesen worden.

Um die Spannungspotenziale unter möglichst realen Bedingungen zu messen, werden Korrosionslösungen zusammengemischt, die die Bedingungen der Mundhöhle möglichst wirklichkeitsgetreu widerspiegeln sollen. Diese praktischen Potenziale, **sog. Korrosionspotenziale** unterscheiden sich aus den genannten Gründen stark von denen der elektrochemischen Spannungsreihe. Ein **bekannter Kunstspeichel ist der Speichel nach Fusayama** mit einem pH-Wert von ca. 5,25. In diesem Medium hat beispielsweise Kobalt ein Korrosionspotenzial von -0,515 V, reines Gold +1,62 V. Die Differenz liegt hier bei 2,135 V. Unter Standardbedingungen der elektrochemischen Spannungsreihe beträgt die Differenz lediglich 1,98 V (Gold +1,7 V; Kobalt -0,28 V).

Durch Legierungen lässt sich das Korrosionspotenzial weiter senken. Diese Beispiele sollen aufzeigen, dass es bei kurzfristigem Kontakt der verschiedenen Metalle (mit Speichel als Elektrolyt) im Mund zu kleinen Entladungen kommen kann, bei denen Missempfindungen (ähnlich dem Biss auf **Stanniolpapier**) die Folge wären. Es wird daher empfohlen nur *eine* Legierung oder zumindest nur einen Legierungstyp (nur hochgoldhaltige Legierungen, nur passivierende Nichtedelmetalllegierungen) für metallische Restaurationen in derselben Mundhöhle zu verwenden, insbesondere dann, wenn ein dauerhafter oder intermittierender Kontakt vorliegt. Das kann z. B. bei einem Geschiebe aus NEM-Legierungen mit Restaurationen aus Edelmetalllegierungen der Fall sein. In diesen Fällen würde das Metall mit dem niedrigeren Potenzial korrodieren, und auf dem Metall mit dem positiveren Potenzial würden sich Niederschläge abscheiden, die unter Umständen zu Verfärbungen führen. Die Korrosion kann sich also auf dem edleren Anteil der Restauration zeigen, während der unedlere Anteil mit dem oberflächlichen Materialverlust blank bleibt.

Formen von Korrosion

Grundsätzlich müssen alle Metalle und Legierungen, die für den Langzeiteinsatz im aggressiven Milieu der Mundhöhle vorgesehen sind, gegen Korrosion beständig sein. Korrodieren die metallischen Werkstücke im Mund des Patienten, können

- Geschmacksveränderungen
- Zahnschmerzen
- Pulpennekrosen
- nervale Störungen
- Reizungen der Schleimhäute und der Zunge
- verstärkter Speichelfluss
- Vergiftungserscheinungen an Magen, Darm, Leber und Herz und
- allergische Reaktionen

die Folge sein.
Darüber hinaus verursachen die Korrosionsprodukte auch Verfärbungen an den Restaurationen. Im Allgemeinen kann die flächenhafte Korrosion von der lokalisierten Korrosion unterschieden werden. Die nachfolgend beschriebenen Korrosionsformen sind stets elektrochemischer Natur, d. h., dass wir immer den **Speichel als Elektrolyt voraussetzen,** der das metallene Werkstück ständig umspült!

Gleichmäßige Oberflächenkorrosion und Muldenkorrosion

Bei der Oberflächenkorrosion – der Name sagt es schon– kommt es zu einem flächenhaften und gleichmäßigen Abtrag des Metalls. Häufig tritt dieser Effekt bei Metallen ohne Passivschicht auf; in der Zahnmedizin hat ein derart gleichmäßiger Flächenabtrag eigentlich kaum klinische Relevanz.

Bei der Muldenkorrosion korrodiert zwar auch die gesamte Oberfläche des Werkstoffs, aber bei unvollständigen oder beschädigten Deckschichten oder wenn sich an der Oberfläche festhaftende Ablagerungen aus Korrosionsprodukten bilden, entsteht ein ungleichmäßiger, muldenförmiger Abtrag, wie in → Abb. 15.4 dargestellt.

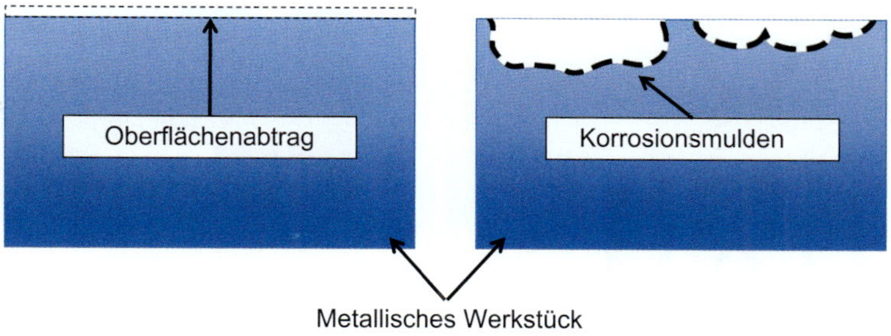

Abb. 15.4 Oberflächenkorrosion und Muldenkorrosion im Vergleich [P1607/P1608]

Spannungsrisskorrosion

Bei dieser Korrosionsform bewirkt neben der chemischen Komponente zusätzlich ein mechanischer Einfluss die Beschädigung des Werkstücks. Es erfolgt eine Rissbildung bei gleichzeitiger Wirkung von Zugspannung und/oder Biegespannung und Korrosion z. B. bei verschieden starker Kaltverformung des Metalls. Der mechanische Einfluss beschleunigt dabei die Korrosion, wobei auch hier immer ein umgebendes elektrolytisches Medium vorhanden sein muss. Eine weitere Form der mechanisch beeinflussten Korrosion ist darüber hinaus die **Schwingungskorrosion** (Korrosionsermüdung).

Selektive Korrosion

Selektive Korrosion tritt meist bei mehrphasigen Legierungen auf, bevorzugt an bestimmten Gefügebestandteilen, korngrenznahen Bereichen (Korngrenzenkorrosion) oder einzelnen Legierungskomponenten. Die unedlen Legierungsbestandteile korrodieren, die edleren Bestandteile bleiben als Gerüst zurück, z. B. bei Kupfer-Gold-Legierungen. Man unterscheidet je nach Bereich des zerstörten Metallgefüges die interkristalline Korrosion (wenn die Korrosion entlang der Korngrenzen verläuft) von der transkristallinen Korrosion (wenn die Zerstörung durch die Körner läuft oder in Berührung mit ihnen kommt).

Da diese Korrosionsform im Korngrößenbereich beginnt, ist sie zunächst mit dem bloßen Auge nicht zu erkennen. Sind die Korngrenzen durch einen korrosionsbedingten Angriff z. B. bei einer anfänglich hochglanzpolierten Metallgusskrone freigelegt, wird deren Oberfläche aufgeraut. Plaque kann sich anlagern, und bei einer fortschreitenden Korrosion kann es zur Versprödung und Festigkeitsverlust des Werkstücks kommen.

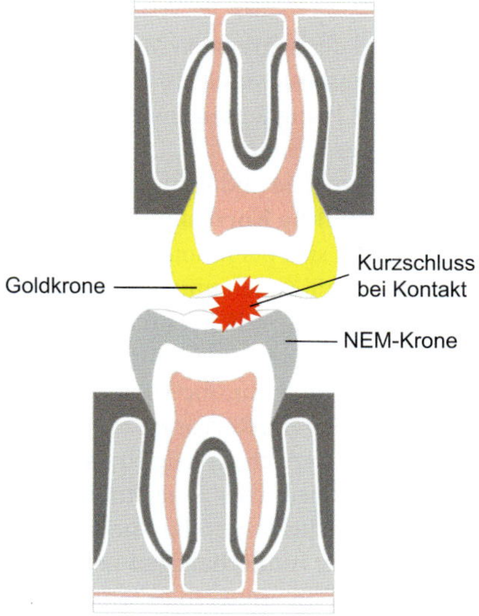

Abb. 15.5 Kontaktelement bei antagonistischem Kontakt zweier unterschiedlicher Metalle [P1607/P1608]

Kontaktelemente

Die Kontaktkorrosion tritt nur dann auf, wenn die beiden in den Elektrolyten eintauchenden Elektroden miteinander verbunden sind oder sich auch nur kurzzeitig berühren, wie es z. B. beim Kontakt mit dem Antagonisten der Fall ist (→ Abb. 15.5). Die beiden Elektroden bilden ein geschlossenes Element, eine Spannungsquelle also, deren **Spannung** aus der Differenz ihrer jeweiligen Korrosionspotenziale resultiert (siehe oben).

Merke

Die Korrosion und auch eine mögliche biologische Wirkung eines galvanischen Elements hängen von der Menge der pro Zeiteinheit in Lösungen gehenden Metallionen ab. Diese wird nicht vom **Potenzialunterschied,** sondern durch den **Kurzschlussstrom** bestimmt.

Der Pluspol (Anode) liegt dabei am edleren Werkstoff. Durch die Kontaktsituationen kommt es zum **Kurzschluss.** Es fließt ein elektrischer Strom vom Plus- zum Minuspol und durch den Speichel als Elektrolyt zurück zum Pluspol, wodurch das unedle Metall anodisch (Elektronenverlust) und das edlere Metall (Elektronenzufuhr) polarisiert wird. Zu Beginn des Kontaktes kommt es dabei zum typischen **Einschalteffekt,** d. h., man misst eine Stromspitze, die innerhalb weniger Sekunden auf einen Restwert abfällt. Diese Stromspitze ist auf das Abfließen des Elektronenüberschusses ab der negativen (unedleren) Elektrode zurückzuführen.

Die Korrosionsvorgänge an der unedlen Elektrode werden erleichtert, die an der edlen Elektrode erschwert (Korrosionsschutz durch kathodische Polarisation). Weitere Beispiele für typische Kontaktelemente sind Lötstellen (das Lot weist notwendigerweise immer eine andere Zusammensetzung auf als die verlöteten Teile), aus unterschiedlichen Werkstoffen zusammengesetzte Strukturen wie **Implantataufbauten, Konstruktionselemente und antagonistische Kronen bzw. Brücken.** Besonders ungünstig und deswegen nicht erlaubt ist der Dauerkontakt von Amalgam mit Edelmetall: Es liegen große Potenzialunterschiede vor, die die Korrosion der Amalgamfüllung fördern (→ Abb. 15.6), und das Quecksilber der Amalgamfüllung kann mit dem Gold ein brüchiges Goldamalgam bilden.

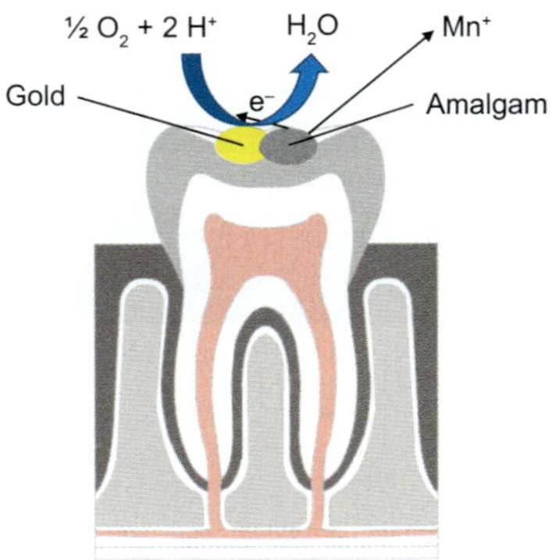

Abb. 15.6 Ausbildung eines Lokalelements bei stark beschleunigter Korrosion des unedleren Metalls [P1607/P1608]

Lokalelemente

Oben wurde dargestellt, dass die anodische und kathodische Reaktion auch an der **gleichen** Elektrode im Mund auf kleinstem Raum stattfinden kann (0,01 mm^2).

> **Merke**
> Solche kleinen galvanischen Elemente (Lokalelemente) können im Metallgefüge auch zwischen Körnern und Korngrenzen, verformten und unverformten Bereichen sowie an nichtmetallischen Einschlüssen auftreten. Bei der Ausbildung des Lokalelementes erfolgt eine stark beschleunigte Korrosion der unedleren Metalle. Das unedlere Metall wird verstärkt oxidiert und die Elektronen werden ins edlere Metall weitergeleitet. An der Goldoberfläche nehmen Sauerstoffmoleküle die Elektronen auf und werden reduziert.

Lokalelemente können sich auch innerhalb ein und derselben Legierung zwischen edleren und unedleren Komponenten ausbilden. Man unterscheidet dabei zwei Arten:

- **Interkristalline Korrosion:** Die Korrosion läuft zwischen den Phasen einer heterogenen Legierung entlang der Korngrenzen ab; aufgrund der begrenzten Mischbarkeit der Legierungsbestandteile ist sie unvermeidbar. Die Festigkeitseigenschaften eines Werkstoffs vermindern sich. Langfristig wird das Material spröde und kann brechen.
- **Intrakristalline Korrosion:** Diese Korrosionsart findet sich bei inhomogen erstarrten Legierungen mit Zonen unterschiedlicher Zusammensetzung, z. B. bei inhomogen erstarrten Au-Legierungen, Lunker oder bei Einschlüssen von Fremdmetallen.

Auch hier erfolgt die Korrosion im jeweils weniger edlen Bereich. Lokalelemente mit örtlich unterschiedlicher Sauerstoffkonzentration im Speichel lassen die Korrosion in den **Poren** einer **lunkerhaltigen** Legierung entstehen. Im Poreninneren gehen die Metallionen im sauerstoffarmen Speichel in Lösung (das Metall zersetzt sich also), um **außerhalb** der Pore mit Sauerstoff zu reagieren. Am Porenrand lagern sich Korrosionsprodukte wie Oxide oder Sulfide ab.

Wird diese Oxidschicht mechanisch entfernt (was in diesen Fällen oft durch bloßes Abspülen möglich ist), schreitet die Korrosion ungehindert fort. Wird die Oxidschicht auf dem Metall belassen, führt dies zu einer Passivierung des Metalls und es findet zumindest an diesen Stellen kein merklicher Angriff mehr statt. Aber auch die Passivierungsschicht kann bereits im Mund einer chemischen Reaktion zum Opfer fallen.

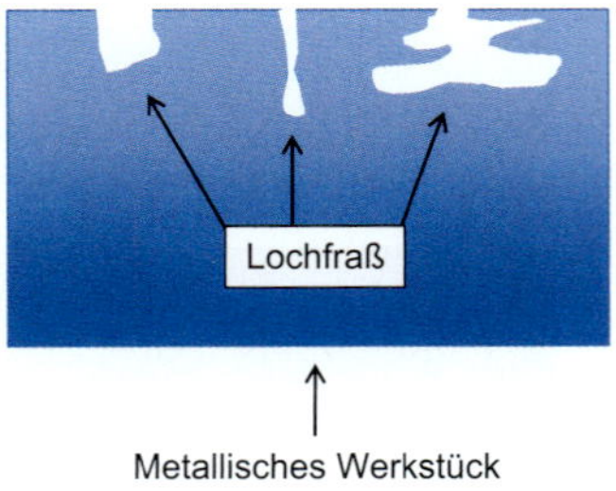

Abb. 15.7 Lochfraßkorrosion P1607/P1608]

Belüftungselement, Spaltkorrosion und Lochfraßkorrosion

Ein **Belüftungselement** mit **Lochfraßkorrosion** (→ Abb. 15.7) entsteht, wenn die Lunker bis an die **Metalloberfläche** reichen. Auch hier besitzen die belüfteten Regionen, die ständig von Speichel und Luft umspült sind, ein höheres elektrisches Potenzial als sauerstoffarme Regionen. Wie wir bereits im kleinen Maßstab (im Innern einer Pore) beim Lokalelement gelernt haben, gehen Metalle in sauerstoffarmen Regionen schneller in Lösung. Schlecht belüftete Bereiche wirken als Anode, gut belüftete Bereiche als Kathode (siehe oben). Als Ergebnis entsteht Lochfraß. Die Tiefe der Löcher ist dabei meist größer als ihr Durchmesser, es treten aber auch unterminierende Bereiche auf.

Von **Spaltkorrosion** als Unterform des Belüftungselements spricht man immer dann, wenn die Korrosion in einem Spalt stattfindet. Eine typische Stelle für eine Spaltkorrosion ist z. B. der Übergang einer gebogenen V2A-Stahlklammer (18/8-Stahl) zur Kunststoffbasis einer Teilprothese (→ Abb. 15.8). Speichel ist in den Spalt dieser Übergangsstelle eingedrungen und bildet ein Belüftungselement aus.

Bis zu dieser Stelle laufen die Reaktionen 1, 2 und 3 ab:

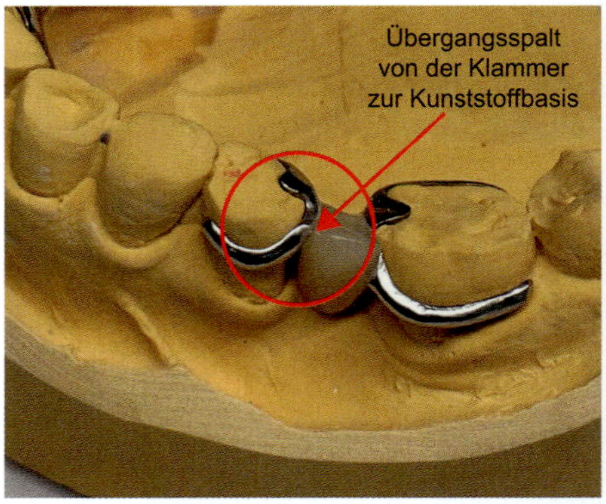

Abb. 15.8 Spaltkorrosion an einer Teilprothese [P1607/P1608]

Reaktion (1): Kathode (Reduktion):

$$O_2 + 2\,H_2O + 4\,e^- \rightarrow 4\,OH^- \left(E^0 = +0{,}40\ V\right)$$

Reaktion (2): Anode (Oxidation):

$$2\,Fe^{2+} + 4\,e^- \leftarrow 2\,Fe \left(E^0 = -0{,}45\ V\right)$$

Reaktion (3): Korrosionsprodukt Eisen(II) hydroxid:

$$Fe^{2+} + 2\,OH^- \rightarrow 2\,Fe(OH)_2$$

Hat sich an der Stelle zwischen Klammer und Prothesenbasis eine Passivierungsschicht gebildet, verlangsamt sich die Auflösung des Metalls.
Doch auch die Passivierungsschicht ist hier in Gefahr: Im Organismus ist überall NaCl (Kochsalz) vorhanden, so auch in unserem Speichel, der – wie bereits bekannt – aus 99 % H_2O besteht.
Während sich die gelösten Metallionen mit den OH^--Ionen des Speichels verbinden (Dissoziationsprodukt des Wassers: H^+ + OH^-) und das Korrosionsprodukt ausbilden (siehe Reaktion 3), bildet das H^+ mit den Cl^--Ionen des Kochsalzes HCl (Salzsäure):
Reaktion (4):

$$Fe^{2+} + 2\,H_2O + 2\,Cl^- \rightarrow Fe(OH)_2 + 2\,HCl$$

Normalerweise wird die Salzsäure aber neutralisiert, da das Natrium des Kochsalzes mit dem im Speichel gelösten Sauerstoff NaOH bildet, das ja eine Base ist:
Reaktion (5):

$$4\,Na^+ + O_2 + 2\,H_2O + 4e^- \rightarrow 4\,NaOH$$

Ist im Spalt aber kaum noch O_2 vorhanden, wird kein NaOH gebildet und die Salzsäure nicht mehr neutralisiert. Der pH-Wert im Spalt sinkt unter einen Wert von 5 und die Passivierungsschicht des Metalls wird zerstört; die Korrosion wird beschleunigt. Als Resultat kann die Klammer am Übergang zur Prothesenbasis **in 1 bis 2 mm Tiefe in der Kunststoffbasis abbrechen.**

Merke
Eine Elementbildung ist möglich bei *zwei* verschiedenen Metallen in *einem* Elektrolyten, bei *einem* Metall in *zwei* unterschiedlichen Elektrolyten und bei *zwei* Metallen in *unterschiedlichen* Elektrolyten.

Zusammenfassung

- Korrosion wird als die Reaktion eines metallischen Werkstoffs mit seiner Umgebung bezeichnet, die eine messbare Veränderung des Werkstoffs und eine Beeinträchtigung der Funktion bewirkt.
- Neben der Korrosion gibt es noch die Abrasion (etwa beim Bruxismus) und die Erosion, z. B. durch Säuren. Alle drei Mechanismen greifen die glatte Oberfläche der Zähne oder auch der zahnärztlichen Restaurationen an.
- Man unterscheidet zwischen der chemischen Korrosion z. B. von Kunststoffen, Kompositen oder Keramiken, aber auch von Metallen und Legierungen, und die elektrochemische Korrosion, die nur Metalle und Legierungen betrifft.
- Als Beispiel für die chemische Korrosion kann z. B. die Oxidschicht dienen, die für Aufbrennkeramiken bei den Nichtedelmetallen so wichtig ist.
- Die elektrochemische Korrosion spielt eine sehr viel größere Rolle in der Zahnmedizin als die chemische Korrosion, da hier der Speichel als Elektrolyt dient.
- Ein Metallobjekt, das in einen Elektrolyten eintaucht, nennt man galvanisches Halbelement; bei einem kompakten Gegenstand aus Metall können nur die Kationen das Metallgitter verlassen.
- Anhand der sog. Norm-Wasserstoffelektrode wurde die elektrochemische Spannungsreihe erstellt, wobei Wasserstoff die Position bei 0 V einnimmt.
- Unter Plaques können sehr saure pH-Werte ermittelt werden, ca. 4,5; im Wurzelkanal sind sogar pH-Werte bis 1,5 nachgewiesen worden.
- Korrosionsformen sind z. B. die gleichmäßige Oberflächenkorrosion, die Muldenkorrosion, die Spannungsrisskorrosion, die selektive Korrosion, dass Lokalelement, das Kontaktelement, das Belüftungselement, Spaltkorrosion und Lochfraßkorrosion.

16 Metallverarbeitung

Zahntechnische Materialverarbeitungsverfahren ähneln zwar stark den Fertigungsverfahren im Maschinenbau, stammen aber eigentlich von den Handwerkstechniken der Goldschmiede ab. → Abb. 16.1 zeigt die modernen Fertigungsverfahren, wie sie in für die Werkstofftechnik im Maschinenbau in DIN 8580 in 6 Hauptgruppen unterteilt sind, hier problemlos **adaptiert an zahntechnische Verarbeitungsverfahren.**
In Kap. 18, 19 und 20 beschäftigen wir uns mit diamantierten Schleifkörpern, Fräsen und Poliermitteln, sodass die Hauptgruppe 3 „Trennen" dort ein wenig bearbeitet wird. Auch über Hauptgruppe 6 „Stoffeigenschaften ändern", z. B. durch Sintern, haben wir z. B. in → Kap. 8 schon gesprochen. Wärmebehandlung spielt auch bei den Metallen eine große Rolle.
Metalle spielen trotz der stetigen Fortentwicklung von Kunststoffen, Kompositen etc. immer noch eine tragende Rolle in Zahnmedizin und Zahntechnik. In den nächsten Abschnitten und auch in → Kap. 17 beschäftigen wir uns mit den Fertigungsverfahren eigentlich sämtlicher Hauptgruppen.

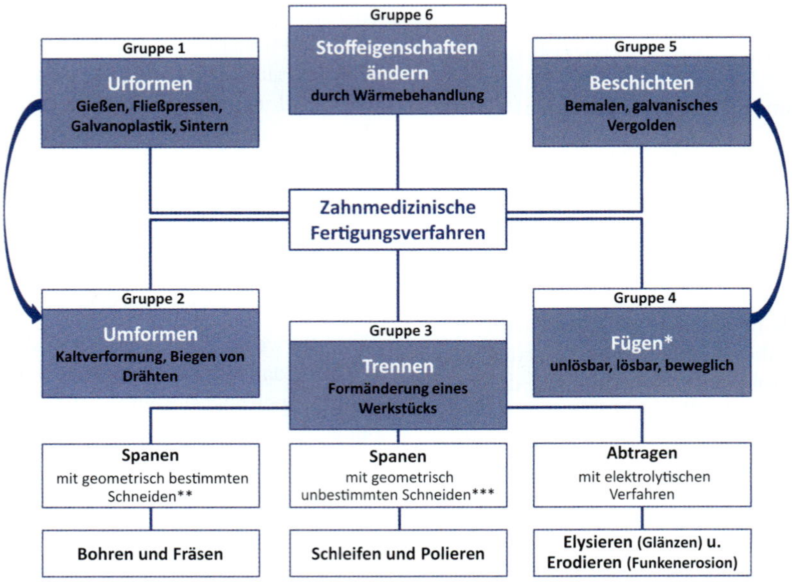

Abb. 16.1 Die 6 Hauptgruppen der modernen Fertigungsverfahren [P1607/P1608]
* Lösbar sind z. B. Steckverbindungen wie Geschiebe oder Schrauben und Gelenke; unlösbare Verbindungen entstehen etwa beim Löten, Schweißen oder Verkleben.
** Die Form und Anzahl der Schneiden ist bestimmbar.
*** Die Form und Anzahl der Schneiden ist nicht mehr ohne Weiteres bestimmbar, z. B. bei Arkansas-Steinchen, Brownies oder Greenies.

Kaltverformung

Das Biegen von Drähten für Klammern oder kieferorthopädischen Geräten sind klassische Beispiele für Kaltverformungen von Metallen in der Zahnmedizin. Auch Stauchen, Walzen oder Tiefziehen sind Techniken der Kaltverformung. Biegt man z. B. eine Klammer, wird man feststellen, dass das erste Biegen je nach Festigkeitsklasse des Drahtes (es gibt Zugfestigkeiten von weich, < 800 MPa, bis super federhart plus, 2700–2900 MPa, und jede Menge Härtegrade dazwischen) mit *weniger* Kraftaufwand möglich ist als weitere Biegungen des Drahtes an derselben Stelle. Die Vorgänge bei Biegen in dem Draht werden in → Abb. 16.2 veranschaulicht.
Diesen durch plastische Verformung entstehenden (erhöhten) Widerstand des Metalls nennt man **Kaltverfestigung**. In → Kap. 11 wurden bereits die Gleitebenen der verschiedenen Kristallstrukturen besprochen, und genau diese spielen auch hier wieder eine Rolle. Die Verformung des Kristalls findet im Raumgitter statt. Innerhalb der Kristalle verschieben sich Gleitpakete auf (bevorzugten) Gleitebenen, die äußere Form der Kristalle ändert sich. Die innere Struktur bleibt zwar im Wesentlichen erhalten, wobei aber vielfache Störungen im Kristallgitter auftreten (Versetzungen, Verzerrungen, Verschiebungen).
Durch die Änderungen des Kristallgitters befinden sich die Atomrümpfe in einer Zwangslage. Um den neuen Zustand einzunehmen, wurden ursprüngliche Bindungen gelöst und neue geknüpft, Atome haben Platzwechsel vollzogen. Die Atomrümpfe befinden sich nicht mehr in ihrer Gleichgewichtslage, sind aber immer bestrebt, diese wieder zu erreichen. Aus diesen Spannungen resultieren die veränderten Eigenschaften, die kaltverformte Werkstücke aufweisen:

- Ihre Festigkeit erhöht sich.
- Ihre Härte erhöht sich.
- Ihre Dehngrenze erhöht sich.
- Ihre Korrosionsbeständigkeit nimmt ab.
- Ihr elektrischer Widerstand nimmt zu.

Die Eigenschaften ändern sich proportional zum Verformungsgrad des Werkstücks.
Das Kristallgitter lässt Verformungen aber nur bis zu einem bestimmten Punkt zu. Die Korngrenzen stellen eine Grenze der Gleitungen dar. Sind alle Gitterebenen blockiert, kommt es zur Kaltverfestigung. Biegt man eine kaltverfestigte Klammer an derselben Stelle zu oft, zerstören diese erneuten Verformungen das verfestigte Gefüge so lange, bis die Verformungskräfte die Bindungskräfte zwischen den Atomen überwunden haben. Als Ergebnis bricht die Klammer an der entsprechenden Stelle.
Bei der **elastischen Verformung** (≠ plastische Verformung) federn die Atome nach der Belastung wieder in ihre Ausgangslage zurück, es ändert sich weder das Kristallgefüge noch die äußere Form.

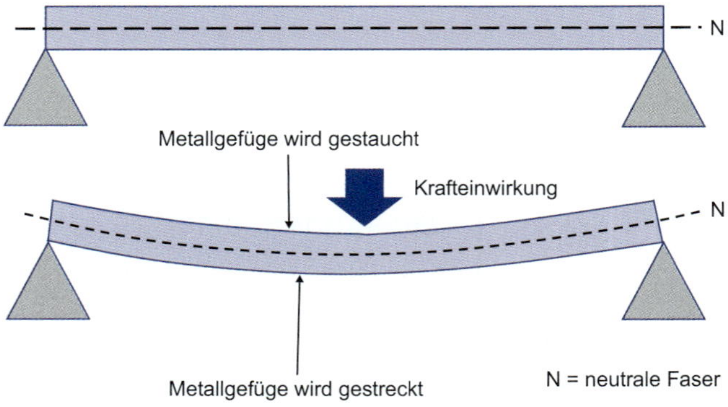

Abb. 16.2 Im äußeren Bereich des Drahtes kommt es zu einer Streckung des Werkstoffs, im inneren Bereich zu einer Stauchung. Die Ebene dazwischen behält ihre Ausgangslänge und wird neutrale Faser genannt [P1607/P1608].

Wärmebehandlungen

Rekristallisieren/Weichglühen

Wurde das Gefüge im Zuge starker Kaltverformung zerstört und das Metall dadurch versprödet, kann es durch das Rekris-

tallisationsglühen neu gebildet werden (→ Abb. 16.3). Das Rekristallisationsglühen findet für etwa 2–3 Minuten bei ca. 700 °C statt. Die Atome sind dann so beweglich, dass sie sich wieder zu einer energetisch günstigeren Ordnung ohne Gitterdefekte umlagern. Ist die Glühtemperatur ausreichend hoch, kommt es zu einer vollständigen Neubildung des Gefüges.
Je größer die Kaltverformung, umso geringer kann die Glühtemperatur sein, da das Bestreben der Atome, in einen geordneten Zustand zurückzukehren, entsprechend höher ist. Die neuen Körner des Gefüges wachsen durch Diffusionsvorgänge an Rekristallisationskeimen. Damit ein stabiler Keim entsteht, muss er zusätzlich über eine ausreichende Größe verfügen. Derartige Keime bilden sich durch Vergrößerung der entstandenen Subkörner, indem sich einzelne Kleinwinkelkorngrenzen auflösen und sich die benachbarten Subkörner vereinigen **(Theorie der Subkornkoaleszenz).**
Bei Edelstählen mit Kohlenstoffgehalt (zur Zusammensetzung siehe Kap. 13, „Mundbeständige NEM-Legierungen") ist aber Vorsicht geboten. Edelstähle sind nicht aushärtbar. Der Versuch, ihre Verformbarkeit durch Weichglühen wiederherzustellen, kann hier zur Entmischung der Legierungskomponenten führen, was sowohl die mechanischen Eigenschaften herabsetzt als auch ihre Korrosionsbeständigkeit. Die Edelstähle oxidieren dabei (je nach Temperatur) leicht und verlieren ihre federnden Eigenschaften. Da die 18/8-Stähle auch Kohlenstoff enthalten, tritt durch das Ausscheiden von Chromkarbid (Cr_3C_2) entlang der Korngrenzen gar eine weitere Versprödung und Herabsetzung der Korrosionsbeständigkeit ein.

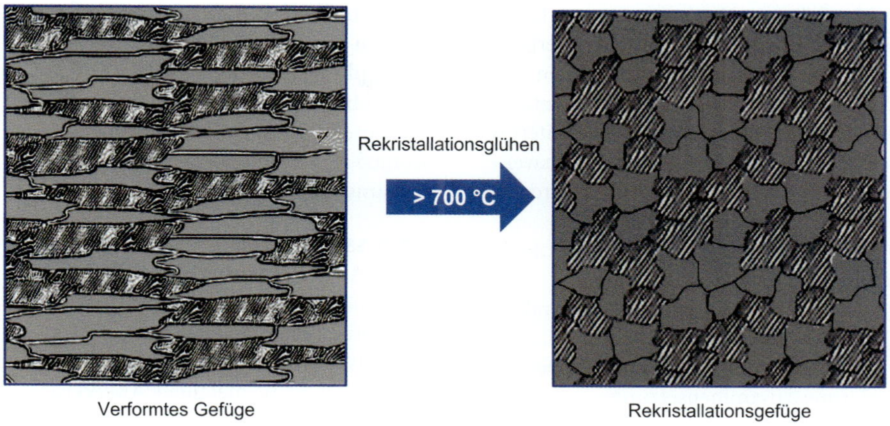

Abb. 16.3 Rekristallisation [P1607/P1608]

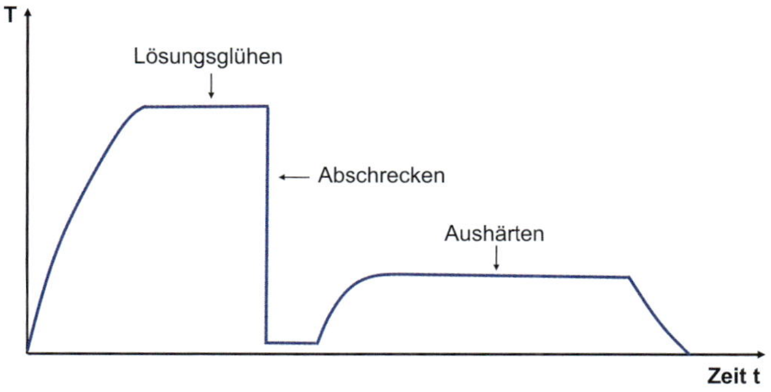

Abb. 16.4 Ablauf der Ausscheidungshärtung [P1607/P1608]

Homogenisieren

Auf das Verfahren zum Homogenisieren von Metallen sind wir bereits in → Kap. 12 eingegangen.

Ausscheidungshärten (Vergüten)

Auch beim Aushärten ändern sich die Stoffeigenschaften. Das Aushärten oder auch Ausscheidungshärten wurde in → Kap. 13 („Legierungseigenschaften") schon einmal kurz angesprochen. Voraussetzung für eine Vergütung ist, dass die Legierung eine **begrenzte Löslichkeit** für mindestens eine ihrer Komponenten aufweist. Es wird immer dann angewendet, wenn Legierungen von Gussobjekten oder gelötete Objekte nach raschem Abkühlen oder absichtlichem **Abschrecken** ein Mischkristallgefüge aufweisen, das einen Zustand aufweist, der eigentlich nur bei höheren Temperaturen vorkommt (→ Abb. 16.4).
Mit anderen Worten: Die vollständige Löslichkeit der Metalle ineinander, wie sie eigentlich nur im flüssigen Zustand möglich ist, wurde durch rasches Abkühlen „eingefroren". Die Mischkristalle sind mit der jeweils anderen Legierungskomponente **übersättigt,** da sie eine derartige Menge von Atomen der anderen Komponente bei Raumtemperatur nicht hätten aufnehmen können. Sie hätten diese – wäre ihnen genug Zeit für das Abkühlen geblieben– ausgeschieden. Die Folge sind starke Verspannungen im Metallgitter. Erwärmt man den übersättigten Mischkristall jetzt für 15 Minuten auf Temperaturen von 300–350 °C, bilden sich zunächst sog. **kohärente Entmischungszonen,** die Legierung zeigt als Folge eine **Überhärtung.** Diese Entmischungszonen entstehen dadurch, dass die β-Phase aus dem übersättigten α-Mischkristall ausscheidet und sich β-reiche Zonen bilden. Als Gleithindernisse setzen sie die Versetzungsbeweglichkeit des Metalls herab und erschweren dadurch eine plastische Verformung. Härte und Dehngrenze werden erhöht.
Hält man die Temperatur für 20–60 Minuten aufrecht, nimmt die Härte wieder ab; durch Gefügeumwandlung ist ein Ausscheidungsmischkristall entstanden (Ausscheidungshärtung). Über anfängliches Abschrecken, erneute Erwärmung auf Temperatur X und Zeit Y kann die Endhärte einer Legierung also gezielt gesteuert werden. Normal abgekühlte dentale Legierungen müssen keinem Ausscheidungshärten unterzogen werden, da schon der maximale Sättigungsgrad erreicht ist.

Sintern (Fräsrohlinge aus vorgesintertem Kobalt-Chrom für die CAD/CAM-Technik)

Pulvermetallurgisch zusammengesinterte Legierungen für den Dentalbereich waren eine lange Zeit vom Markt verschwunden. Sie galten als nicht homogen und stabil genug, daher für größere Arbeiten nicht geeignet und waren zudem auch nur aus Edelmetallen herstellbar. In den letzten Jahren hat die sintertechnologische Herstellung von Legierungen (NEM-Legierungen!) eine Renaissance erfahren. Verschiedene Hersteller (z. B. DeguDent/Dentsply mit Crypton®/Amann Girrbach mit Ceramill Sintron®/Whitepeaks Dental Solutions mit CopraSintec K®) werben mit Fräsrohlingen aus sintertechnisch hergestellten Co-Cr-Legierungen, die mit den gängigen Desktop-Frässystemen auch in kleineren Labors (und abseits großer Fräszentren) mittels CAD/CAM-Technologie bearbeitet werden können. Neben dem bereits lange eingeführten ZiO_2 soll damit die Wertschöpfungskette von CAD/CAM-Systemen unter Einsparung komplizierter und mitunter fehleranfälliger Gussverfahren erweitert werden. Dem Patienten sollen vergleichsweise günstige NEM-Restaurationen aus trocken gefrästem CoCr mit

- größerer Prozesssicherheit während des gesamten Herstellungsverfahrens
- dadurch besser reproduzierten Endergebnissen der Restaurationen
- homogener und immer identischer Legierungszusammensetzung
- durch Sinterung der Rohlinge unter Schutzgas mit keinen oder nur wenigen Oxidationsspuren angeboten werden.

Ein Produktbeispiel ist Ceramill Sintron® von Amann Girrbach. Das Produkt wird als „Grünling", eine vorgesinterte Vorstufe, an die Labore geliefert und muss nach der Produktion durch die CNC-Fräse in einem speziellen Ofen unter Schutzgas fertig gesintert werden. Studien kamen zu dem Ergebnis, dass die **Härte** des Produkts mit 280 HV10 etwa 50 HV10 unter der einer zum Vergleich herangezogenen Co-Cr-Gusslegierung (Girobond NB, ebenfalls Amann Girrbach, Pforzheim) liegt. Die Verfasser der Studie sehen darin den Vorteil der besseren Bearbeitbarkeit der Restauration durch den Techniker, zumal der Härtewert der Sinterlegierung innerhalb des in der Literatur empfohlenen Spielraums liegt, wenn auch am unteren Ende (260–380 HV10). Als weiterer Vorteil wird der Schutz des natürlichen Antagonisten vor unphysiologischer Abrasion angesehen. Die mittleren Werte der 0,2 %-Dehngrenze liegen bei der normalen Gusslegierung ebenfalls etwas höher, wobei beide Legierungsarten aber den in DIN EN ISO 22674 festgelegten Wert von 360 MPa deutlich übersteigen. Schneiden die verglichenen Legierungen beim E-Modul noch gleich ab, liegen die Werte von Zugfestigkeit (Ceramill Sintron® ca. 100 MPa höher) und Bruchdehnung bei Ceramill Sintron® deutlich über denen der Gusslegierung, sei es mit oder ohne anschließende Wärmebehandlung. Als Fazit sehen die Autoren sintertechnisch hergestellte CoCr-Fräsrohlinge als konsequenten Schritt hin zum „Digital Workflow".

Fügen – metallische Verbindungen

Fügen ist das lösbare und unlösbare Zusammenbringen von zwei oder mehr Werkstücken. In der Zahntechnik sind damit in erster Linie Verbindungstechniken wie **Löten, Schweißen, Angießen oder Kleben** gemeint, aber auch die lösbaren Verbindungen spielen eine Rolle: Riegel, Schrauben, Geschiebe, Federbolzen, aber auch die Marburger Doppelkrone oder Konuskronen sind zusammengefügte Verbindungen.

Angussverfahren

Unter Angießen versteht man die Ergänzung eines metallischen Festkörpers (z. B. Anguss eines Stiftaufbaus an einen metallenen Wurzelstift, Anguss des Primärteils eines Geschiebes an die metallene Ankerkrone) durch Gießen. Die Verbindung soll an der Kontaktfläche „verschweißt" werden. Elementare Voraussetzung dafür ist, dass die Temperatur der Schmelze nur wenig niedriger ist als die Solidustemperatur des Festkörpers. Dieser muss von der Schmelze ausreichend gewärmt werden und darf während des gesamten Angussvorgangs nicht oxidieren, da eine Oxidschicht das Verschweißen von Gusslegierung und eingebettetem Festkörper verhindern würde. Angussfähige Legierungen enthalten aus dem gleichen Grund keine oder nur sehr geringe Bestandteile von NEM. Stiftaufbauten (Stift + Aufbau) aus NEM müssen in einem Stück gegossen werden, ein Anguss ist nicht möglich.

Geeignete angussfähige Legierungen bestehen etwa aus Pt-Ir oder Au-Pt-Pd. Durch Diffusionsvorgänge entsteht im Kontaktbereich so eine Legierung aus Schmelze und Festkörper.

Löten

In der Zahntechnik kann man mehrere Arten des Lötens unterscheiden:

- Löten mit offener Flamme (z. B. mit einer Lötlampe oder einem Azetylen-Sauerstoffbrenner)
- Ofenlötung (mit Temperaturführung)
- Induktions- und Widerstandslötung
- Tauchlötung
- Löten mit Lötkolben

Lote sind metallische Werkstoffe zum Verbinden anderer Metalle durch Löten und als Legierung speziell für diesen Zweck konzipiert. Grundsätzlich kann man Weichlote (Liquidustemperatur < 425 °C) von Hartloten (Liquidustemperatur > 425 °C) unterscheiden. In der Zahntechnik werden ausschließlich Hartlote verwendet.

Voraussetzung für einen erfolgreichen Lötvorgang sind:

- blanke Flächen, frei von Oxiden, leicht mit Arkansas-Steinchen angeraut (Vergrößerung der Oberfläche)
- ein oxidlösendes Flussmittel
- auf Arbeitstemperatur vorgewärmte Grundwerkstoffe
- ein möglichst parallelwandiger Lötspalt (0,05–0,2 mm, Spalte > 0,02 mm nennt man Lötfugen, die die Gefahr von Lunkern bergen), dadurch wird das Lot durch Kapillarwirkung in den Spalt gezogen; für einen engen Lötspalt wird auch weniger Lot benötigt. Außerdem wird die Lotnaht feinkörniger und damit korrosionsbeständiger.

Flussmittel sind Materialien, die die zu verlötende Legierung von Fett und Schmutz reinigen und jegliche Oberflächenoxide entfernen. Sie werden in Form von Pasten, Flüssigkeiten und Pulvern angeboten, dienen jedoch alle dem gleichen Zweck und müssen mit der jeweiligen Legierung kompatibel sein.

Bei Gold-Basis-Legierungen wird generell ein **boraxhaltiges Flussmittel** ($Na_2B_4O_7 \cdot 10\ H_2O$) eingesetzt, während Edelstahl oder andere NEM ein kaliumfluoridhaltiges Flussmittel benötigen. Im Arbeitsbereich von 750–1100 °C müssen Flussmittel die Lothnaht zähflüssig abdecken und die Bildung von Oxiden verhindern.

Die zu verlötenden Werkstücke müssen unverschieblich gegeneinander fixiert werden, in der Regel wird dazu ein Lötmodell erstellt. Das Material des Lötblocks muss unter der Wärmeeinwirkung die gleiche Expansion aufweisen wie der Grundwerkstoff. Würde man Gusseinbettmasse nutzen, würde wegen der höheren Expansion der Lötspalt auseinandergezogen.

Während des Lötvorgangs bleibt der Grundwerkstoff fest. Da er aber auf eine Temperatur gebracht wird, die nur wenig unter seinem Soliduspunkt liegt, erhöht sich die Bewegung der Atome in seinem Gitter. Das Material expandiert durch die vergrößerten Atomabstände. Das Lot ist flüssig, seine Atome sind frei beweglich und diffundieren in das geweitete Gitter des Grundwerkstoffs. Die Grenzschicht der Lotnaht reichert sich mit unedlen Legierungskomponenten an, beim Erstarren verbleiben die diffundierten Atome im Grundwerkstoff, es hat sich an dieser Stelle eine neue Legierung gebildet. Diese hat einen höheren Schmelzpunkt als die Ausgangsmaterialien und ist zudem härter und korrosionsfester.

Die Qualität der Lotnaht hängt von verschiedenen Faktoren ab, die im Vorhinein beinflussbar sind. Die Temperaturdifferenz zwischen Lot und Grundwerkstoff muss so gering wie möglich sein, und beide sollten aus ähnlichen Legierungskomponenten bestehen.

Schweißen

Schweißen ist das feste Verbinden zweier Werkstücke gleichen Materials durch eine gemeinsame Erstarrungszone im Kontaktbereich, die Schweißnaht genannt wird. Es gibt verschiedene Schweißverfahren in der Zahntechnik:

- Punktschweißen
- Plasmaschweißen
- Laserschweißen
- Kaltschweißen

Punktschweißen Die elektrische Punktschweißung kommt in der Zahnmedizin vor allem in der Kieferorthopädie zur Anwendung. Hierbei wird die Schweißtemperatur durch starken Stromfluss durch die zu verschweißenden Metalle über zwei Elektroden erzeugt, die gleichzeitig den erforderlichen Druck ausüben. Die Elektroden sind zugespitzt, um eine möglichst kleine, punktförmige Schweißung zu erreichen. Die Aneinanderreihung der Schweißpunkte ergibt dann die Schweißnaht.
Zur elektrischen Punktschweißung geeignet sind Metalle mit hohem elektrischen Widerstand und geringer Wärmeleitfähigkeit, damit einerseits genügend Wärme entwickelt, andererseits diese aber auch nicht zu schnell abtransportiert wird. Das Punktschweißen eignet sich daher eher für NEM-Legierungen als für Edelmetalle. Edelstahldraht und Co-Cr-Basis-Legierungen eignen sich gut zum Schweißen, da ihre Wärmeleitfähigkeit gering ist.

Plasmaschweißen Hier wird über einen Argon-Gasstrom, der an einer Wolframelektrode vorbeigeleitet wird (Kathode), ein Lichtbogen (Plasma) gezündet, der Temperaturen von 4000 °C erreicht. Das Schweißgut – der Grundwerkstoff– stellt dabei die Anode dar. Die Anwendung kann derart gezielt erfolgen, dass teilweise direkt auf dem Meistermodell geschweißt wird. Als Schweißzusatzmaterial dienen Drähte, die aus dem gleichen Stoff wie der Grundwerkstoff bestehen. Das Verfahren eignet sich für das Verschweißen von NEM-Legierungen, von NEM- mit EM-Legierungen und auch für das Schweißen von Titan.

Laserschweißen Vergleichsweise neu ist das Laserschweißen. Es ist so lokal begrenzt (Schweißpunkte von 0,3–2,0 mm sind möglich), dass auch hier auf dem Meistermodell und sogar in der Nähe von Verblendungen geschweißt werden kann.
Die Werkstücke werden beim Laserschweißen so stark verbunden, dass nahezu die Eigenfestigkeit der Grundstoffe erreicht werden kann. Werden NEM-Legierungen oder Titan geschweißt, erfolgt dies unter Schutzgas (Argon), um die Oxidation zu unterbinden. Pd-Basis-Legierungen lassen sich nicht mit Co-Cr-Legierungen verschweißen, die Schweißnaht versprödet.
Der Laserstrahl führt dem Material an seiner Auftreffstelle mehr Energie zu, als durch die Wärmeleitfähigkeit des Materials wieder abgegeben werden kann, sodass das Metall durch den Wärmestau örtlich begrenzt aufgeschmolzen wird. Wichtig ist hierbei auch die Absorption des Lichtstrahls (und damit das Reflexionsverhalten) durch die Oberfläche der Legierung. Hochglänzende EM-Legierungen sind daher schwieriger zu schweißen als NEM-Legierungen.
ND:YAG Laser (Heraeus Kulzer) arbeiten mit einer Wellenlänge von 1064 nm mit einsetzbaren Energien von bis zu 80 Joule und Impulszeiten von bis zu 25 ms.

Kaltschweißen Als Kaltschweißen bezeichnet man das Verbinden von Metallen weit unterhalb ihrer Schmelztemperatur. Voraussetzung dafür ist das Annähern größerer Areale ihrer Kontaktflächen auf atomare Distanzen. Dieser Effekt kam bei den heute nicht mehr verwendeten Goldhämmerfüllungen zum Einsatz. Röllchen aus Goldfolie wurden durch Hämmern miteinander verschweißt, indem ihre Oberflächenreliefs so fest aufeinandergepresst wurden, dass eine homogene Goldfüllung zustande kam.

Zusammenfassung

- Unter Metallverarbeitung versteht man zum einen die Kaltverformung und zum anderen Behandlungen unter Einfluss von Wärme.
- Ein typisches Beispiel für die Kaltverformung ist das Biegen von Drähten für Klammern oder kieferorthopädische Geräte.
- Wärmebehandlungen sind z. B. das Rekristallisieren, das Weichglühen, das Homogenisieren, das Ausscheidungshärten (Vergüten) und das Sintern.
- Unter Löten versteht man die Verbindung zweier Werkstücke durch ein Zusatzmetall, das einen tieferen Schmelzpunkt als die Werkstücke aufweisen muss.
- Angießen funktioniert nur, wenn das Werkstück, an das angegossen wird, ausschließlich aus Metallen der Gold-Platin-Gruppe besteht.
- Unter Schweißen versteht man die Verbindung zweier Werkstücke gleicher Legierungen durch Hitze und (und/oder Druck), sodass die Kristallgitter ineinander übergehen.

Das Gussverfahren für die Zahnheilkunde verwendet die sog. **Lost-Wax-Technik** für die Herstellung vieler Restaurationsarten wie Kronen, Brücken, Inlays, Onlays, Teilkronen, Keramikverblendkronen, Prothesengerüste, Stiftaufbauen und mehr. Bei korrekter Durchführung und genauer Einhaltung jedes einzelnen Arbeitsschritts werden mit den herkömmlichen Gussverfahren sehr exakte Ergebnisse erzielt, sodass z. B. die Lumina von Kronen **lediglich 0,05 % gegenüber der Wachsmodellation** abweichen.

Arten von Gussverfahren

Die im Folgenden beschriebenen Gussverfahren unterscheiden sich durch die Methode des Eintreibens des Metalls in die Gussform.

Statisches Gussverfahren

Dieses Verfahren erzwingt die Formfüllung lediglich durch Schwerkraft, die Schmelze fließt durch ihr Eigengewicht in den Gusskanal und in den Gusshohlraum. Diese Technik wurde lediglich für große Teile wie Zinnbasen für Prothesen (historisch) eingesetzt, da für kleine, grazile Teile der Fülldruck nicht ausreicht.

Schleuderguss durch Zentrifugalkraft

Die Muffel wird hierbei am Hebelarm einer Gussschleuder in Rotation gebracht. Die Zentrifugalkraft der Schmelze presst sie in die Hohlform. Je nach Höhe der wirksamen Fliehkraft fließen so die grazilsten Teile aus. Zur Erhöhung der Zentrifugalkraft wird immer mehr Metall geschmolzen, als für die Füllung des Hohlraums notwendig wäre. Wichtig ist, dass die Fliehkraft schlagartig aufgebracht wird, damit die Schmelze alle Hohlräume der Form erreicht, bevor das Erstarren des Metalls einsetzt.

Vakuum-Druckguss

Das Metall wird hier durch Druckluft in die Form gepresst, in der vorher ein Vakuum erzeugt wurde, sodass zusätzlich ein Saugeffekt entsteht. Zusätzlich wird das System „auf den Kopf gestellt", sodass auch die Schwerkraft dabei hilft, das flüssige Metall aus dem Tiegel in die Hohlform zu treiben. Das Metall erreicht so die kleinsten Bereiche der Hohlform. Das System besteht aus einem um 180° schwenkbaren Kessel, der einen Widerstandsofen enthält. Im Ofen befindet sich der Graphittiegel für das zu schmelzende Metall.

Tiegelmaterialien

Tiegel sind offene feuerfeste Gefäße aus möglichst reaktionsträgen Materialien (Graphit, Keramik) zum Aufschmelzen von Metallen. Sie sind schalen-, zylinder- oder röhrenförmig und dürfen keine chemische Reaktion mit der Schmelze eingehen.

Graphittiegel

Graphittiegel haben eine hohe Temperaturwechselbeständigkeit, dürfen jedoch nur mit Legierungen verwendet werden, die nicht mit Kohlenstoff reagieren. Chrom- oder palladiumhaltige Legierungen sollten daher im Keramiktiegel geschmolzen werden, da sie im Tiegel aus Kohlenstoff unter Karbidbildung aufkohlen würden.
Wird die Legierung auf Gießtemperatur erhitzt, reagiert der Luftsauerstoff mit dem Graphittiegel zu einem Gasgemisch aus Kohlenmonoxid und Kohlendioxid (CO/CO_2). Dieses schwere Gasgemisch wirkt wie ein Schutzgaspolster im Tiegel und verhindert die Oxidbildung auf der Schmelzoberfläche. Die Graphittiegel verglühen nach und nach und sollten nur für max. 10 Güsse genutzt werden.

Keramiktiegel

Keramiktiegel eigenen sich zum Schmelzen von NEM-Legierungen. Da sich hier jedoch kein Schutzgas bildet, sollte das Schmelzen und auch das Gießen entweder unter Argon-Schutzgas oder unter Vakuum erfolgen.

Schmelzen von Metallen

Eine geschmolzene Legierung ist erst dann gussfähig, wenn sie eine dünnflüssige Schmelze bildet. Für das zahnärztliche Gussverfahren wird das Metall mit vier verschiedenen Techniken geschmolzen:

- Widerstandheizung
- Induktionserwärmung
- Lichtbogenerwärmung (z. B. für Titanguss)
- offene Flamme

Widerstandsheizung

Bei der Widerstandsheizung kommt das zu schmelzende Metall in einen Tiegel aus Graphit oder Keramik, der von Heizspiralen umgeben ist. Die Heizspiralen werden bei Stromdurchgang aufgeheizt, sodass die Gusstemperatur, die von einem Thermoelement gemessen wird, über den Stromfluss genau geregelt werden kann; die Legierung kann nicht überhitzen. Mit diesem Verfahren lassen sich max. 1500 °C erreichen.

Induktionserwärmung (Hochfrequenzschmelzanlage)

Die Energieerbringung erfolgt hier über elektrische Induktion. Der Keramiktiegel ist von einer durchflussgekühlten Kupferspule umgeben, die durch Wechselstrom (z. B. 1,5 MHz) ein Hochfrequenzmagnetfeld erzeugt. Das Magnetwechselfeld erzeugt in der zu schmelzenden Legierung Wirbelströme, die durch den Eigenwiderstand des Metalls direkt in Wärme umgesetzt werden. Mit diesem Verfahren lassen sich sehr hohe Temperaturen erreichen (bis 2000 °C), das Aufschmelzen dauert nur etwa eine Minute. Wegen der hohen Temperaturen kommt das Verfahren insbesondere für hochschmelzende NEM-Legierungen und Titan zum Einsatz.

Lichtbogenerwärmung

Die Energiezufuhr erfolgt hier über einen zwischen zwei Elektroden überspringenden Lichtbogen, wobei die eine Elektrode durch die Legierung geht und die andere durch eine wassergekühlte Wolframelektrode gestellt wird. Es werden Temperaturen über 4000 °C erreicht.
Aufgrund der hohen Temperaturen ist die Gefahr der Überhitzung der Legierung groß. Gegen die intensive Strahlung des Lichtbogens muss der Schmelztiegelbereich mit Strahlenschutzgläsern gesichert sein.

Offene Flamme

Das Schmelzen mit offener Flamme erfolgt mittels eines Brenners, der ein Brenngasgemisch mit Luft oder reinem Sauerstoff verbrennt. Als Gasgemische werden

- Erdgas/Luft (bis 1500 °C)
- Erdgas/Sauerstoff (bis 2000 °C)
- Propan/Sauerstoff (bis 2000 °C)
- Acetylen/Sauerstoff (bis 3200 °C)

eingesetzt.
Das Schmelzen mit offener Flamme ist nicht ohne Risiko, da das Brenngas-Sauerstoff/Luft-Gemisch so verbrennen muss, dass das Metall nicht oxidiert. Neben Verunreinigungen des Metalls durch die Brennerflamme selbst ist die größte Fehlerquelle aber eine Überhitzung der Legierung, weil die Wärmeführung nicht automatisch gesteuert wird, wie es bei den meisten anderen Schmelzanlagen der Fall ist. Selbst wenn die Flamme

optimal eingestellt ist, gibt es innerhalb der Flamme erhebliche Temperaturunterschiede (→ Abb. 17.1); die verschiedenen Temperaturbereiche erzeugen auch unterschiedliche Verbrennungsprodukte. Das direkte Berühren des Metalls mit der Flamme muss unbedingt vermieden werden, da auch hier Materialschädigungen durch Wasserstoff-, Sauerstoff- und Schwefelaufnahme drohen. Lunkereinschlüsse durch nicht verbrannte Flammengase sind ebenfalls zu befürchten. Aus diesem Grund sollte das Schmelzen mit der offenen Flamme nicht mehr eingesetzt werden.
In der in → Abb. 17.1 dargestellten Flamme sind verschiedene Zonen zu erkennen:

- **Zone 1–2** heller als Zone 3. Die Temperatur ist hier noch vergleichsweise niedrig, da noch unverbranntes Gas und Luft vorhanden sind. Zone 1 dient hauptsächlich zum Vorwärmen des Gemischs und wird aufgrund des hohen Sauerstoffgehalts auch „oxidierende Zone" genannt.
- **Zone 3** hat einen bläulichen Kegel, hier ist der Sauerstoff vollständig verbraucht, es herrscht sogar zusätzlicher Sauerstoffbedarf. Die Temperatur ist hier am höchsten, weswegen diese Zone „Schmelzzone" genannt wird.
- **Zone 6** ist gelbrot und entsteht durch glühende Rußteilchen, die in Zone 3 durch unvollständige Gasverbrennung entstehen – bedingt durch relativen Sauerstoffmangel.

Auch hier ist die Temperatur vergleichsweise niedrig. Zone 4 sollte durch eine ausreichende Zufuhr von Sauerstoff für Zone 3 so klein wie möglich gehalten werden, was man an einem scharfen Flammenkegel erkennen kann.

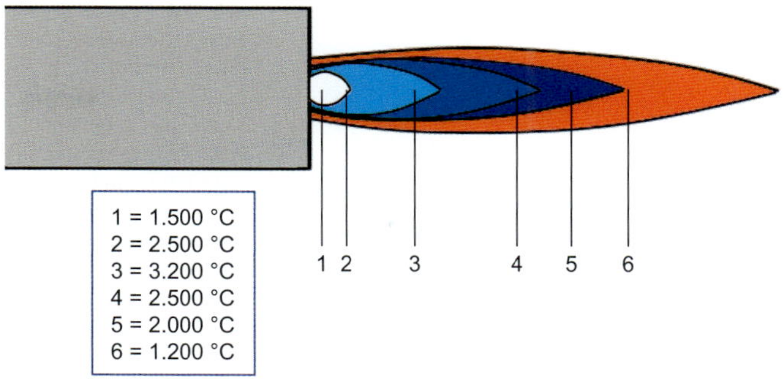

Abb. 17.1 Flamme einer Brenngas-Sauerstoff-Mischung [P1607/P1608]

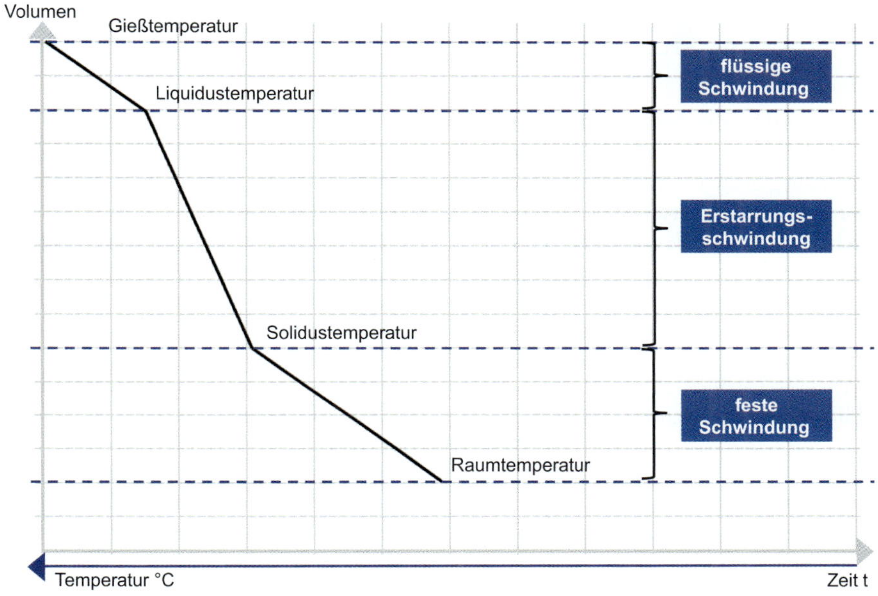

Abb. 17.2 Volumenverhalten einer nichteutektischen Legierung [P1607/P1608]

Volumenverhalten des Metalls

Das Volumenverhalten eines Metalls beim Guss ist → Abb. 17.2 zu entnehmen. Das Volumendefizit tritt bei der Abkühlung des Gussobjektes auf und resultiert daraus, dass das Volumen eines Körpers mit seiner Temperatur steigt. Beim Abkühlen ist das Metall also einer Schwindung unterworfen.
Man unterscheidet dabei

- **flüssige Schwindung:** Volumenkontraktion der Schmelze
- **Erstarrungsschwindung:** Schwindung zwischen Liquiduspunkt und Soliduspunkt
- **feste Schwindung**

Im Bereich zwischen Solidus- und Liquiduspunkt ist die Kontraktion, bezogen auf eine bestimmte Temperaturdifferenz, stärker als in der flüssigen und festen Phase. Die flüssige Schwindung ist beim Guss von untergeordneter Bedeutung, da im flüssigen Zustand jederzeit Metall nachfließen kann.
Im festen Zustand kann kein Metall nachfließen, daher muss die feste Schwindung ausgeglichen werden (→ Abb. 17.3). Gleiches gilt für die Erstarrungsschwindung, die unkompensiert zur Ausbildung von Lunkern führt. Metalle mit einer niedrigen Erstarrungstemperatur sind bei gleichem WAK einer geringeren festen Schwindung unterworfen als Metalle mit einer hohen Erstarrungstemperatur.

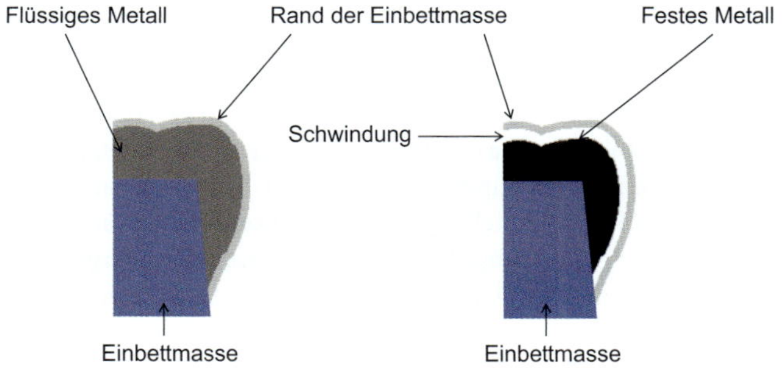

Abb. 17.3 Auswirkungen der festen Schwindung [P1607/P1608]

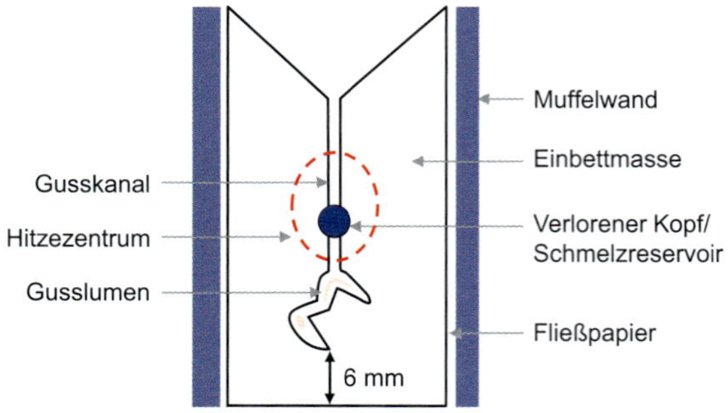

Abb. 17.4 Beispiel für ein eingebettetes Gussobjekt [P1607/P1608]
Das Gussobjekt kühlt im Sinne einer gelenkten Erstarrung zuerst ab und erstarrt frei von Lunkern, die sich im Gusskanal bzw. im verlorenen Kopf bilden. Das Reservoir muss im Zentrum der Muffel liegen und damit im Hitzezentrum, das als letztes abkühlt und erstarrt. Wird eine Einzelkrone mit einem ausreichend dicken Gusskanal (4–5 mm) versehen, kann auf einen „verlorenen Kopf" verzichtet werden.

Kompensation der festen Schwindung

Die feste Schwindung beträgt bei dentalen Edelmetalllegierungen etwa 1,6 % lin., bei modernen NEM-Legierungen ist der Betrag ähnlich. Zum Ausgleich der festen Schwindung verwendet man Hohlformen, die beim Einbetten zwar die gleiche Größe wie die Wachsmodelle besitzen, beim Gießen aber entsprechend um z. B. 1,6 % lin. vergrößert sind. Dies lässt sich durch eine Expansion der Einbettmasse erreichen (→ Kap. 4).

Kompensation der Erstarrungsschwindung

Im Laufe der Jahrzehnte haben sich bei den verschiedenen Ansichten und Verfahrensweisen zum korrekten Anbringen von Gusskanälen einige allgemein anerkannte Regeln herauskristallisiert. Die Schmelze soll dem Gusshohlraum, der durch das ausgetriebene Wachs entstanden ist, so zugeführt werden, dass das Gussobjekt frei von Lunkern bleibt. Die Abkühlung der Schmelze im Hohlraum soll „gelenkt" werden. Die Erstarrungsfront soll von den Randbereichen des Gussobjekts über sein Zentrum und schlussendlich zum Gusskanalsystem bzw. zum verlorenen Kopf laufen (→ Abb. 17.4).

Folgende **Grundregeln** zum Anstiften von Gusskanälen sollten beachtet werden:

1. Das Gusskanalsystem muss **ausreichend dimensioniert** sein. Dicke, kurze Gusskanäle eignen sich am besten, um den Gusshohlraum schnell und vollständig zu füllen. Das Kanalsystem muss das Reservoir des erstarrenden Gussobjekts darstellen, das Gussobjekt muss immer flüssige Schmelze nachsaugen können. So werden nicht nur Lunker verhindert, sondern es wird auch die **Erstarrungsschwindung** kompensiert. Ist der Gusskanal zu dünn und lang, erstarrt die Schmelze vor dem Erreichen des Hohlraums.
2. Den Gusskanal immer an die **dickste Stelle des Gussobjektes** setzen, die Schmelze soll von weiten hin zu engen Querschnitten des Gussobjekts fließen und dort zuerst als Ausgangspunkt der Erstarrungsfront abkühlen: enge Querschnitte → weite Querschnitte → Gusskanalsystem
3. Der Gusskanal soll im **45-Grad-Winkel zur Okklusionsebene** ansetzen, damit die Schmelze keine extremen Richtungsänderungen beim Einfließen in das Gussobjekt nehmen muss. Zudem werden so unter sich gehende Stellen vermieden, die unter Umständen nicht mit Einbettmasse ausfließen würden.
4. Der **Gusskanal** muss immer **aus dem Hitzezentrum** der Muffel kommen, daher muss das Gussobjekt immer am entgegengesetzten Ende des Gusskanaleingangs eingebettet werden, etwa 6 mm vom Muffelboden entfernt. Das Gussobjekt darf sich nie im Zentrum der Muffel befinden.
5. Der Gusskanal muss so gestaltet werden, dass beim Einschießen der Schmelze keine Einbettmasse abreißt, er muss an allen Stellen **glatt und kantenfrei** sein und leicht abgerundet in das Gussobjekt übergehen. Der Querschnitt des Gusskanals muss an allen Stellen (bis auf einen eventuell angebrachten „verlorenen Kopf" gleich sein. Der Übergang zum Gussobjekt **darf weder düsen- noch trichterförmig** gestaltet sein. Im ersten Fall wird die Schmelze zersprüht, im zweiten Fall besteht die Gefahr, dass die trichterförmige Übergangsstelle wie ein zu naher „verlorener Kopf" wirkt und sich *in* oder direkt *an* der Wand des Gussobjekts ein Lunker bildet.

Des Weiteren kann man Gusskanalsysteme nach der Art der Gussobjekte unterscheiden, seien es z. B. Einzelkronen, mehrere Einzelkronen, Brücken oder andere große Versorgungen (→ Abb. 17.5).

Einbetten

Auf das Einbetten sowie auf die Bestandteile der Einbettmassen und deren Expansionsverhalten wurde schon in → Kap. 4 eingegangen. Das Einbetten erfolgt in folgenden Schritten:

1. **Säubern und Entfetten:** Die Einbettmasse muss das Gussobjekt ohne zu perlen umschließen. Fett- und Schmutzreste werden mit Waxit®, einem aus Alkohol und Tensiden bestehenden Netzmittel, vorsichtig durch Einsprühen und Verpüstern entfernt. Waxit® hat hydrophobe und hydrophile Anteile, die Oberflächenspannung wird herabgesetzt und die mit wässriger Lösung angemischte Einbettmasse kann besser anfließen.
2. **Anmischen der Einbettmasse und Einfüllen:** Beim Anmischen der Einbettmasse sind unbedingt die Herstellerangaben einzuhalten, da sich bei vielen Einbettmassen die Expansion steuern lässt. Ist keine vorgeschriebene Flüssigkeit vorhanden, kann sauberes, abgestandenes Wasser genutzt werden, das weniger Luft enthält als frisches Leitungswasser.
3. Auch beim **Anmischen und Anrühren** unter Vakuum sind die vorgegebenen Zeiten einzuhalten, um eine exakte Verdichtung der Masse und Blasenfreiheit sicherzustellen. Das Muffelflies kann jetzt angefeuchtet und in die Muffel gelegt werden. Es darf nicht zu nass sein, um das Flüssigkeitsverhältnis nicht zu beeinflussen.
4. Das **Einfüllen auf dem Rüttler** ist Pflicht. Die Masse ist relativ fest und fließt nur unter der Vibration des Rüttlers problemlos aus dem Vakuumanrührbecher in die Muffel.

Spezialvarianten des Einbettens sind das **Schichteinbetten** und das **Rundkerneinbetten**. Schichteinbetten sieht vor, dass man zunächst nur den Innenraum des Objektes mit Einbettmasse füllt und diese alsdann aushärten lässt, um der Masse eine maximal ungehinderte Abbindeexpansion zu verschaffen. Bei der Rundkern-Variante wird zunächst das gesamte Gussobjekt mit einer Einbettmassenschicht umgeben. Auch hier soll die Abbindeexpansion störungsfrei ablaufen können. In beiden Fällen soll so die Passgenauigkeit gesteigert werden.

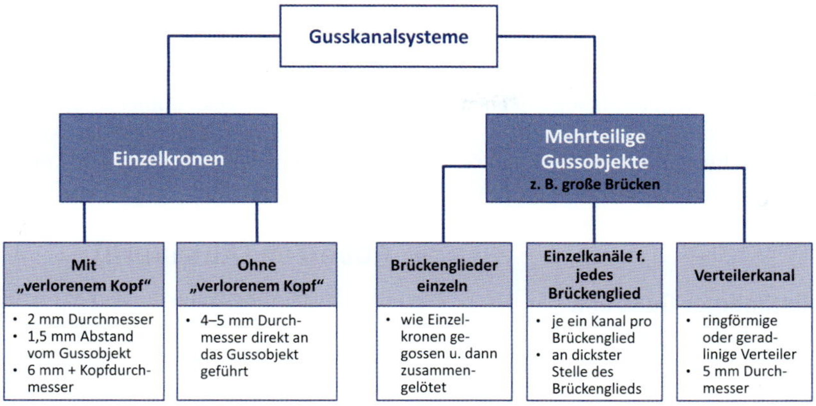

Abb. 17.5 Gusskanalsysteme [P1607/P1608]

Ausschmelzen des Wachses und Vorwärmen der Muffel

Zum Ausschmelzen des Wachses stellt man die Muffel mit dem Gusstrichter nach unten in den Auswachsofen, der im Idealfall erst nach dem Einstellen der Muffel von Zimmertemperatur auf 300 °C aufgeheizt wird. Die Ausschmelzzeit beträgt 30–60 Minuten. Zum Ausschmelzen muss die Einbettmasse abgebunden haben, aber noch interkristallines Wasser enthalten, sie sollte also noch feucht sein. Können Einbetten und Ausgießen nicht an einem Halbtag erfolgen, sollte die Muffel luftdicht in eine Plastiktüte verpackt werden, in der auch ein feuchtes Papiertuch liegt.

Zunächst bleibt die Temperatur der Muffel bei 100 °C konstant, bis alles Wasser ausgetrieben ist. Die Muffeltemperatur steigt weiter auf 300 °C an, es kommt zu den in → Kap. 4 beschriebenen Umwandlungen der Quarzbestandteile und entsprechenden Expansionssprüngen (α-Cristobalit in β-Cristobalit bei 270 °C).

Das Vorwärmen der Muffel dient dazu, das Metall beim Guss so lange flüssig zu halten, bis die Hohlform vollständig ausgeflossen ist. Des Weiteren wird ein Reißen der Einbettmasse durch das heiße Metall verhindert. Um ein vollständiges Ausfließen zu gewährleisten, muss die Vorwärmtemperatur 250–300 °C unter dem Soliduspunkt der verwendeten Legierung liegen. → Tab. 17.1 nennt die empfohlenen Vorwärmtemperaturen.

Zu hohe Vorwärmtemperaturen führen dazu, dass das Metall nur langsam erstarrt, die Legierung wird grobkörnig. Das Vorwärmen sollte kontinuierlich und langsam erfolgen. Ideal ist ein langsames programmgesteuertes Aufheizen von Raumtemperatur über die Auswachstemperatur bis zur Endtemperatur. Haltezeiten im Programm dienen dazu, den Quarzmodifikationen Zeit für die Umwandlung zu geben, um die ideale Expansion zu erreichen.

Folgende **Fehler** sollten dabei vermieden werden:

- **Zu schnelles Vorwärmen:** Es entstehen Risse und Sprünge in der Einbettmasse, es kommt zu **Gussfahnen.**
- **Temperaturschwankungen** durch unterbrochenes Vorwärmen führen nicht zur vollen Expansion der Einbettmasse und können ebenfalls Spannungsrisse erzeugen.
- **Feuchte Muffel:** Nur trockene und ausgewachste Muffeln dürfen in den Vorwärmofen, da sonst das Wasser schlagartig verdampfen und zu einer regelrechten Explosion führen würde.
- **Zu niedrige Vorwärmtemperatur:** Nichtausfließen der Muffel mit Metall, da das Metall vorzeitig erstarrt.
- **Zu hohe Vorwärmtemperatur:** Die Legierung erstarrt zu langsam und wird grobkörnig.

Gussfehler

Gussfehler treten sowohl an der Oberfläche als auch im Innern eines Werkstücks auf. Darüber hinaus kommt es vor, dass ein Gussobjekt nicht vollständig ausfließt oder nach dem Guss nicht auf das Meistermodell passt. In Ergänzung zu den beim Einbettvorgang aufgezeigten werden hier exemplarisch die üblichen Fehlerquellen aufgeführt.

Gussfehler im Inneren des Gussobjektes

Lunker sind ein häufiges Problem, das sich durch sorgfältiges Anbringen des passenden Gusskanalsystems aber meistens umgehen lässt. Dabei gilt es, die in → Abb. 17.6 dargestellten **Fehler** zu vermeiden.

Nicht zu verwechseln mit den unebenen, rauwandigen Lunkern sind eingeschlossene **Gasblasen,** die glattwandig und blank sind. Gasblasen entstehen durch Überhitzung der Legierung, eingeschlossene Flammengase oder – bei nicht luftdurchlässigen Einbettmassen – durch von der Schmelze mitgerissene Luft. Lufteinschlüsse lassen sich dabei durch Luftabzugskanäle an der tiefsten Stelle des Gussobjektes vermeiden. Die modernen Einbettmassen erfordern in der Regel keine Luftabzugskanäle mehr.

Eingeschlossene **Fremdkörper** entstehen durch:

- scharfe, nicht abgerundete Teilungsstellen von Gusskanälen
- verunreinigte Wachsmodellation
- Abplatzen von Einbettmasseteilchen durch zu schnelles Vorwärmen
- Verunreinigung des Tiegels
- Einschlüsse von Ruß bei falscher Handhabung einer offenen Schmelzflamme

Tab. 17.1 Vorwärmtemperaturen der Muffel nach Klasse der Legierung

Legierung	Auswachstemperatur in °C, 30 Minuten halten	Zwischentemperatur in °C, 30 Minuten halten	Vorwärmtemperatur in °C
Edelmetalllegierungen	300	580	700–750
EM-Aufbrennlegierungen	300	580	850
NEM-Legierungen für Modellguss	300	580	950–1000
Phantommetall	300	580	700–750 max.

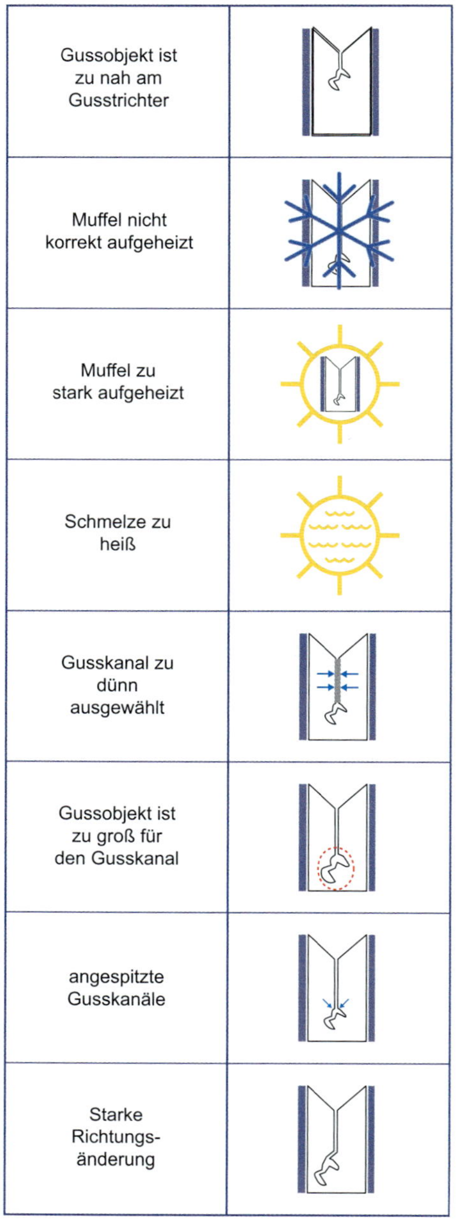

Abb. 17.6 Fehlerquellen für die Entstehung von Lunkern

Gussfehler an der Oberfläche des Gussobjektes

Gussfahnen entstehen durch Risse in der Einbettmasse, sei es durch zu schnelles, unterbrochenes oder zu frühes Vorwärmen (in noch feuchtem Zustand der Muffel).
Eine **raue Oberfläche** kann durch grobe Einbettmassen, unsaubere Wachsmodellation oder schnelles Vorwärmen (Ausbrechen von kleinen Einbettmassepartikeln) entstehen.
Gussperlen entstehen durch beim Einbetten eingeschlossene Luftblasen oder durch ungenügendes Entspannen und Entfetten der Wachsoberfläche. Kleine Perlen an den Kroneninnenrändern, die die Passgenauigkeit verschlechtern, lassen sich oft nicht vermeiden. Es empfiehlt sich daher, die Kroneninnenränder standardmäßig mit einem kleinen Rosenbohrer nachzuziehen.
Ein **„Durchschuss"** passiert, wenn das Gussobjekt zu nah am Muffelboden angestiftet wurde und die einschießende Schmelze den Boden durchbricht.

Unvollständiger Guss und Passungenauigkeiten

Zu wenig Metall ist die häufigste Ursache für nicht vollständig ausgeflossene Hohlformen. Die Hohlform besteht dabei nicht nur aus dem Gussobjekt, sondern auch aus dem Gusskanalsystem. Wiegt man das wächserne Gusskanalsystem zusammen mit dem wächsernen Gussobjekt und rechnet das Gesamtgewicht auf die Dichte des Legierungssystems um, erhält man die benötigte Menge Metall. Ein Sicherheitszuschlag für den Gusskegel wird aufgeschlagen. Als Dichte für Wachs wird ein Wert von 1 angenommen.

$$\frac{Gewicht_{Metall}}{Dichte_{Metall}} = \frac{Gewicht_{Wachs}}{Dichte_{Wachs}}$$

$$Gewicht_{Metall} = \frac{Gewicht_{Wachs} \cdot Dichte_{Metall}}{Dichte_{Wachs}}$$

$$Gewicht_{Metall} = \frac{Gewicht_{Wachs} \cdot Dichte_{Metall}}{1}$$

Passungenauigkeiten entstehen während der Erstarrung, wenn Gussspannungen zu Dehnungen und Verwindungen des Gussobjektes führen. Wichtig ist ebenfalls, dass das Wachsobjekt beim Einbetten spannungsfrei ist und so vom Stumpf abgehoben wird, dass sich die Ränder oder gar das ganze Formteil nicht verbiegen.

Ausbetten

Das Ausbetten erfolgt, nachdem die Muffel an der Luft so weit abgekühlt ist, dass man sie gefahrlos anfassen kann. Dazu presst man zunächst den Einbettmassekern mit dem Ausbettgerät vorsichtig so aus der Muffel, dass er möglichst vollständig bleibt. Die Einbettmasse ist nach dem Abkühlen sehr porös und lässt sich leicht brechen. Vorsichtiges Abklopfen der Einbettmasse mit dem Niethämmerchen lässt Sprünge im Einbettmasseblock entstehen, den man bald in großen Stücken abbrechen kann, bis sich das Gussobjekt „herausschält". Vorsicht! Das Innere der Muffel ist meist sehr viel wärmer als das Äußere. Das Klopfen mit dem Hämmerchen sollte dabei immer in der Gegend des Gusskanals und auf dem Gusskegel erfolgen, um das Gussobjekt und vor allem die (Kronen-)Ränder zu schützen.

Abbeizen (Absäuern)

Durch das **Abbeizen** wird bei EM-Legierungen die auf dem Gussobjekt befindliche Oxidschicht (vorwiegend CuO, Kupferoxid) entfernt und darüber hinaus werden kleine Einbettmassereste beseitigt. Objekte, die dem Patienten eingesetzt werden sollen, müssen unbedingt abgebeizt werden. Für EM-Legierungen verwendet man dazu heiße 10%-ige Schwefelsäure. Ist die Konzentration > als 10 % oder verwendet man HCl, werden Legierungen, die Pd oder Ag enthalten, angegriffen. Gold und Platin sind weder in H_2SO_4 noch in HCl löslich (siehe → Kap. 13, „Edelmetalllegierungen").
Reaktionsgleichung des Abbeizens:

$$CuO + H_2SO_4 \rightarrow CuSO_4 + H_2O$$

Das gebildete Kupfersulfat besitzt eine bläuliche Farbe. Wird die Säure ebenfalls bläulich, muss sie ausgewechselt werden.
Auch Phantommetall kann abgebeizt werden, z. B. mit Neacid® (DeguDent, Hanau), das in erster Linie aber für Edelmetalle verwendet wird. Es ist als Pulver erhältlich, leicht löslich und muss ebenfalls erhitzt werden. Das zu behandelnde Gussobjekt greift man mit einer Kunststoffpinzette und spült es mit Wasser ab.
Nähme man eine Eisen- oder Stahlpinzette , würde sich Eisen(II)-sulfat bilden und ein rötlicher Niederschlag aus reinem Kupfer, der die Restauration durch die Bildung von Kupferoxid schwarz färben und mit dem in der Nahrung (Eiweiße) enthaltenen Schwefel Kupfersulfid (CuS) bilden würde.

$$CuSO_4 + Fe \rightarrow FeSO_4 + Cu$$

Darüber hinaus würde sich aus dem Niederschlag des reinen Kupfers als Anode und dem Edelmetall als Kathode mit Speichel als Elektrolyt ein galvanisches Element bilden und das Kupfer ionisieren.
Ein aus Versehen entstandener Kupferniederschlag lässt sich durch Glühen des Werkstücks mit anschließendem Abbeizen wieder entfernen.

Ausarbeiten und Polieren

Beim **Schleifen und Polieren** sollte die Bearbeitungsrichtung des Werkstücks laufend geändert werden, da sonst leicht Polierrillen entstehen könnten. Die Intensität eines Schleif- und Poliervorgangs ist abhängig von der Umdrehungszahl und der Art des verwendeten Werkzeugs. Bürsten sollten immer tief in die Fissuren des Werkstücks gedrückt werden, um zu vermeiden, dass der Substanzabtrag nur an den erhabenen Stellen erfolgt.
Bürsten, Schwabbel und Wollräder dienen nur als Träger für das Schleif- und Poliermittel und sind an der eigentlichen Schleif- und Polierwirkung – wenn überhaupt – nur in sehr geringem Maße beteiligt. Schleif- und Poliervorgänge werden stets von grob nach fein durchgeführt. Kunststoffe werden zunächst mit Fräsen, danach mit Schmirgelpapier, anschließend mit Bimssteinpulver und schlussendlich mit Hochglanzpoliermitteln bearbeitet.
Bei Metallen folgt auf eine Bearbeitung mit dem rosa Steinchen eine Behandlung mit feinstem Schmirgelpapier oder mit den bekannten Gummipolierern von braun nach grün nach gelb nach weiß (Brownies, Greenies etc.). Danach kann mit Vorpolierpaste oder Bimssteinmehl und schließlich mit Hochglanzpolierpaste gearbeitet werden.
Jede Ausarbeitungsstufe muss abgeschlossen sein, bevor mit der nächsten begonnen wird. Vor der Hochglanzpolitur wird die Restauration mit Wasser abgewaschen, um Schleifmittelreste zu befreien, die das Werkstück wieder verkratzen könnten. Wollrad und Leinenschwabbel sollten ebenfalls immer sauber sein, da eine perfekte Hochglanzpolitur sonst nicht möglich ist.

Zusammenfassung

- Das zahnärztliche Gussverfahren, welches die sog. Lost-Wax-Technik verwendet, spielt auch in Zeiten des Digital Workflows und der CAD/CAM-gefertigten Restaurationen eine große Rolle.
- Schmelztiegel sind offene, feuerfeste Gefäße aus möglichst reaktionsträgen Materialien, z. B. Graphit.
- Die Verfahren zum Schmelzen des Metalls sind die Widerstandheizung, die Induktionserwärmung, die offene Flamme oder die Lichtbogenerwärmung.
- Beim Abkühlen ist das Metall einer Schwindung unterworfen; man unterscheidet zwischen fester Schwindung und Erstarrungsschwindung.
- Das Ausbetten des Gussobjektes erfolgt erst, wenn die Muffel an der Luft ausreichend abgekühlt ist.
- Die Ausarbeitung des Metalls wird zunächst mit den gröberen Instrumenten und anschließend mit immer feineren Schleifmitteln durchgeführt. Dabei wird auf den Außenflächen der Kronen die Bearbeitungsrichtung permanent gewechselt.
- Ausnahme beim Ausarbeiten: Verblendflächen für die Metallkeramik werden immer in derselben Richtung geschliffen.

Materialien zum Schleifen und Polieren

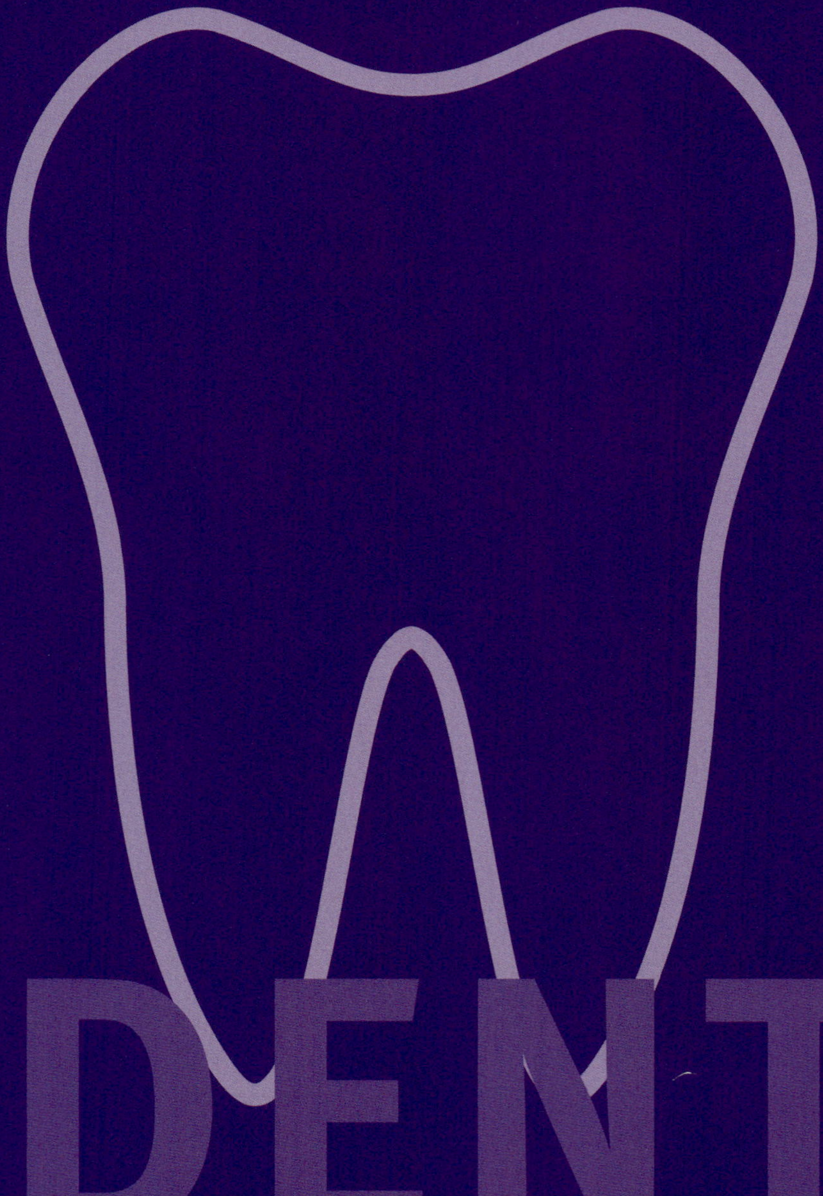

DENTICS

Materialien zum Schleifen und Polieren

18 Schleifen 90
19 Polieren 92
20 Fräsen 93

Schleifen ist ein spanabhebender Vorgang, bedingt also einen Substanzverlust am bearbeiteten Werkstück. Im Unterschied zum Fräsen, das ebenfalls ein spanabhebender Vorgang ist, wird Schleifen nicht mit Werkzeugen aus Hartmetall oder Stahl, sondern mit mineralischen Substanzen ausgeführt.

Schleifwerkzeuge

Schleifwerkzeuge (→ Abb. 18.1) sind Werkzeuge, an denen an einem Schaft Schleifmittel durch ein Bindemittel befestigt sind (Schleifmittel + Bindemittel = Schleifkörper). Im Bindemittel gibt es außerdem Poren (→ Abb. 18.2). Schleifmittel, Bindemittel und Poren haben bestimmte Funktionen, die im Folgenden erläutert werden.

Schleifmittel

Die Schleifmittel übernehmen die eigentliche Schleifarbeit. Ihre Schleifleistung und der Feinheitsgrad des Schliffes hängen von der Größe des Korns ab. Grobes Korn kann schnell viel Substanz abtragen, hinterlässt aber tiefe Rillen. Feines Korn trägt wenig Substanz ab und schafft feine Oberflächen. Allgemein gilt die Regel, grobes Korn zum Bearbeiten weicher Substanzen und feines Korn zum Bearbeiten harter Materialien zu verwenden.

Als Schleifmittel dienen stets Stoffe, die härter sind als das zu bearbeitende Werkstück. Die Einteilung kann anhand der Härteskala nach Mohs erfolgen, in der dem Diamanten als dem härtesten Stoff die Härtestufe 10, weicheren Substanzen geringere Härtestufen zugeordnet werden:

- **Diamant** (Mohs-Härte 10): wird in Form von kleinen Splittern in einer Kupfer- oder Nickelschicht auf einem Metallschleifkörper galvanoplastisch aufgetragen. Diamantschleifkörper können sehr fein gestaltet werden und gestatten eine mühelose Schleifbearbeitung. In der Zahntechnik werden sie vor allem zum Beschleifen von Keramik verwendet. Es werden Naturdiamanten und synthetische Diamanten (Herstellung bei 45.000 bar Druck und 1200 °C) verwendet.
- **Carborundum** (Mohs-Härte 10): ist chemisch Siliziumcarbid (SiC). Es kommt in der Natur vor, kann aber auch künstlich durch die Umsetzung von Siliziumdioxid mit Kohlenstoff bei einer Temperatur von 2000 °C hergestellt werden: $SiO_2 + 3\ C \rightarrow \alpha\text{-}SiC + 2\ CO$. Wie Wolframcarbid mit der Mohs-Härte 9 wird Carborundum in Form von Schleifsteinen angewendet. Es ist zum Beschleifen keramischer Massen geeignet, härter als Edelkorund und sehr spröde.
- **Korund** (Mohs-Härte 8–9): ist chemisch Al_2O_3 und wird im Schmirgelpapier und als Schleifstein verwendet. Es gibt Naturkorund und Kunstkorund (Edelkorund). Kunstkorund wird durch Schmelzen von Bauxit und Kohle bei 2000 °C gewonnen und dem Naturkorund als Schleifmittel vorgezogen. Es ist hart, griffig und bruchfest und heute eines der wichtigsten Schleifmittel überhaupt.
- **Quarz** (Mohs-Härte 7): kann im Sandstrahlgerät zur Entfernung von oberflächlichen Verunreinigungen dienen und ist Grundstoff der Arkansas-Steine.
- **Tripel** (Mohs-Härte 6): terra tripolitana, besteht zum größten Teil aus dem Panzer der Diatomeen (Kieselgur). Das Material wird fein gemahlen und beim Vorschleifen und Polieren von Edelmetall genutzt.
- **Bimsstein** (Mohs-Härte 5–6): ist erstarrter Lavaschaum und enthält vorwiegend SiO_2 und Al_2O_3. In gepulverter Form, wässrig angerührt, wird Bimsstein mittels einer weichen Bürste zum Vorschleifen von Metall- und Kunststoffobjekten verwendet.

Zahnärztliche Schleifer (→ Tab. 18.1) haben eine Farbkodierung, damit man hersteller- und produktübergreifend immer den richtigen Schleifer findet. Gerade während der Behandlung am Patienten muss man sicher sein, dass man immer schnell den Schleifer mit dem richtigen Abtrag findet. Würde man eine Kavität z. B. mit einem roten oder gelben Schleifer präparieren, wäre der Substanzabtrag zu gering und der Zahn würde zu heiß werden. Die richtige Wahl wäre ein grüner oder schwarzer Schleifer. Das Finieren einer Füllung würde dagegen nicht mit einem groben Schleifer gelingen, hierfür wären die Farbe Rot, Gelb und/oder Weiß die korrekte Wahl.

Der **Arkansas-Stein** (→ Tab. 18.2) (weiße Farbe, nicht mit dem weißen Stein identisch!) besteht aus Quarzkörnern und eignet sich zum Feinbeschleifen von Edelmetall-Legierungen und Phantommetall. Weiße Arkansas-Steine mit entsprechendem Werkzeugschaft (FG- oder W-Schaft, siehe auch→ Abb. 18.4) können z. B. ebenfalls für das Finieren von Kompositfüllungen genommen werden.

Tab. 18.1 Farbkodierung Diamantschleifer

Farbkennzeichnung	Körnung	Korngröße in µm
Schwarzer Ring	Supergrob	180
Grüner Ring	Grob	135
Ohne Kennzeichnung	Mittel	110
Roter Ring	Fein	50
Gelber Ring	Extrafein	30
Weißer Ring	Ultrafein	15

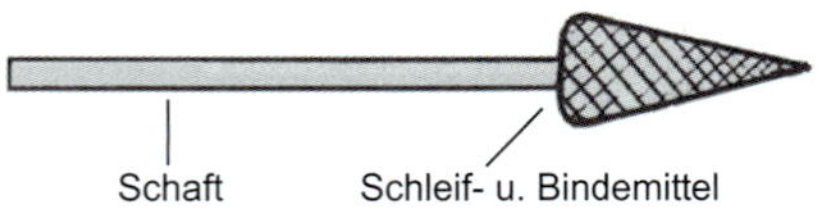

Abb. 18.1 Schleifwerkzeug [P1607/P1608]

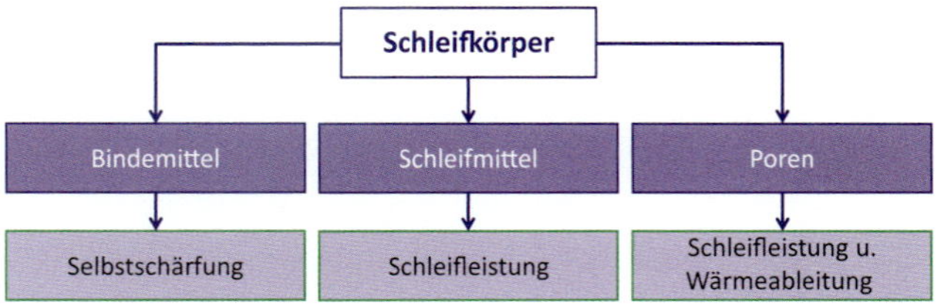

Abb. 18.2 Bestandteile von Schleifkörpern [P1607/P1608]

Bindemittel

Im Bindemittel sind die Schleifmittel eingebettet. Es hat die Aufgabe, die Körner festzuhalten, solange sie noch scharf sind, und freizugeben, wenn sie abgenutzt sind. Dadurch schärft sich der Schleifkörper von selbst nach. Wichtig ist, dass die Körner nicht zu früh und nicht zu spät freigegeben werden, denn sonst nutzt sich der Schleifkörper zu schnell ab, bzw. es kommt bei stumpfem Korn infolge erhöhter Reibung zwischen Schleifmittel und Werkstück zur unerwünschten Temperaturentwicklung.

Als Bindemittel können mineralische und keramische Stoffe, Kunststoffe, Gummi und Metalle verwendet werden.

Je nachdem, wie das Schleifmittel eingebettet ist, unterscheidet man unterschiedliche Bindungen:

Anorganische Bindung

- Keramische Bindung: Ein Gemisch aus Feldspat, Ton und Quarz wird mit Schleifmitteln vermischt, in Formen gepresst und bei 1500 °C gebrannt.
- Magnesit-Bindung: Die Schleifkörper werden aus Schleif- und Bindemitteln gegossen und luftgetrocknet; es resultiert eine sehr weiche Bindung.

Organische Bindung

- Die Schleifmittel werden in Kunststoff (z. B. Trennscheiben) oder in Silikon gebunden („Gummipolierer“).

Metallische Bindung

- Galvanische Bindung: Die galvanische Bindung aus Nickel hält die Diamantkörper mechanisch fest, die Dämpfungsschicht verhindert den Kontakt der Diamantkörper zum Stahlschaft. Die glättende Außenschicht

Tab. 18.2 Farbgebung Steinchen

Farbkennzeichnung	Zusammensetzung	Anwendung
Grüner Stein, hart oder weich gebunden	Siliziumcarbid, Edelmetall, Nichtedelmetall	Kunststoff, Keramik
Brauner Stein, weich gebunden	Edelkorund	NEM
Rosa Stein, mittelhart gebunden	Edelkorund	NEM, Phantommetall
Weißer Stein, hart gebunden	Edelkorund	NEM

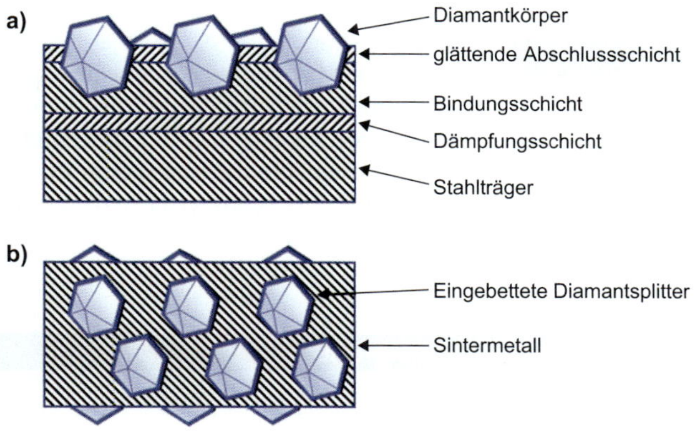

Abb. 18.3 a, b Metallische Bindungen
a) galvanische Diamantbindung
b) Sinterbindung [P1607/P1608]

verhindert das Festsetzen von Schleifspänen (→ Abb. 18.3 a).

- Sinterbindung: Die Diamantkörper werden in einer feinkörnigen Erzmischung auf ca. 1400 °C erhitzt, diese löst sich an und schließt die Diamantkörper beim Erstarren ein. Diese Schleifkörper sind durch und durch diamantiert. Das Sintermetall nutzt sich ab und gibt immer neue, scharfe Diamantkörner frei (→ Abb. 18.3 b).

Poren

Die Poren beeinflussen die Schleifleistung und verhindern eine größere Wärmeentwicklung. Das Porenvolumen hängt vom Bindemittel ab. Bei keramisch gebundenen Schleifkörpern ist es mit ca. 50 Vol.-% am größten. Große Poren (= offene Textur) bewirken eine größere Schleifleistung als kleine Poren (= dichte Textur). Zudem verhindert eine offene Textur die Wärmeentwicklung besser als eine dichte Textur und ist daher für die Bearbeitung wärmeempfindlicher Werkstoffe besser geeignet (z. B. Kunststoffe).

Werkzeugschäfte

Für effektives, wirkungsvolles Arbeiten ist der schwingungsfreie Rundlauf des Schleifkörpers sehr wichtig. Kommt es zu Vibrationen, so kann dies folgende Ursachen haben (Abhilfe jeweils in Klammern):

- Der Werkzeugschaft (→ Abb. 18.4) wurde nicht tief genug in die Spannzange eingeführt (muss immer bis zum Anschlag in die Spannzange des Handstücks eingeführt werden).
- Der Werkzeugschaft ist verbogen (wegwerfen wegen Verletzungsgefahr).
- Unrunder Schleifkörper (auf Zurichtstein abdrehen → hohe Umdrehungszahl, geringer Anpressdruck)
- Die Spannzange des Handstücks ist nicht sauber und verhindert die zentrische Umfassung des Werkzeugschafts (öfter durchspülen/durchpusten).

Schleifpasten

Schleifpasten für Metalle sind Wachskompositionen, in denen Schleifkörper eingebettet sind. Diese werden auf rotierende Bürstchen, Schwabbeln aus Wolle, Leder oder Leinen aufgetragen und das Werkstück wird damit bearbeitet.

Bezeichnung	Ø	Antrieb
FG	1,6 mm	Turbine, rotes Winkelstück

Bezeichnung	Ø	Antrieb
FGS (kurz)	1,6 mm	Turbine, rotes Winkelstück

Bezeichnung	Ø	Antrieb
W	2,35 mm	grünes + blaues Winkelstück

Bezeichnung	Ø	Antrieb
H	2,35 mm	Handstück

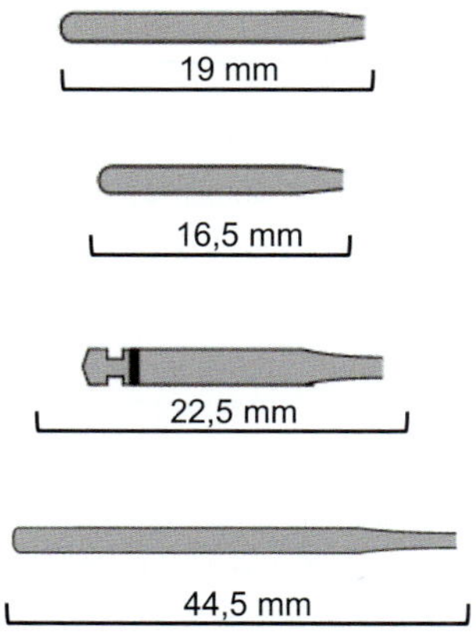

Abb. 18.4 Übersicht Werkzeugschäfte [P1607/P1608]
FG = Friction Grip, Schaftdurchmesser 1,6 mm; FGS = Friction Grip Short (kürzerer Schaft), Schaftdurchmesser 1,6 mm; W (manchmal auch RA = Right Angle) = Winkelstückschaft grün oder blau, Schaftdurchmesser 2,35 mm; H = Handstückschaft, Schaftdurchmesser 2,35 mm

Zusammenfassung

- Schleifen ist ein spanabhebender Vorgang, welcher einen Substanzverlust am Werkstück bedingt.
- Bei Schleifwerkzeugen ist an einem Schaft ein Schleifmittel durch ein Bindemittel befestigt.
- Der Feinheitsgrad des Schliffs hängt von der Größe der Schleifkörner ab, welche im Bindemittel gebunden sind.
- Das Schleifmittel muss härter als das zu bearbeitende Werkstück sein, am härtesten sind Diamanten mit einer Mohs-Härte von 10.
- Zahnärztliche Schleifer haben produktübergreifend eine Farbcodierung, um ihre Körnung sofort zu erkennen.
- Das Bindemittel, welches die Schleifkörner festhält, kann aus mineralischen, keramischen, künstlichen und gummiartigen Stoffen bestehen, manchmal auch aus Metall.
- Die Poren beeinflussen die Schleifleistung und verhindern eine größere Wärmeentwicklung.
- Schleifpasten sind Wachskompositionen, in denen Schleifkörper eingebettet sind.

19 Polieren

Polieren ist definitionsgemäß kein spanabhebender Vorgang, aber ein gewisser Substanzverlust ist in der Praxis unvermeidbar. Die Politur ist zwingend, um eine Plaque-Ablagerung am Werkstück zu vermeiden und um eine Reizung oder gar Schädigung der Mundschleimhaut zu verhindern. Des Weiteren vermindert eine ordnungsgemäße Politur die Korrosion von metallischen Werkstücken.

Gummipolierer

Fast alle im Handel erhältlichen „Gummipolierer“ sind auf Silikonbasis gebunden. Sie eignen sich je nach Körnung und Härte zur Vor- und Hochglanzpolitur von Kompositen und Legierungen jeder Art. Ähnlich wie bei den diamantierten Schleifern können die Polierer anhand ihrer Farbe schnell voneinander unterschieden werden (→ Tab. 19.1)

Poliermittel

Die in der Zahnmedizin verwendeten Poliermittel (→ Tab. 19.2) sind mineralische Substanzen und können härter oder weicher als das Werkstück sein.

Bei einer **Metallpolitur** ist die Entwicklung von Hitze erwünscht, um die Spitzen an der Werkstückoberfläche, die die Rauigkeit bedingen, nicht nur mechanisch abzutragen, sondern regelrecht einzuschmelzen. Außerdem führt die Wärmeentwicklung zu einer Kornverfeinerung in der oberflächlichen Metallschicht.

Tab. 19.1 Farbkodierung Gummipolierer

Farbe	Anwendungsbereich
Grau	Vorpolitur
Braun	Vorpolitur („Brownies“)
Weiß	Vorpolitur und Politur
Grün	Politur („Greenies“) Hochglanzpolitur („Supergreenies“)

Kunststoff darf bei der Politur nicht überhitzt werden, da er sonst schmieren oder sogar verbrennen kann. Falls thermoplastischer Kunststoff poliert wird, kann es bei zu großer Aufheizung zu Verformungen kommen. Ein langer und intensiver Kontakt des Schwabbels mit dem Werkstück ist durch das Wechseln der Bearbeitungsrichtung zu vermeiden. Als Schwabbel werden Polierscheiben für den Politurmotor aus Baumwolle bezeichnet.

Keramische Massen lassen sich schleifen, glätten und hochglanzpolieren. Sehr gute Polituren von Keramikflächen können mit „feinsten“ Diamantpolierpasten erreicht werden. Eine gute Politur erreicht die Qualität eines Glanzbrandes.

Tab. 19.2 Poliermittel

Substanz	Zusammensetzung und Anwendungsbereich
Schlämmkreide	(Chemisch $CaCO_3$) wird in wässrig angemischter Form mittels einer Ziegenhaarbürste vor allem zum Polieren von Kunststoff benutzt.
Pariser-Rot	(Polierrot, chemisch Fe_2O_3) wird unter Verwendung eines Wollrads oder Leinenschwabbels zur Politur von Edelmetalllegierungen und Edelstählen angewendet.
Chromoxid	(Poliergrün, chemisch Cr_2O_3) wird wie Pariser-Rot verarbeitet und für die Politur von Co-Cr-Mo-Legierungen und Edelstählen bevorzugt.

Zusammenfassung

- Polieren ist definitionsgemäß kein spanabhebender Vorgang.
- Die Politur soll Plaque-Ablagerungen am Werkstück in der Mundhöhle verhindern, im Fall von Metallen wird der Korrosion vorgebeugt.
- Gummipolierer gibt es in verschiedenen Farben. Ähnlich wie bei den Diamanten kann man sie so ihrer Körnung nach unterscheiden.
- Poliermittel sind mineralische Substanzen und bestehen im Wesentlichen aus Schlämmkreide, Pariser-Rot oder Chromoxid.
- Kunststoff darf bei der Politur nicht überhitzt werden, da er sonst schmelzen oder schmieren kann.
- Keramische Oberflächen lassen sich am besten mit feinsten Diamantpolierpasten polieren.

20 Fräsen

Fräsen ist ein spanabhebender Vorgang und gehört zu den subtraktiven Verfahren, da anders als beispielsweise im additiven 3D-Druck Material abgeräumt wird. Neben den CNC-Fräsen (→ Kap. 6) zur Herstellung von Kronen, Brücken und Gerüsten wird im zahntechnischen Labor und auch in der zahnärztlichen Praxis oft das Handstück verwendet.
Oft werden mit Fräsen z. B. Prothesen beschliffen, wenn der Patient unter einer Druckstelle leidet. Ein anderes Beispiel ist das Bearbeiten von Gipsmodellen mit speziellen Gipsfräsen. Im Folgenden wird auf den Aufbau von Hartmetallfräsen (→ Abb. 20.1) für das (zahnärztliche) Handstück eingegangen. Auch hier können das Einsatzgebiet und die Geometrie der Schneiden (Verzahnung) durch einen Farbcode unterschieden werden (→ Abb. 20.2).

Fräswerkzeuge

Fräswerkzeuge werden aus Werkzeugstahl, Schnellarbeitsstahl oder Hartmetall hergestellt.

Werkzeugstahl (WS)
- enthält ca. 1 % Wolfram und Vanadium sowie 1,2 % Kohlenstoff
- Diese Fräsen verlieren ab ca. 180 °C ihre Härte.

Schnellarbeitsstahl (HSS)
- enthält über 5 % Wolfram, Vanadium, Chrom, Kobalt, Molybdän und 0,6–1,5 % Kohlenstoff

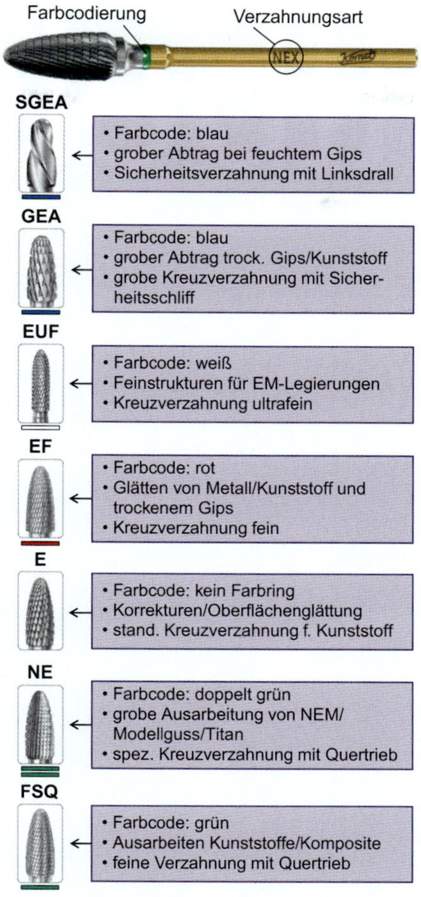

Abb. 20.2 Farbcodierung und Kurzzeichen für die Verzahnungsarten der Hartmetallfräsen sowie ihre Verwendung (nicht abschließend, teilweise in Variationen je nach Hersteller leichte Abweichungen möglich)

- Diese Fräsen bleiben bis 500 °C hart.

Hartmetall (HM)
- ist ein Sintermetall
- Wolframcarbid, Kobalt, Titan, Tantal und Kohlenstoff werden zermahlen, gemischt und bei ca. 1500 °C gesintert.
- größte Härte und Haltbarkeit

Keramik
- Zirkonoxidkeramik hat eine hohe Härte, eine hohe Temperaturfestigkeit und eine lange Lebensdauer.
- Fräsen aus Keramik erzeugen nach Herstellerangaben weniger Hitze und haben besonders gute Rundlaufeigenschaften.

Fräswerkzeuge mit geraden und gewundenen Schneiden und sollten nicht verwendet werden, da sie nadelförmige Späne erzeugen (Verletzungsgefahr!). Fräswerkzeuge mit Kreuz- oder E-Verzahnung erzeugen „körnige“ Späne bei hoher Schneidleistung und guter Oberflächengüte des Werkstücks. Auch Rosen- und Fissurenbohrer sind Fräswerkzeuge, genauer: Hartmetallfräswerkzeuge.

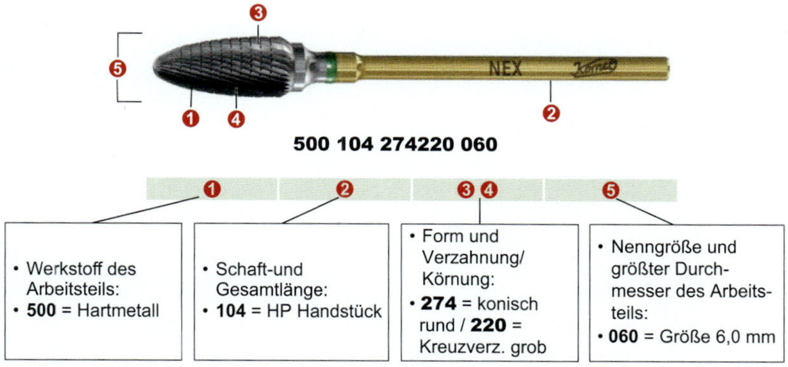

Abb. 20.1 Klassifizierung der Hartmetallfräsen nach DIN EN ISO 6360-1

Zusammenfassung

- Fräsen ist ein subtraktives Verfahren, es wird Material abgetragen.
- Fräsen bestehen aus Werkzeugstahl, Schnellarbeitsstahl, Hartmetall oder Keramik.
- Auch Fräswerkzeuge sind durch einen Farbcode gekennzeichnet.
- Ist der Schaft der Fräse verbogen, so muss er wegen der Verletzungsgefahr entsorgt werden.

Fallbeispiele

DENTICS

21 Fallbeispiele

Fall 1: Gips

Student Schnellgipser muss 10 Abformungen ausgießen. Er rührt als eine erste Charge Gips für zwei Abformungen an und beginnt mit der Arbeit. Da nach dem Ausgießen die wenigen Gipsreste im Anrührbecher noch nicht hart sind, gibt er sofort wieder die gleiche Gips- und Wassermenge, die er auch für das erste Mal Anrühren verwendet hat, in den Anrührnapf dazu, mischt die zweite Charge an und hat beim Ausgießen der nächsten Abformungen „Pech“: Während er die dritte Abformung mit Gips auf dem Rüttler füllt, ist der Gips schon recht zäh, die vierte Abformung kann er nicht mehr ausgießen.

Wie konnte das passieren?
Die Gipsreste der ersten Charge haben Kristallisationskeime gebildet, die die Abbindung der zweiten Charge beschleunigen. Student Schnellgipser hätte das Anrührgefäß reinigen müssen, um die beschleunigte Abbindung zu verhindern.

Fall 2: Guss

Techniker Sparsam soll eine große Brücke, die aus 6 Kronen und 4 umfangreichen Zwischengliedern besteht, herstellen. Er modelliert die Kronen, und für die Zwischenglieder hat er eine genialen Einfall: Um den Metallverbrauch zu verringern, höhlt er sie nach der Vollmodellation großzügig aus und verschließt die Öffnungen mit dünnen Wachsdeckeln. Um die Menge des Gussmetalls zu bestimmen, wiegt er die Modellation und berechnet nach der Formel den Metallbedarf. Nach dem Guss stellt er fest, dass er zu wenig Metall geschmolzen hat, die Modellation ist nur zu zwei Dritteln ausgeflossen. Die ganze Arbeit ist umsonst gewesen.

Wie konnte das passieren?
Die Formel geht von einer Vollmodellation aus. Die Hohlräume in den Zwischengliedern werden beim Guss mit Metall gefüllt, wiegen aber „nichts“, und so wird mit zu wenig Metall kalkuliert.

Fall 3: Stumpfaufbau

Zahnärztin Schnell baut einen Zahn vor der Kronenpräparation mit lichthärtendem Komposit auf. Das Komposit kann laut Herstellerangabe mit der verwendeten Polymerisationslampe innerhalb von 20 Sekunden in einer Dicke von maximal 2 mm gehärtet werden. Der Stumpfaufbau ist aber an mehreren Stellen 4 mm stark. Macht nichts, sie belichtet eben 40 Sekunden und spart sich die Zeit zum Auftrag von zwei Schichten. Bei der Kronenpräparation ist der Stumpfaufbau erst angenehm zu beschleifen, aber in der Endphase verhält er sich merkwürdig weich, muss entfernt und erneuert werden.

Wie konnte das passieren?
Eine doppelte Aushärtungstiefe erreicht man nicht durch Verdoppelung der Bestrahlungszeit. Die äußeren Schichten des Kompositaufbaus absorbieren viel Licht, die inneren 2 mm können deshalb nicht richtig aushärten. Es ist eben unmöglich, durch Verlängerung der Bestrahlungszeit die Aushärtungstiefe zu verdoppeln. An den zwei Schichten führt kein Weg vorbei, es sei denn, man nimmt ein sog. Bulkfil-Komposit, das eine ausreichende Aushärtungstiefe aufweist.

Anhang

DENTICS

22 Literatur 98
23 Quellenverzeichnis 99
24 Register 100

Deutsche Gesellschaft für Zahn-, Mund- und Kieferheilkunde (DGZMK). Wurzelkanalfüllpasten und -füllstifte. Stellungnahme der DGZMK V 1.0, Stand 6/99. Gemeinsame Stellungnahme der DGZMK und der DGZ. 1999. Verfügbar unter: https://www.dgzmk.de/documents/10165/1936443/Wurzelkanalfuellpasten_und_-fuellstifte.pdf/1621d567-1706-4224-a603-9d3dd7ade3bc (letzter Zugriff: 21. März 2025).

Gente M, Apel E, Dikmen G, Hobeck C, Schipper H, Schmitz K, Wolkenhauer V. Der Einfluss des Polymerisationslampentyps auf die Aushärtungstiefe dentaler Kompositfüllungen. ZWR Das Deutsche Zahnärzteblatt. 2007; 116: 408–412.

Gente M, Yanovskyy O, Salihovic M, Neiser F, Döbritz MK, Chalupa J. Untersuchungen zur linearen Schrumpfung von Kompositen. ZWR Das Deutsche Zahnärzteblatt. 2010; 119: 74–78.

Heggland I, Irgens A, Tollanes M, Romundstad P, Syversen T, Svendsen K, Melo I, Hilt B. Pregnancy outcomes among female dental personnel – a registry-based retrospective cohort study. Scand J Work Environ Health. 2011; 37: 539–546.

Jones L, Bunnell J, Stillman J. A 30-year follow-up of residual effects on New Zealand School Dental Nurses, from occupational mercury exposure. Hum Exp Toxicol. 2007; 26: 367–374.

Krause A, Althaus A, Köllner C, Kubusova L, Gente M. Messungen zur Aushärtungstiefe von Bulk-Fill-Kompositen. ZWR Das Deutsche Zahnärzteblatt. 2020; 129: 9–13.

Prosser HJ, Richards CP, Wilson AD. NMR spectroscopy of dental materials. II. The role of tartaric acid in glass-ionomer cements. J Biomed Mater Res. 1982; 16: 431–445.

Sletvold H, Svendsen K, Aas O, Syversen T, Hilt B. Neuropsychological function and past exposure to metallic mercury in female dental workers. Scand J Psychol. 2012; 53: 136–143.

Zimmermann A. Untersuchungen zur Härte an der Oberfläche von Gipsproben. Dissertation, Universität Marburg; 1991.

23 Quellenverzeichnis

Der Verweis auf die jeweilige Abbildungsquelle befindet sich bei allen Abbildungen im Werk am Ende des Legendentextes in eckigen Klammern.

G1472 Kappert, H. F. et al.: Zahnärztliche Werkstoffe und ihre Verarbeitung. Georg Thieme Verlag, 2005.

G1473 Kappert, H. F. et al.: Zahnärztliche Werkstoffe und ihre Verarbeitung. 6. Aufl. Georg Thieme Verlag, 2008.

G1474 Hohmann, A., Hielscher, W.: Lehrbuch der Zahntechnik. Band 3: Werkstofftechnik. Quintessenz Verlag, 2012.

G1475 Mortimer, C. E., Müller, U.: Chemie: Das Basiswissen der Chemie. Georg Thieme Verlag, 2010.

G1476 Marxkors, R., Meiner, H., Geis-Gerstorfer, J.: Taschenbuch der zahnärztlichen Werkstoffkunde. Deutscher Zahnärzteverlag, 2008.

P1607 Dr. Matthias Willamowski, Bad Neuenahr-Ahrweiler.

P1608 Dr. Michael Gente, Cölbe.

V1076 Komet Dental, Gebr. Brasseler GmbH & Co. KG, Lemgo.

24 Register

0-9, und Symbole

0,2%-Dehngrenze 62
3-D-Druck 15

A

Abbeizen 86
Abformgips 8
Abformwerkstoffe
- Biokompatibilität 39
- Desinfektion 39
- elastomere 34
- irreversibel elastische 32
- irreversibel starre 32
- reversibel elastische 37
- reversibel starre 32
- Verarbeitungszeit 32
Abrasion 72
Acrylharze 15
active wavefront sampling 38
Adhäsivtechnik 24
Agar-Agar 37
aktive konfokale Mikroskopie 38
aktive optische Triangulation 38
Alabastergips 8
Alginate 33
allergische Reaktion 2
Alumosilikate 43
Amalgame 2, 68
- HCD 69
- HCSC 69
- Korrosion 70
Angießen 80
Angussverfahren 80
Anhydrit 8
Anlassen 67
Anstiften 84
Antigen 2
Arkansas-Stein 90
Asbest 44
Assoziationskolloide 33
Ätzen 72
Ätzmuster 24
Aufbrennkeramik 46
Ausbetten 86
Ausscheidungshärten 79
Austenit 67
autopolymerisierende Systeme 21

B

Baddeleyit 49
Bassanit 8
Beizen 72
Belüftungselement 76
Biegespannungen 3
Biegeversuch 4
Biegewiderstandsmoment 5
Bimsstein 90
Bindemittel 90
Bisphenol A 2, 20
Bonding-Agents 47
Borax 37
Boxingwachs 52
Brennschwund 45
Brinellhärte 9

C

CAD/CAM 48
Carborundum 90
Chair-Side-Methode 38
Creep 70
Cristobalit 10
Cyanoacrylate 13

D

Dauerfestigkeit 5
Dauerschwingversuch 5
Dehnbarkeit 3
Dehngrenze 78
Dentalkeramiken 44
dentalkeramische Massen 44
Dentallegierungen 62
Dentintubuli 25
Desinfektion 39
Diamant 90–91
Digital Light Processing 16
digitale Abformungen 38
Dihydrat 8
Dioctylphthalat, 19
Dispersionskolloide 33
Dodecalactam 19
Druckspannungen 3
Durchschuss 86
Duromere 14

E

Edelmetalle 56, 74
Edelmetalllegierungen
- goldreduzierte 63
- hochgoldhaltige 63
- Palladium-Basis-Legierungen 64
Edelstahl 67
Einbetten 84
Einbettmassen 72, 83–84
- Abbindeexpansion 11
- gipsfreie 11
- gipsgebundene 10
- thermische Expansion 11
Einlagerungsmischkristall 59
Elastizitätsmodul 62
Elastomere 15
elektrochemische Spannungsreihe 73
Elektrolyte 72
Elementarzelle 59
Elementarzellen 57
E-Modul 4
Endhärte 8
Ermüdungsbruch 5
Erosion 72
Erstarrungsschwindung, 83–84
Etch-and-Rinse-Technik 25

F

Farbfritte 44
Farbstoffe 44
Feldspat 43
Feldspate 43–44
feste Schwindung 11
Filamentdruck 16
Fissurenversiegelung 24
Fluoreszenzbildner 44
Flussmittel 80
Flussmittelzusätze 44
Fotostabilisatoren 21
Fräsen 93
Fräsrohlinge 79
Fräswerkzeuge 93
Fremdkörper 85
Fügen 80
Füllungskunststoffe 30

G

galvanische Bindung 90
galvanische Elemente 74
galvanische Halbelemente 73
Gasblasen 85
Gerüstsilikate 43
Gießkeramiken 47
Gips
- Abbindevorgang 8
- Abbindezeit 8
Gipshärte 9
Gipstypen 8
Gitterfehler 58
Gitterkonstante 59
Gitterstruktur 58
Glanzbrand 45
Glasionomerzemente
- konventionelle 26
- kunststoffmodifizierte 27
- metallmodifizierte 26
Glaskeramik 47
Glycidylmethacrylat 20
Graphittiegel 82
Gummipolierer 90, 92
Gussfahnen 85
Gussfehler 85
Gusshohlraum 83
Gusskanalsystem 83, 86
Gussverfahren 82
Gusswachse 53
Guttapercha 40
Guttapercha-Stifte 41

H

Haftoxide 46
Haftung
- am Dentin 25
- am Zahnschmelz 24
Halbmetalle 56
Handstück 91
Härteprüfung 4
Härteprüfungsverfahren 4
Härteskala nach Mohs 90
Hartgips 8
Hartmetall 93
HCD-Amalgame 69

HCSC-Amalgame 69
Hemihydrat 8
Hitzezentrum 84
Hochfrequenzschmelzanlage 82
Hochglanzpolitur 92
Homogenisieren 79
Hooke'sche Gerade 3
Hybridkomposite 22
Hydrokolloide
- irreversible 37
- reversible 37
Hygrophor 34

I

Induktionserwärmung 82
Inhibitoren 21
Inlay 46
Inselsilikat 43
interkristallines Wasser 8
Intraoralscanner 32
Ionomer 26

J

Jacketkrone 42

K

Kaltschweißen 81
Kaltverfestigung 78
Kaltverformung 78
Kaolin 44
Kaolinit 43
Keramikimplantat 46
Keramiktiegel 82
keramische Bindung 90
keramische Massen 42
Kerr-Stangen 32
Kieselsäuren 42
Klebewachse 52
Knickung 3
Kobalt-Chrom-Legierungen 66
Kolloide 33
Kompomere 28
Komposite, 20
- konventionelle 21
- mikrogefüllte 22
Kontaktelemente 75
Kontaktkorrosion 75
Körner 57
Korngrenzen 57
Kornseigerungen 59
Korrosion
- chemische 72
- elektrochemische 72
- Formen 74
- interkristalline 76
- intrakristalline 76
- selektive 75
Korrosionsbeständigkeit 78
Korrosionspotenziale 74
Korrosionsprodukt 77
Kristallgemisch 61
Kristallgitter 57, 78
Kugelpackung 57
Kunststoffe 12
- für Provisorien 29
- Kettenbildung 14
- weiche 19
Kunststoffstifte 41
Kupfer 77

L

Laserschweißen 81
Legierungen 92
Leuzit 44
leuzitverstärkte Keramiken 47
Lichtbogenerwärmung 82
Lithiumdisilikat 49
Lochfraßkorrosion 76
Lokalelemente 76
Lost-Wax-Technik 82
Lote 80
Löten 80
Lunker 76, 84–85

M

Magnesit-Bindung 90
Makromoleküle 12
Mantelkrone 42
Martensit 67
Matrixharz 20
Metalle 56
- Homogenisierung 61
- Kristallstrukturen 57
- Volumenverhalten beim Guss 83
Metallgefüge 57
Metallkeramikrestaurationen 46
Metalllegierungen
- binäre 60
- Gefüge 59
- Struktur 59
Metallverarbeitung 78
Methacrylsäuremethylester 16
Mikroretentionen 46
Mischkristall 61
Modellgips 8
Modellierwachse 52
Molekülkolloide 33
Monomere 12
Muffel 11, 82, 84
- Vorwärmtemperaturen 85
Muldenkorrosion 75

N

Nano-Ceramic 28
Nanopartikel 2
Nanopartikelkomposite 22
Natriumorthosilikat 43
Negativmodell 32
Nichtedelmetall 91
Nichtedelmetalle 56, 74
Nichtedelmetalllegierungen 47
- mundbeständige 64
Nichtmetalle 56
Nickel-Chrom-Legierungen 65
Norm-Wasserstoffelektrode 73
No-Touch-Technik 30

O

Oberflächenhärte 9
Oberflächenkorrosion 75
offene Flamme 82
One-Bottle-Adhäsive 25
Onlay 46
Ormocere 28
Orthoklas 43
Overlay 46
Oxidationsglühen 46
Oxidbrand 47
Oxidschicht 46, 56, 63, 86

P

Palladium 63
Palladium-Basis-Legierungen 64
Pendelhärte 9
Plaque 74, 92
Plasmaschweißen 81
Polieren 86, 92
Poliermittel 92
Polyaddition 13
Polyamide 18
Polydimethylsilikone 34
Polyether 37
Polyetheretherketon 15
Polyethersiloxane 35
Polykondensation 13
Polylactid 15
Polymerisation
- ionische 13
- radikalische 12, 17
Polymerisationsgrad 14
Polymerisationsschrumpfung 23
Polymethacrylsäuremethylester 16
- Biokompatibilität 18
- Herstellung 17
Polysiloxane 34
Polysulfide 36
Poren 45, 90–91
Positivmodell 32
Potenzialdifferenz 73
Presstechnik 48
Provisorien
- Befestigungsmaterialien 29
Prüfverfahren 3
Pseudolegierungen 59
Punktfehler 58
Punktschweißen 81

Q

Quarz 10, 44, 90
Quecksilber 68

R

Radikale 12
Rastlinien 5
Reintitan 66
Rekristallisieren 78

Röntgenopazität 22
Rundkerneinbetten 85

S
Schichteinbetten 85
Schleifen 86, 90
Schleifmittel 90
Schleifpasten 91
Schleifwerkzeuge 90
Schleuderguss 82
Schlicker 48
Schmelz-Ätztechnik 24
Schmierschicht 25
Schnellarbeitsstahl 93
Schubspannungen 3
Schwabbel 92
Schweißen 81
Schweißpunkte 81
Schwindung 83
Schwingungskorrosion 75
Sealer 40
Sensibilisierung 2
Silanisierung 22
Silberstifte 41
Silikate 42–43
silikatische Werkstoffe 49
Silikone 34
- additionsvernetzte 36
- kondensationsvernetzte 35
Siliziumdioxid 42
Silorane 29
Siloxane 36
Sinterbindung 91
Sintern 45
Spaltkorrosion 76
Spannungs-Dehnungs-Diagramm 3
Spannungsrisskorrosion 75
Speichel 72
Spezialwachse 52
Stähle 67
Startermoleküle 12
Stereolithografie 16
Stiftaufbauten 80
Studienmodell 8
Stumpfmodell 8
Substitutionsmischkristall 59
Superhartgips, 8

T
Tags 24
Talkum 43
Thermoplaste 14
thermoplastische Kompositionsmassen 32
Thiokole 36
Tiegelmaterialien 82
Titan 66
Titan-Basis-Legierungen 66
Tone 43
Torsionsspannungen 3
Trennscheiben 90
Tridymit 10
Tripel 90
Trituration 69

V
Vakuum 45
Vakuum-Druckguss 82
Van-der-Waal'sche Kräfte 46
Veneer 46
Vernetzer 14
Vernetzungsgrad 14
Versetzungen 58
Vickershärte 62

W
Wachsdraht 53
Wachse 51
Wachsmodellation 82, 85
Wärmeausdehnungskoeffizient 62
Weichglühen 78
Weinsäure 27
Werkstoffkenngröße 3
Werkstoffprüfung 3
Werkzeugstahl 93
Widerstandsheizung 82
Wiptam 66
Wurzelkanalfüllpasten
- auf Epoxidharz-Basis 41
- auf Polydimethylsiloxan-Basis 41
- auf Trikalziumsilikat-Basis 41
- auf Zinkoxid-Eugenol-Basis 40
- auf Zinkoxid-Eugenol-Basis mit Medikamentenzusätzen 40
Wurzelkanalfüllstifte 41
Wurzelkanalfüllwerkstoffe 40

Y
Yttriumoxid 46

Z
Zahnschutzschiene 8
Zapfen 24
Zirkoniumdioxid, 48–49
Zonenmischkristall 60
Zugspannungen 3
Zugversuch 3
Zurichtstein 91

Mit den DENTICS die zahn-medizinischen Fächer fest im Griff!

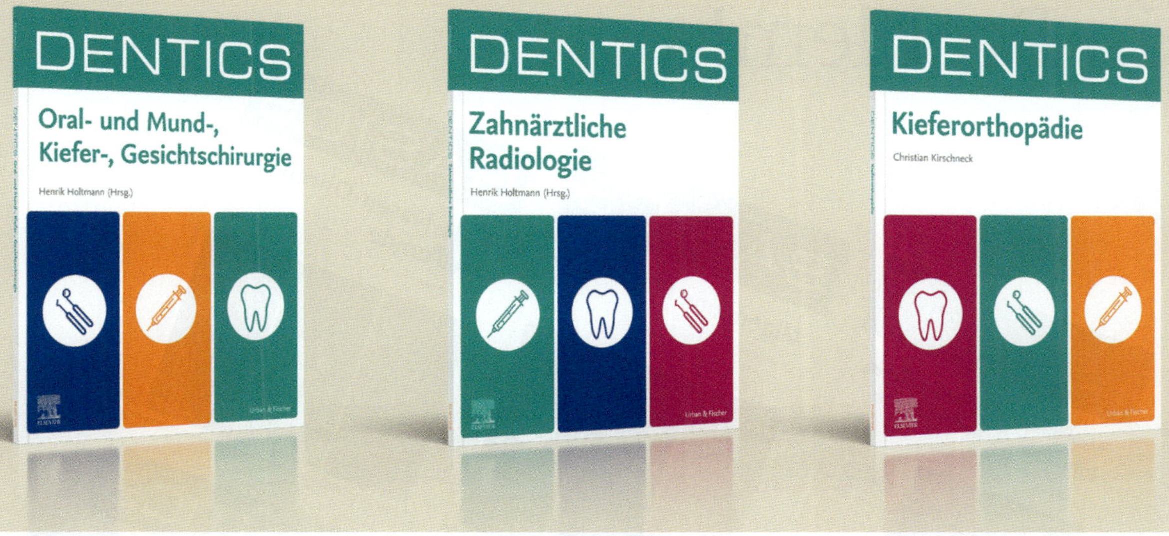

Die Anatomie speziell für das Zahnmedizinstudium:

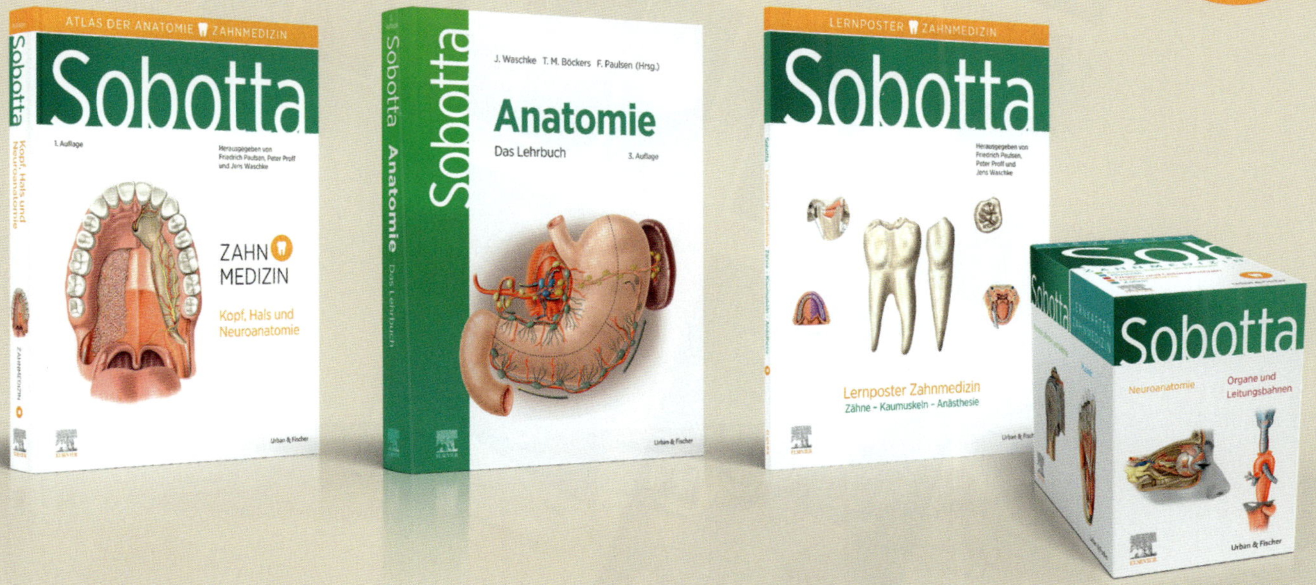

20250624a2 Irrtümer vorbehalten. Stand 06/2025

ELSEVIER

Diese und viele weitere Titel sowie die aktuellen Preise finden Sie in Ihrer Buchhandlung vor Ort und unter **shop.elsevier.de**